グウェン・アズヘッド
アイリーン・ホーン
宮﨑真紀 訳

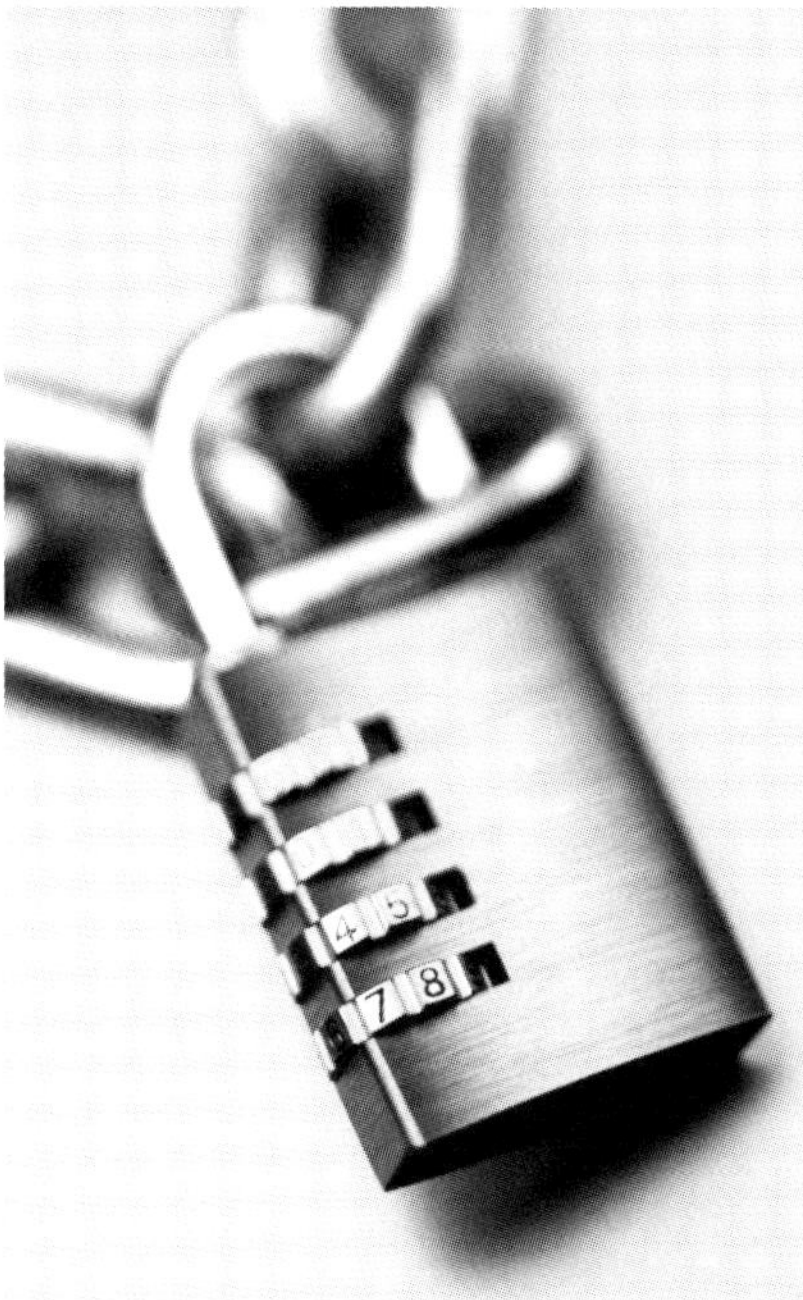

そして、「悪魔」が語りだす

司法精神科医が出会った狂気と共感の物語

海と月社

THE DEVIL YOU KNOW
Stories of Human Cruelty and Compassion
by Dr Gwen Adshead and Eileen Horne

ローラへ、

あなたの魂が私たちを結びつけてくれた。

この世界に邪悪が存在するのは、人々がおのれの物語を語れないせいだ。

——カール・ユンク『フロイト＝ユンク往復書簡（下）』

目次

はじめに

遠い昔、飛行機で隣り合わせた乗客と気軽に世間話などしていた頃、どんなお仕事をなさっているんですかと訊かれることがあった。私が「暴力犯罪者専門の精神科医で、セラピストもしています」と答えると、ごく軽い気持ちで尋ねた相手はたちまちぎょっとして、「そういう人たちとじかに話をするってことですか？」と言ってきた。

続いて「怪物」に「手を差し伸べたって無駄ですよ」とその場でお説教が始まることもあったが、たいていは戸惑った様子で「そんなことをしても仕方がないでしょう？　生まれつきなんだから」と返された。ときには、こちらに軽く身を乗り出し、声を潜《ひそ》めて「はっきり言って、国会議員はここイギリスでも絞首刑を復活させる議論を始めるべきだと思いますがね」と意見を述べる人さえいた。最近では面倒なので、お喋りが始まったら花屋だと答えるようにしている。でも、人間の残酷さに興味がある人も受け付けない人も、暴力犯罪、そしてその加害者について、もっとはっきりと正確なところが知りたいのではないか。そう思って、この本を書くことにした。

知らない悪魔より知っている悪魔のほうがまし、という意味のラテン語の諺《ことわざ》がある。仮に飛行機に同乗する乗客たちがセラピーグループのメンバーだったら、私は彼らに「この諺はどういう意味だと思います？」と尋ねるかもしれない。隣席の人とお喋りするような人たちだから、きっと社交的で話し好きなグループになるだろう。取っかかりとして、宗教における悪魔、あるいは空想上の悪魔についてディスカッションを始めてもいい。

「じゃあ、知らない悪魔とは何でしょう？　それは、あなたにとってどんな人ですか？」と私が水を向けると「もちろん、エイリアンみたいな人でしょう。困ったことばかりする同僚とか」と誰かが答える。その頃にはみんなが、それはどんな人の中にもいる、残酷で卑小な自分自身のことかもしれない、と気づいてくれているとありがたい。でも、そう認めるのが難しい人もいるだろう。リア王の娘リーガンの完璧な台詞にちょっと手を加えて、「私たち、自分では少しも気づいていないのよ」といったところか。


この本では、私をはじめとする精神科医やセラピストが〝そういう人たち〟とともに何をし、なぜ彼らの話を聞いて共感することが大事なのかを明らかにしていこうと思う。私たちのすることに反対する人を、いいとか悪いとか判断するつもりはない。それは私が自分の患者を裁かないのと同じだ。それに、私の仕事が議論の的になる理由もよくわかる。人はみな〝邪悪に〟、つまり人間はどれだけ残虐になれるかに魅了されるものだ。そのことは、ニュース番組やら各種エンターテインメント・メディアやらを見ればよくわかる。現代ではあらゆる暴力犯罪が世界的に減少傾向にあるというのに、人々はそれについてますます知りたがっている。私もその一人だろう。なにしろ、みずからこの仕事を選んだのだから。

私が医学部で学んでいた一九八〇年代当時、精神医学は今よりずっと軽視されていた。学生だった私は、整形外科医になろうかと思ったりした。ものを修理するのが好きだったし、目に見える成果が出る整形外科は魅力的だったから。でも同時に、人のアイデンティティやコミュニケーションに関わる精神医学にも心惹かれた。学問としても自分自身にとっても、とても刺激的な分野に思えた。人間の精神はじつに複雑で、そのパワーは果てしなく、心の変化は個人にとっても政治にとっても重要な意味があると思ったのだ。

人は昔から、最新テクノロジーを精神になぞらえてきた。最近では、コンピュータにたとえることが多い。精神とは、自己を「ハードウェアに組み込んでいる」マシンであり、思考や感情のデータが「処理され」て「ファイルされ」、機能を変えるときには「モードを変換する」というように。でも私としては、精神をサンゴ礁にたとえたい。

サンゴ礁は古代から存在し、層を成し、謎めいていて、近づけば危険もあるが奥深く、多様性にあふれている。一見無秩序に見えるけれど、じつは複雑に構築された生態系《エコシステム》で、底知れぬ魅力をたたえ、人間の暮らしに欠かせない。それに、まわりからストレスを受けると白化して枯れてしまうのに、適切に人の手を加えるとそれに応じて力強く回復する。学生だった私は「精神を学ぶためには、その表面を破り、とても美しいものも見つかるけれど危険なものにも遭遇しそうな闇に、深く潜っていかなければならない」とすぐにわかった。そこに順応し、楽に呼吸できるようになるまでには時間がかかったとはいえ。

長年この仕事を続けるあいだ、私はずっと「深海で見つかるさまざまな驚異」に底知れぬ刺激を受けてきた（E・E・カミングスの詩にある「海で見つかるのはいつだって自分」という一節が大好きだ）。そこでは予想もつかないことがしばしば起きる。〝善悪とは何か〟、〝何が正しくて何が間違いか〟について学び続けるなかで、被害者も加害者もけっして固定された立場ではないこと、ときには共存さえしうることも知った。

精神医学の道に入ったときは、自分の仕事の目的を〝相手の気分をよくしてあげる〟ことだと思っていたが、時とともに、〝患者が自分の心をもっと知る〟作業を助けることだと理解していった。両者はまったく意味が違う。患者にとってそのプロセスはけっして楽しいものではなく、私自身も一緒に乱気流に揉《も》まれ、否応なくつらい気持ちを味わうことになる。今では覚悟を決めているが、それによって引き起こされるのはたいてい、恐怖や嫌悪感より深い悲しみや憤りだ。そうした反応をきちんと認識し、ある種客観的な共感をもって眺めるのが私の仕事。仏教徒の言う「中陰［死んでから生まれ変わるまでの期間を表す仏語］で漂っている」ような状態だ。

司法精神医学という分野があるのを知ったのは、精神科医として訓練を積んでいるときだった。それは、ときには危険もともなう、人の心の暗部を観察する仕事だった。法科学《フォレンジック》という言葉は、「法的議論を聞く場所」を意味するラテン語のforum（英語の「フォーラム」）から来ている。司法精神科医は、ほかのあらゆる専門の医師たちと同様、患者の状態を評価し、診断し、治療をするが、同時に、刑法を破った人々に社会がどう対応し、扱っていくかということも検討する。つまり、精神的に問題があるときにおこなわれた行為の責任、当人の関与度、罪の重さという、倫理や法の問題にも対処しなければならない。これはなかなか腕が鳴る。

司法精神科医の多くは、さまざまな面から患者をケアする専門家チームの一人として警備病院［日本の医療刑務所にあたる］で仕事をする。チームの面々は、今後の方針について話し合い、たがいの身の安全に責任を持つ。私は生来、人と協力してする作業が好きなので、司法精神科医の仕事は理想的に思えた。

いざ司法精神科医になってみると、セラピスト（心理療法士）の訓練もしたほうがいいと気づいた。その昔、精神科医はたいていセラピストも兼任していた。それが、二〇世紀後半頃には異なる分野と見なされ、他分野の医師たちと同様に、症状の評価、診断、治療というケース全般の取りまとめをするようになった。でも私にとって精神医学の根幹は、患者の人生の物語、そして対話にあった。私は患者と深く関わり、彼らに熟考する時間と空間を提供したかった。

セラピストの勉強を続けるうちに、母親による暴力、トラウマ、グループワークのほか、医療倫理、医療従事者の治療といった研究分野に強い関心を持ち始めた。こうした要素は、ほかの要素とともに、患者の人生のタペストリーに複雑に織り込まれている。私の仕事を貫く一本の太い縦糸となっているのは、幼少期の人間関係への愛着とそれが後年の暴力性にどう関連するかに関する研究だ。私が人間の行動について考えるときは、ここをかなり重視している。

どんな暴力犯罪も悲劇である。被害者やその家族だけでなく、加害者にとっても。もちろん、暴力行為は許されるべきだとか、刑務所や警備病院にいる人を全員解放せよなどと言いたいわけではない。罪を犯せば裁かれるのは当然だ。私が今までに見聞きしてきた恐ろしい話を思えば、一部の犯罪者は厳重に刑務所に拘禁しなければならないだろう。それに、犯人に厳罰を、と望む人の気持ちもわかる。復讐《ふくしゅう》は人間の基本的衝動なのだから。

でも、復讐心はとてもつらく悲しい。それは暴力的な正義、人を恐怖と怒りでがんじがらめにし、受け入れがたいはずの残酷さそのものとして現れる。「人を憎むことは、みずから毒を食らって相手が死ぬのを待つようなものだ」という言葉もある。ガンジーをはじめとする人たちが言うように、最も邪悪な人に思いやりを示すことこそ、正しい社会のあり方ではないだろうか。

この仕事を長年続けてきた私は、患者たちを災害の生存者だと考えるようになった。彼ら自身が災害で、私たち精神科医が、いわば警察や消防の人間だ。私たちは、人生の分岐点に立った彼らと出会い、彼らが背負うことになった犯罪者という新しいアイデンティティと折り合いをつける手伝いをする。

ある患者の言葉が忘れられない。「人は元バス運転手にはなれる。だけど元殺人犯にはなれないんだ」つまり彼らは、その新たなアイデンティティを消すに消せないものだと感じている。私たちの大事な仕事は、彼らが自分の人生の物語に責任を持とうと思えるよう導くことだが、それは長い時間がかかる困難なプロセスだ。

精神医療を大きく左右する政治的方針がくるくる変化するのも、困難に拍車をかける。私が司法精神科医になった当初の一九九〇年代初め、当時の英首相ジョン・メージャーは「社会はもう少し刑罰を重くし、もう少し許容度を低くする必要がある」という有名な演説をした。続いて、仮釈放の検討を開始するまでの最低限の拘禁期間（タリフ）が制定され、大量投獄の波が襲いかかってきた。そのうえ、メンタルケア予算が大幅に削減され、英国内のみならず世界中で、社会的に広く影響を及ぼす悲惨な結果を招いた。これについては大勢の専門家がほかで論じている。ここでは、地域で更生させるには危険すぎる人物はごく一握りなのに、厳罰化を望む大衆を満足させるために、あまりにも多くの人々を刑務所送りにしてしまった、とだけ言っておく。

私は、最近まで三〇年以上にわたって英国の国民保健サービス（ＮＨＳ）に雇用され、そのほとんどを、ロンドンの五〇マイル［約八〇キロメートル］ほど西のバークシャーにあるブロードムア病院で過ごしてきた。ブロードムア病院は、一八六三年、〝頭のいかれた犯罪者〟の面倒を（ときには無期限に）見る目的で、ヴィクトリア朝時代の精神病院《アサイラム》システムの一環として建設された

（アサイラムは「避難所」を表すギリシア語が語源）。ゴシック風の外観に加え、英国でも名だたる凶悪犯罪者が放り込まれてきた歴史から、ことさらに忌まわしい存在として長らく人々の想像力をかきたててきた。学生の頃、研修でそこを訪れた私も、若さゆえの無知と融通の利かなさから、なんて時代遅れで野蛮な場所だろうと思ったものだ。でも、実際にそこで仕事を始めてみて、すぐに考えを改めた。英国の重警備病院は人道上とても重要な機能を果たしていた。

現在ではブロードムア病院のような場所も、〝救いようのない人のための二度と出られない地下牢〟とは見なされなくなった。実際、今は治療や更生をおもな目的とし、入院期間も平均五年ほどだ。病床数は二〇〇床近くにまで減り（私が勤め始めた当時の半分以下）、中警備あるいは低警備の病院に送られる人が増えている。患者の多くは、裁判後に裁判官命令でそこへ送致されたか、受刑中に精神状態が悪化して治療のために送られたかのいずれかで、まわりの人に危害を加える危険性があるために地域の精神科から送られてくるようなケースは稀《まれ》だ。

収監されることで、受刑者たちの精神疾患は悪化の一途をたどる。英国内の刑務所に収監されている人の七割が、少なくとも二種類の精神疾患を抱えている。鬱病から薬物乱用・薬物依存、重度の精神障がいに至るまでさまざまだ。近年の刑事犯罪の厳罰化によって、刑務所内人口は世界的に急増していて、イギリスでは私が医学の勉強を始めてから二倍に、アメリカでは三倍以上になっている。犯罪率は全般的に低下しているにもかかわらず、投獄率は急上昇し、それに比例して、精神的な問題を抱える受刑者の割合も増加しているのが現状だ。

これらの元凶は、社会的人種的な不平等という深刻な問題や、犯罪者には厳罰をという近年の強い傾向にある。じつは精神疾患と犯罪のあいだには、関係らしい関係すらない。精神疾患を持つ人の大多数はまず法など破らず、駐車違反さえしない。悲しいことに、被害者になる可能性のほうがはるかに高いのだ。また、すでに精神疾患を抱えていて、なんらかの暴力行為で処罰されるごく少数の人々は、心身ともにとても刑務所生活になじめるような状態ではない。それなのに、予算も手段も足りないため、精神的に重い病気だと見なされても必要な治療を受けられる受刑者はわずか一、二割で、しかも治療を受けるまで長時間待たされる。脚の骨折や銃傷《じゅうしょう》と違って、心の病はなかなか治療してもらえないのだ。

私たちセラピストは、こうした構造上の欠陥を前にして忸怩《じくじ》たる思いを抱えている。イギリスは民主主義国家であり、選挙の結果で政府が生まれ、法律には大多数の市民の意思が反映されている。つまり受刑者が今のような扱いを受けるのは、私たちがそういう選択をしたからだ。私は困難を抱えた人を前にするたびに、同じような人がもっと大勢いることを想像する。だからと言って、抗議のために仕事を放棄するわけにはいかない。医療従事者はみな困った人に手を差し伸べ、できる限りのことをするしかない。とはいえ、私たちが手を貸そうとしてもそれを拒《こば》む人も多い。セラピーは強制できないからだ。

司法精神医学について、一般向けに書かれた本はとても少ない。精神疾患と暴力行為の関係性は、しばしば小説や犯罪実話の形ですっかり神話化され、誤った情報ばかりが伝えられている。私たち誰もが持つ人間性については無視されがちだ。私は最近、この世界のあらゆる側面で清算の時が近づいてきているような切迫感を覚えている。瞬《また》く間に伝わるコミュニケーションテクノロジーを通じて、さまざまな社会問題が激しく議論されるのを見ていると、その根源に恐怖があるように思えてならない。中でも最も恐れられているのが、暴力犯罪をおこなう〝怪物〟だろう。サンゴ礁の物陰をすばやく泳ぎまわる銀色のサメのように、暴力事件の犯人は捕食者以外のなにものでもないと見なされる。かつては私たちみんなと同じ無邪気な子どもで、喜びだって悲しみだってある人が、極端な一面だけを切り取られて、世間から徹底的に糾弾されるのだ。

私は長年、暴力や邪悪というものについて講義をし、論文も多数書いてきたが、最近では一般向けの講演もするようになった。この本もそうした活動の一環だ。人の心について、大勢の人にもっとたくさんのことを知ってほしいと願っている。ただし、本書では私の経験をよりうまく伝えるために、脚本家であり作家でもある友人、アイリーン・ホーンに協力してもらうことにした。私たちは二人三脚で、いくつものエピソードを通じて〝怪物〟のもうひとつの姿を紹介している。また、この三〇年の医療の変化や進歩、司法システムの移り変わりなどについても振り返っている。必要に応じて他国、とくにアメリカ合衆国における研究、データ、実例にも言及した。

なお、暴力犯罪者に女性が占める割合は五パーセント未満だが、本書ではジェンダー・バランスを考慮した。それは、私が女性による暴力について研究し、暴力傾向の強い女性患者に大勢会い、彼女たちの声をもっと広く伝えるべきだと考えたからだ。取り上げている患者の約二五パーセントは非白人だが、こちらは刑務所や重警備病院の人種割合とほぼ等しい。最近の国勢調査で、英国人口に非白人が占める割合が一三パーセントだということを考えると、この数値は多くを物語っている。イギリスの刑事司法制度の中に、人の文化的背景や民族性や人種を暴力性と結びつけ、偏見を助長する傾向があることは（私も含め）正直に認めなければならない。

最後にもうひとつ。私はおもに重警備病院で殺人犯のセラピーをおこなってきたが、本書では、放火犯やストーカー、性犯罪者との対話も紹介している。刑務所内で会った受刑者や、仮釈放中の相手もいる。二つの章では、まだ有罪にはなっていないが、そうなる可能性が高い人を取り上げた。どの事例でも、どういう経緯で、何を目的としてその患者と会い、（私の失態も含め）どんなやり取りをしたかを示し、意外な発見や難しいハードルがあったこと、危険な目に遭《あ》ったことも率直に記した。

セラピーをしていると、前進することもあれば、問題が起きて手に負えなくなることもある。それは私たちの人生と同じだ。章ごとに異なる領域を扱っているが、本書の一貫したテーマは、「暴力につながる共通のリスク要因は何か」を探ることだ。私の同僚の一人は、暴力を成立させる要因を自転車のダイヤル錠にたとえている。ストレス要因の組み合わせが一列にぴたりと並んだときそれは起きる、というのだ。

上の二つの〝番号〟は政治社会的な要因で、たとえば男性性やひ弱さ、貧困といった背景だ。はっきり言ってしまえば、世界中で最も暴力犯罪を引き起こしているのは若くて貧しい男性である。真ん中の二つの番号は、薬物乱用や子ども時代に経験した不幸といった、加害者個人の問題。最も興味深く、まさに事件の特異性が現れるのは、錠をカチリと開けて、残虐な暴力行為を発動させる最後の数字だ。つまり、加害者にとってのみ意味のある被害者のなんらかの行動、場合によっては、ごく単純なしぐさやありふれた言葉、あのときニコリと微笑んだから、というケースさえある。加害者との対話では、この要素の意味を見つけ、それが彼らの人生の物語、自分語り全体のどこにはまるのかを探す。それはちょうど、複雑なサンゴの迷路の中でさっと身を翻《ひるがえ》す小さな熱帯魚のような、逃げ足の速い獲物を追いかけるのに似ている。

私が最も影響を受けた恩師は、同じブロードムアで勤務していた心理セラピストのマレー・コックス医師だ。彼はいつも「どんなに危険で、けっしてわかり合えないように見える相手でも、耳を澄ませば無意識の詩が聞こえてくる。それを聞き分けることが大事だ」と話した。彼が例としてよく引き合いに出したのは、「俺にはたくさんのものが見えすぎて何も見えないんだ。だから暗室用のセーフライトでじっくり見る」というある患者の言葉だった。この言い得て妙な比喩にこそ、私がこの本を書く目的が集約されている。

私たちはみな、恐怖や偏狭さ、拒絶感によって、目が見えなくなることがある。飛行機で隣に座った人が私の患者を怪物だと思うなら、それはテレビのニュース番組やフェイスブックのヘッドラインニュース、ツイッター〔現X〕のフィードなどを見たり読んだりして、「たくさんのものが見えすぎ」ているせいかもしれない。私は読者のみなさんを表からは見えない心の深層へ誘い、その暗闇に隠れた物語を目の当たりにしてほしいと思っている。本書に登場する人は、ただのデータや伝説上の怪物などではない。一人の人間だ。彼らの人生が私たちの人生について語り、さまざまなことを教えてくれるはずだ。

彼らの人生の過程を追ううちに、あなたは思うかもしれない。「この人たちに、愛とか悲しみとか後悔みたいな感情を持つ余地があるのか?」と。私は『ベニスの商人』でシャイロックが「ユダヤ人を刺しても、血が出ないとでもいうのか」と叫んだのを思い出す。彼らを理解するには、想像力を駆使し、同じ道を歩き、同じものを見る必要がある。偉大な海洋学者ジャック＝イヴ・クストーは「魚を観察するには魚になるのがいちばんだ」と言った。

ここで紹介するものの中には、見なければよかったと思うものもあるかもしれない。でも私は、まったく異質な体験について知ることで必ず何かが変わることを、身をもって知っている。一章進むごとに、闇を照らす光が強くなり、読者のみなさんにも、人を受け入れて変化する、新たな可能性が見えることを願っている。

グウェン・アズヘッド

おことわり

ここで紹介する話にはどれも、英国の健康保険制度である国民保健サービス（ＮＨＳ）のメンタルヘルスケアが背景にある。ＮＨＳは第二次世界大戦後に「国民の健康管理は国がおこなうべきであり、みんなが少しずつお金を出し合ってそれを支える」という原則にもとづいて創設された。国民が健康なら、すべての人々がその恩恵を受けるからだ。しかし、人の寿命が延びるにつれ、ＮＨＳのコストが上がり、医療機器や医薬品もどんどん値上がりしたことから、後続の政府はＮＨＳをもっと市場寄りのモデルへと変えていった。

ＮＨＳの改革の主眼は、おもにサービスの停止によるコスト削減だったから、現在ではかなり質が落ち、メンタルヘルスケアはとくにお粗末なものになっている。ちなみに、本書に登場するＮＨＳトラストというのは、二〇〇一年の大改革のあと、英国各地に設立された企業ベースの独立保険組織のことである（アメリカの民間医療保険組織、ＨＭＯにかなり近い）。

ここには、刑事犯罪、メンタルヘルスケア、司法精神医学、精神疾患治療、それらに関する幅広い研究データなどの話題が出てくるが、本書は教科書でも包括的な文献資料でもなく、関連項目についてくまなく研究した論文でもない。

ここで使われる〝犯罪者（オフェンダー）〟という言葉は、刑事犯罪をおこなった人を指す法律用語である。対象者を侮蔑《ぶべつ》したり邪悪さを強調したりする意味合いはない。〝普通《ノーマル》〟という言葉も、引用文の中などに頻出するが、この世界では容易に定義できない、含みのある単語だ。私たちとしては、〝ノーマル〟という言葉で、人の集団や施設を特定の何かに分類するつもりは一切ない。精神医学を学び始めて最初に気づくのは、〝ノーマル〟とはいわば〝辛いスープに入っている豆腐〟ということだ。豆腐はスープによってどんな風味にもなる。一見すると普通に見える状態は、むしろ危険な裏の顔を隠すための煙幕かもしれない。本書にはそういう患者が何人か登場する。

執筆をしながらつねに頭にあったもう一つのキーワードは、自分に与えられた〝特権〟だ。そこには二つの意味がある。第一の特権は、シェイクスピアが呼ぶところの「裸同然のわれわれ」を、リスクをかえりみずにさらけ出してくれる人たちとじかに会えること。彼らには敬意を表し、感謝するしかない。そして第二の特権は、医学的にも法的にも、私たち司法精神科医が必然にして持つもの。つまり、患者の情報や彼らとの会話について、私たちには守秘義務がある。司法にまつわる場合、この義務は私たちがじかに関わる加害者だけでなく、被害者や、加害者と被害者両方の家族にも及ぶ。本書で紹介する物語は、当然ながらそれを尊重している。
個々のケースをそのまま書くことは法的にも倫理的にも許されないので、ここでは長年の経験やたくさんのケーススタディからエピソードを抜き出して部分的に再構成している。だから、この本で紹介する一一件の症例は、臨床的にも精神医学的にも正確なものでありながら、いくらグーグルで検索しても見つからない。

二〇二〇年一二月

グウェン・アズヘッド、アイリーン・ホーン

トニー
Tony

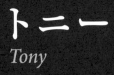

「連続殺人犯《シリアルキラー》と会いたい人は？」心理療法科の週に一度の定例ミーティングでは、いつも症例について話し合われ、各セラピストに新規の患者が振り分けられる。その日は、ほとんどの先生にすでに割り振りが終わり、最後に残った数人が私たちだった。進行役の皮肉っぽい問いかけにくすくすと笑いを漏らす者もいたが、名乗りではしない。「本当に？　立候補する人はいないの？」

私はその部屋ではいちばん新米だった。手を上げたくてうずうずしていたけれど、プロとして未熟すぎると思われたり、下世話な好奇心の持ち主だと見なされたりしたら困る。大衆は、人気エンターテインメント作品やメディアに煽《あお》られ、何人もの人を殺した稀有《けう》な人間にいつも興味津々だ。けれど、セラピストたちのあいだではそれほど関心が高くない。シリアルキラーには、更生して社会復帰するという選択肢がないからだ。同僚の一人はこう言った。「死ぬこと以外に、連中が何を話したがるっていうんだ」

ただ、私には学ぶことが山ほどあった。時は一九九〇年代半ば、ブロードムア病院で勤務し始めたばかりだった。ＮＨＳが建設したこの公立病院は、イートン校やウィンザー城からそう遠くない、風光明媚《ふうこうめいび》なイングランド南東部の、起伏のなだらかな丘や林の広がるただなかにある。数年前に司法精神科医の資格をとったあと、心理療法士の勉強もしようとしていたとき、非常勤医［必要に応じて勤務するパートタイムの医師］としてこの病院に勤めるチャンスが舞い込んだ。スキルを磨くためにも、指導役がついてくれているあいだに、できるだけ大勢の患者とできるだけ長い時間、一対一のセラピーをしたかった。もう二度と塀の外に出られない人なら、時間があり余っているはずだ。もし相手が死について話したいなら、それもじつは私の研修項目の一つだった。

　病院にしろ刑務所にしろ、犯罪者のメンタルヘルスケアにどう取り組むかは国によってかなり異なる。ヨーロッパやオセアニアはイギリスと同じようなシステムで、個人ごとにセラピーがおこなわれるが、じつはそういう体制がまったくない国のほうが多い。


「私が担当します。その人の名前は？」そう申し出た私に、指導役はよしというようににっこり笑って言った。「頑張れ、グウェン」。そこへ、先輩医師の一人が話しかけてきた。「長年刑務所にいるそういう受刑者を担当したことがあるよ。喋ることといったら、美術のクラスで自分が静物画を描くのがどんなにうまかったかをだらだらくり返すばかりで……」

　もっと話を聞こうとしたところで、司会者からすっと紹介状を渡された。「じゃあ、君に担当してもらおう。トニー・Ｘだ……三人の男性を殺害。どうやら首を切断された被害者もいたらしい。ああ、それにセラピーは本人からの要望だ」ベテラン医師である彼は、訳知り顔でこちらを見た。「どうやって進めるか、よく考えることだな」

私の指導役は経験豊富だったにもかかわらず、シリアルキラーに関わったのは一度だけで、それも長期のセラピーではなく精神鑑定だったと知ったのは、あとになってからだ。それでも彼に教えを乞い、サポートしてもらえたのは心強かった。私は指導役に、研修者の立場でこういう機会が持てるのはラッキーだと意気揚々《いきようよう》と話した。でも冷静になってみると、だんだん怖気《おじけ》づき始めている自分がいた。できるだけ準備をしようと思ったが、シリアルキラーについてはぞっとするような報告が山のようにあるばかりで、対話の記録はほとんどなく、セラピーのやり方にいたっては資料が皆無だった。

シリアルキラーとは殺人をくり返す者、と定義できるが、何人殺せばその恐怖クラブの一員になれるのかの正式な規定はない。長らく議論の的にはなっていて、三人以上というぼんやりしたコンセンサスはあるにしろ、世間の目はどうしても、別々の機会に殺人をくり返し、合計すると何十人もの人を殺したというような一部の異常な殺人鬼たちに集まる。

そうしたシリアルキラーの中には医療従事者もいる。彼らには犯罪のチャンスも手段もあるから長年気づかれず、疑われもしなかったということが多い。犯行と犯行のあいだに冷却期間があるのも特徴で、被害者は必ずしもランダムに選ばれるわけではない。

なお、一度に大勢の人の命を奪うような大量殺人犯《スプリーキラー》はシリアルキラーに含めないのが一般的だ。

それから、私としては正直理解に苦しむのだが、何百万人もの人を殺す指示を出した政治家や組織のリーダーたちもやはりそこに含まれない。

数えきれないほどある小説や映画、テレビ番組からすると、連続殺人というのはいつでもどこでもしょっちゅう起きているような印象を受けるが、データを見るとまったく違う。世界中のどこででも起こりうるのは間違いないが、実際には、いわゆる連続殺人事件は目を凝《こ》らさないと見えないほど少ない。じつは犯罪の統計値は一般にあまり正確とは言えない。ほかの暴力事件もそうだが、さまざまな理由から具体的な件数はわからないのだ。過少報告もあれば、時代や地域によってカテゴリーの基準やデータ収集方法が違うこともある。ネットで世界の連続殺人事件について検索してみると約六〇〇〇万件がヒットするが、そこから大雑把にわかるのは、犯人は圧倒的に男性が多く、近年急速に少なくなっている絶滅危惧種ということだ。これはあらゆる種類の犯罪に言える世界的傾向で、この半世紀ですべての暴力犯罪が緩《ゆる》やかに減少している。

二〇一六年にヴァージニアのラドフォード大学のマイク・アーモット教授がおこなった、この一〇〇年間に絞った調査によれば、アメリカ合衆国で逮捕され、シリアルキラーと認定された者は、一九八〇年代のピークの年に一四五人だったのに対し、二〇一五年は二九人だった。私が見たFBIによる統計では数値がそれよりはるかに大きく（たとえば一九八二年では四〇〇〇人以上）、データの収集がいかに難しく、比較するにも共通する基準がないかがさらにはっきりした。とはいえ、どのデータを見ても、発生件数が減少傾向にあるのは確かだ。その理由としては、捜査方法が進歩したこと、さまざまな法執行機関で専門家チームが作られ、犯罪研究が進んで抑止効果が現れていることなどが挙げられている。携帯電話やソーシャルメディアが広く利用される昨今では、被害者にしろ加害者にしろ何の痕跡も残さず姿を消すのがかなり難しくなったのも大きな要因だろう。

同じラドフォード大学での研究によれば、シリアルキラーのリストで抜きんでているのはアメリカで、全世界の既知のシリアルキラーの七〇パーセント近くを輩出している。ウィキペディアほかさまざまな報道資料で私が確認したその他のデータソースもこれを裏付けている。第二位のイングランドは三・五パーセント、続く南アフリカとカナダは約二・五パーセント、人口ははるかに多いはずの中国が一パーセント強となっている。

アメリカがなぜこんなに突出しているのかはわからないが、銃規制が徹底されていない点、法執行機関が地方分権になっている点、アメリカ特有の超個人主義などが原因ではないかという説がある。報道の自由が徹底していること、また政府が比較的オープンであることから、単に事件が発覚しやすく、私たちの耳にも入ってきやすいせいだとも考えられる。それでもアメリカは人口が三億人以上なのだから、シリアルキラーの数は相対的に少なく、〝一般的な〟殺人事件の数と比べてもごく少ない。シカゴやニューヨークのようなアメリカの大都市で年間四〇〇人が殺害されると言ってもたいして注目されないが、イギリスにおけるその数値は、イングランドとウェールズを合わせた年間の殺人事件数のなんと三分の二に当たるのだ。

トニーに会った当時、ブロードムア病院には何人かのシリアルキラーが収容されていた。タブロイド紙が〈切り裂き魔《リッパー》〉だの〈絞殺魔《ストラングラー》〉だのとあだ名をつけたような人々だ。この病院に収容されている殺人犯は、心神喪失状態で一人だけ殺したというケースが大多数だったが、そのわずか数人のシリアルキラーおかげで、あそこは言語に絶する邪悪な悪魔が閉じ込められている恐ろしい病院、というイメージができあがっていた。赤レンガのヴィクトリア朝風要塞《ようさい》のような外観もそのイメージを煽っていたが、私がそこで勤務しだした一九九六年にはすでに改修工事が始まっていた。近代化されたその建物では、中に入るなりドアとエアロックとゲートが次々に待ち受け、いつ終わるとも知れない関門の連続を通過するには複雑な組み合わせの鍵束が必要だった。私は毎朝警備室からそれを取ってきて、腰に巻いたぶっとい革ベルトに常時吊るしていた。

　初めてゲート内に入ったときには、建物があちこちに散らばり、それぞれが通路でつながっている様子を見て、大学のキャンパスみたいだと思ったものだ。手入れの行き届いた庭があり、木々には花が咲いていた。何より素敵だったのはテラスで、四方の田園風景を見渡せた。収容されている人たちが散歩できる場所があるのはとても親切だ。歩いていると開放的な気分になり、希望が湧いてくる。私はいつも周囲にある背の高い赤レンガの塀を、自分の公私を分けるちょうどいい境界線だと考えていた。毎晩そこを境に仕事から切り離され、翌朝戻ってくるまで大事に中を守っておいてくれる、そんな感じがした。

トニーとの最初の面談の日、私は早めに到着して警備室で名前を記帳し、予約した部屋が人に横取りされていないかどうか確かめた。どこの病院でもそうだが、ブロードムアもセラピー室が足りないので、場所取りはいつも競争だ。室内は自分の好みにしつらえておきたかった。私はいつも患者の椅子は窓のそば、自分の椅子はドアのそばに、充分距離を離して置く。「患者に出口を遮《さえぎ》らせるな」というのは、私が研修生だったときに耳にした教えで、それを今も守っている。あれこれ考えを巡らせるための空間をたがいに確保しておくのもポイントだ。パーソナルスペースを守るのは礼儀上のみならず、セラピーではことのほか重要なのだ。椅子の角度にもこだわった。正しい位置に置いてようやく、見知らぬ相手と通じ合えるとばかりに。

当時、私は不安だった。勘と経験だけを頼りに、手探りで進もうとしているのを自覚していた。そうなる理由の一つは、紹介状を隅々まで読んでわかったこと以外に、患者についてあまり情報がないからだ。あの頃の病院には記録室があり、臨床医は頼めばそこで患者の記録を見ることができたが、それでも記録は完全ではなかった。家族構成や生い立ち、学歴、既往歴、警察の調書、裁判記録、刑務所提出書類などからおおよその患者像を組み立てることはできるものの、情報には必ず欠けがあった。結局は本人と直接話をし、胸の内を打ち明けてもらわない限り、本当の意味ではその人を知り得ない。

こんにちではそういう背景情報はすべてパソコンの中に保存されているが、だからといって貴重な資料が一気にあふれ出す魔法のボタンやパスワードがあるわけではない。それどころか、個人情報の管理や法的規制が厳しくなる一方なので、必要な情報を手に入れるのはむしろ当時以上に難しくなっている。結局はいろいろな関門をくぐり、協力してくれるかどうかもわからないさまざまな窓口に頼るしかない。なんだかミステリ小説に登場する不運な探偵にでもなった気がする。手がかりを得るために気のいい警官をなんとか味方につけるか、使える情報を求めてあちこち歩きまわる。私が探偵小説ばかり読むのはそのせいかもしれない。

その日も私は、トニーとのセラピーで何を目指したいのかも、この仕事が何を意味するのかもわかっていなかった。彼が〝よくなっている〟かどうか、どうやって判断する？　そもそも、三回分の終身刑を言い渡され、もし出所できたとしてもそのときにはすでに老人になっている男にとって、治療にどんな意味がある？

それに、自分の勉強の一環として他者の心を〝練習台にする〟ことに、ある種の後ろめたさも感じていた。このセラピーが私に役立っても彼には無駄だったら、人を利用する彼の残酷なふるまいと同じでは？　いや、彼がセラピーを求めたのは何か目的か必要性があったからだ、私はそう肝に銘じ、形はぼんやりしていても、それを見つけなければならないと思った。

人を騙《だま》すのは、深刻なパーソナリティ障がいである精神病質《サイコパシー》の特徴で、シリアルキラーはこの障がいを持っていることも多い。だが、もしかするとトニーは、拘禁されてあり余る時間を単につぶしたいだけかもしれない。「だとしたら、得るところはあまりないかな」と利己的な自分がぼやく。貧乏くじを引いてしまったのかも。でも、もう引くに引けない。目の端に入るドアの強化ガラス越しに、看護師に付き添われた男が近づいてくるのが見えた。さあ、いよいよだ。

「Xさん？　おはようございます。ドクター・アズヘッドです。来てくださってありがとう――」そう話しかけた私を彼はいきなり遮った。その声は低く、少々ぶっきらぼうだ。「トニーです」相手の声にも緊張が感じられる。彼は私の案内でおとなしく窓際の椅子に座り、こちらとは目を合わせないまま楽な姿勢をとった。目をそらすのは、たがいの距離感を調整するのに誰にとっても役立つ。私も最初のうちは完全なアイコンタクトはしない。でもトニーは、犯行前はウェイターとして働いていたから、他者と関わりを持ち、目を合わせる必要もあっただろう。もしかして、チップをかなり稼いでいたのでは、とふと思う。その魅力で客の心をつかんだ？　被害者のことも？　私のことも取り込もうとするかもしれない。

彼へのセラピーは、重警備環境でおこなうときのガイドラインに沿って進めた。なかでも大事なのは、もし患者が自分や他者を傷つけることを示唆《しさ》したら、彼のケアを担当するチームに知らせなければならない、という点だ。私はまず、このセラピーはチームでおこなっているケアの一環で、看護スタッフ、チームの心理療法士、彼のケア全般を監督する精神科医らと連携していることを彼に説明した。そのうえで「すべてはあなたの身の安全と現状の継続のためです。面談は五〇分間で、これは毎回守る必要があります」と続けた。

面談、あるいは〝治療時間〟を五〇分としたのはフロイトが始まりだ。患者一人当たり一時間で設定して、次の患者との間を一〇分あける。患者が待合室で次の患者と顔を合わせないようにするためか、あるいは自分が休憩する時間が欲しかっただけかもしれない。フロイトや個人で開業するほかのセラピストと違って、私はほかの患者と連続で会うことはない。日によって違うが、一日に二、三人以上と対面するのは稀だ。だから、本来この緩衝《かんしょう》時間は必要ないのだが、面談後に毎回カルテを詳しく書いたり、同じ患者を担当する同僚たちと話をする時間にあてている。

その頃にはすでに、印象的な言葉や面談中に浮かんだ考えを書き留めるには、記憶が新鮮な、面談後すぐの五〜一〇分間がとても貴重だと知っていた。会話のあいだはメモをとらない。書きながら話をすると取り調べのような感じになってしまうし、患者がパラノイア（偏執病）である場合、当然ながらよい結果を招かないからだ。そうした理由で、司法心理療法士は面談の内容を記憶する訓練を積む。トニーを担当していた当時、私はこの技術を磨いていた最中で、重要なイメージ、比喩表現、言葉そのものを思い出す作業に必死に取り組んでいた。

トニーは、私が前提の説明をするあいだうなずいていたが、不安そうにも、とくに関心があるようにも見えなかった。役者のような風貌だ。といっても主人公ではなく、強いボスの後ろでいつもうろちょろしている役名もない脇役。生《は》え際が後退気味だが、前腕と手は黒々とした毛で覆《おお》われていて、Tシャツの首元からも胸毛が覗《のぞ》いている。背は低く、ずんぐりしていて、肥満寸前だ。運動が制限されているうえ、食事は炭水化物過多で、薬の中には体重を増加させるものもあるから、重警備病院にいるとどうしても太ってしまう。敵意も抵抗する様子も見えないが、私が説明を終えてもだんまりを続けた。おそらく数分間はそうして黙って座り続けたので、私はどうしていいかわからなくなった。

今なら、そんなに長く沈黙が続くままにさせておくかどうかわからない。なにしろそれは、不安やパラノイアに襲われるおそれのある、沈黙を脅威ととらえかねない患者との初面談なのだから。でも、このときはまだ、口火を切るのはセラピストではなく、患者のほうだと信じていた。しばらく待つうちに、沈黙が気にならないことに気づいた。それはトニーも同じらしく、こちらを見ずに親指のささくれをなんとなくいじっている。でもそうしながら、信頼できる相手かどうか、私を品定めしているのがわかった。ついに、私は沈黙を破って尋ねた。「この沈黙は、あなたにとってどういう意味があるの？」彼は驚いたようにさっと顔を上げた。そしてふいににこっと笑った。彼がどんなに魅力的になれるか、それでわかった。客は簡単に本日のおすすめか、ワインをもう一杯頼もうという気にさせられるだろう。「そんな質問、今までされたことがなかったな」

セラピーではちょっと変わった質問をすることがあるんです、と私は言い、彼と目を合わせようとした。トニーの目はほとんど黒に見える暗褐色で、瞳孔《どうこう》が崩れた黄身みたいに虹彩《こうさい》にまで広がっているように見えた。彼は視線をはずし、私の肩の向こう側、廊下に面したドアのガラス窓のほうを見た。にぎやかな音が聞こえてくる。テレビ室からうっすらと響いてくるテレビの音だ。そこではいつもテレビがついていて、当時はたいていＭＴＶにチャンネルを合わせていた。

どこかから人がお喋りする低い声も聞こえる。もっと近くでは、ドアの向こうにいるスタッフに誰かが大声で文句を言っている。私たちは、彼らがいなくなるまでその声を聞いていた。やがてトニーが答えた。「ここは静かで落ち着く、と思ってました」英語が母語ではない人みたいに、慎重に言葉を紡《つむ》いでいる感じがした。「だけど、すごくうるさい」そう言う彼に、私は「そうですか？」と尋ねた。今この瞬間のことだけではなく、ここでの生活全般のことを言っているように聞こえたからだ。

「隣の部屋にいる男が、夜ずっとわめき続けていて――」彼はそこで言葉を切った。自分の言ったことを振り返っているかのようだ。文句垂れみたいに見えないよう、印象をよくしようとしているのだろう。「つまり、苦情は言いたくないし、ここは刑務所よりはるかに居心地はいいんです。けど、よく眠れなくて……だからここで静かに座っていられるのがありがたい。僕の専任看護師のジェイミーからもセラピーを勧められました。いいやつなんで、信頼してます」私は内心、でも今のところ私を信頼する理由はないってことね、と思い、できるだけ早くジェイミーから話を聞こうと頭の中にメモをした。このトニーの言葉からわかるように、専任看護師の役割はとても重要だ。担当患者を専任でサポートし、精神状態についても最もよく理解している。私よりははるかに長い時間、患者と過ごす彼らの観察眼や貴重な意見は共有するにかぎる。

看護師とセラピストが二人三脚で患者に向き合うことは何より重要で、それはちょうど、子どもの成長を助ける教師と親のようなものだ。患者が子どもっぽいと言いたいわけではなく（なかには子ども時代の思い出にすがっているように見える者もいるとはいえ）、重警備環境ではどうしても自由が制限されるため、患者は子ども返りした気分になり、欲しいものを手に入れるには医療スタッフに頼るしかなくなるのだ。

　この日のセラピーのあいだ、私の印象では、刑務所より居心地がいいからといって、トニーが計画的に重警備病院に移されるよう仕組んだとは感じなかった。メディアはよく、犯罪者は楽がしたくて精神科病院に入院しようとすると言い立てるが、現実はまったく違う。こういう病院での生活は、じつは精神的にかなりこたえる。刑務所では、おとなしくしていれば単調なルーティンの中で存在感を消すことができるが、病院では選択肢やプライバシーが厳しく制限され、私のような専門家が年中やってきては気分や気持ちについて答えにくい質問を浴びせてくる。実際、犯罪者の多くは精神科病院を避けたがる（「アッチに送られる《ナッテッド・オフ》」という不快な表現さえある）。精神を病んでいるという烙印《らくいん》を押されれば、普通の刑期と違って、いつそこから出られるかわからないからだ。

　私はトニーに、不眠の問題についてもう少し詳しく話してほしいと頼んだ。鬱病なのかもしれず、不眠は不安障がいや気分障がいを引き起こす。ところがすぐに「悪夢を見るんです」という答えが返ってきたので、私は身を乗り出した。これはいいきっかけだ。夢や悪夢の話を始める人は、たいてい内面を打ち明けたがっている。とはいえ、夢を解釈して患者の気持ちを知ろうとしてはいけない。そういうセラピストもいるが、すぐれたセラピストは患者が導こうとする方向にただついていく。自分の心をいちばんよく知っているのは患者自身だとわかっているからだ。

それなのに、当時まだ心理セラピーの研修生だった私は、教科書どおりに何でもやろうと躍起になって、正式な精神分析医みたいにトニーの夢を掘り下げるべきだと思ってしまった。そうして私が水を向けたとたん、トニーは激しく首を横に振り、また沈黙が戻ってきた。私は椅子にゆったりと座り、リラックスしているふうを装った。黙り込むのはちっともかまわないのよ、としぐさで伝えようとして。よく知りもしない相手に、恐ろしい経験を話すのは簡単なことではない。

私はほかの初めての面談の日のことや、殺人を犯した人にどう話しかけ、どう聞いたらいいか同僚や指導者たちと議論したときのことを思い出した。たちまち心が遠くへさまよいだしたが、彼がまた口を開いたので部屋に引き戻された。「セラピーってこんなふうなんですか？　ただこうして二人でここに座ってるだけ？　もっと質問とかないんですか？」トニーはさっきまで楽しんでいたこの部屋の静けさにいらいらし始め、質問でそれを破ろうとしていた。たがいのことをもっと知り、二人でいることに慣れるにはもう少し時間がかかる、それまでは沈黙が訪れては去るものだし、その時々で感じ方も変わる、と私は答えた。それから、さっきはこの落ち着きが好きだと言っていたのに、気持ちが変わったのかと尋ねた。

「なんとなく緊張する」と彼は答えた。その一見何気ない回答に、私は心の中でガッツポーズをした。その一言で、トニーには自分の心の動きに気づき、それを表現する力があるとわかったからだ。それに彼は単刀直入な質問に臆することなく答えてくれた。セラピストとして人と会うときに私が必ず知りたいのは、好奇心はあるか、意志はあるか、自分の気持ちに関心があるか、ということだ。これはいい兆候だった。

セラピーを始めたばかりのときのほうが相手は質問に答えやすい、とわかっていたので、もう一つ尋ねてみた。「その緊張感と話題に出てきた悪夢とは、何か関係があると思います?」彼は胸で腕組みをした。私を拒もうとしているのだろうか。敵の存在に気づいて守ろうとするように、心臓も隠している。「悪夢のことは話したくないんです。すごく落ち着かないし、何の役に立つのかわからない」なるほど。でも私は、いいの、大丈夫よ、となだめたりはしなかった。大丈夫だと言われると、患者側は、セラピストはそう言いながら、本当はいやな話を聞きたくないのだと思ってしまう。人の心理の不思議なところだ。だから、たとえ言いづらくても言わなければならないことがあるならいつでも聞くわよ、と相手に知らせる必要があった。

そこで話題を変えて、セラピーを受けたいとあなたが望んだから来たのだと告げたあと、ずばり尋ねた。「なぜセラピストに会いたかったのかしら?」修業中の身だったから仕方ないにしても、今なら、こんなに早い段階で〝なぜ〟と理由を訊く質問をするのはどうかと思う。踏み込みすぎだと思われるおそれがある。でも、彼は率直に答えてくれた。「それは……自分がしたことを理解しようとする必要がある、と思うからです。こうして話をすることが役に立つ、そんな気がする。さっきも言ったように、ジェイミーが勧めてくれたんです」

その彼の言葉をきっかけに、あなたのケアをしているチーム全般をどう感じているかと尋ね、さらに、刑務所から病院に移された経緯について本人の説明を聞くことにした。トニーがつっかえつっかえ話したところによると、終身刑になって重警備刑務所に収容され一〇年が経過したとき、踊り場で三人の受刑者たちに襲われた。彼らから、性犯罪者を意味する侮蔑的な刑務所スラング「ロリコン《ノナンス》」と呼ばれた。そのあと飛びかかってきた三人に押さえつけられ、手作りの凶器で刺された。のちに、その凶器は先を尖《とが》らせた歯ブラシだったとわかった。緊急手術がおこなわれ、さいわい一命をとりとめて体は回復した。だが、襲撃者の一人が友人だったことがわかり、抑鬱状態になった。深刻な自殺未遂騒ぎを起こし、それで重度の鬱病と診断されて、治療のために病院へ移されたのだ。

面談を終了するとき、緊張感は消えたかどうか尋ねた。彼ははいと答え、ぜひまたお会いしたいと言ってから「思っていたほど悪い体験じゃなかった」と付け加えた。司法心理療法士にとっては嬉しい言葉だった。

そのあと、ジェイミーを見つけて自己紹介し、不眠の問題について尋ねた。やさしい笑顔が印象的な、穏やかな話し方をする品のある男性だった。精神科の看護師になる前は造園家だったという。私は彼の見解を、造園家が花を観察して描写するような正確さだと思った。

ジェイミーはじっくり考えてから、トニーの悪夢がまわりの人に影響を与えていることについても話した。「われわれも困ってるんです。トニーが眠りながら大声でわめくのでしょっちゅう起こされる、と隣室の患者から文句が出ていて。でも打つ手がないんです。彼を移せる余分な部屋などないので」それを聞いた私は混乱したが、エアロックとゲートが続く、管理棟までの厄介な帰り道をたどる途中ではっとした。叫んでいる人とそれに苦情を言っている人が同じということ？　つまり、トニーは叫びながら、苦情も言っているわけ？

一回目のセラピーを終えた私は、トニーのことをどう考えていいかまだわからなかった。シリアルキラーはおしなべてサイコパスだと考えられているが、彼もそれに該当するのだろうか。そうは思えなかったが、まだ知らないだけかもしれない。

サイコパシーの概念は複雑で、精神医学の議論の中に初めて登場したのは一九三〇年代だが、本当の意味で確立したのは大恐慌と第二次世界大戦後のことだ。その頃、社会的に疎外された人々のことが広く問題になった。彼らの多くは経済破綻や戦争によって心に傷を負い、社会との結びつきを持てず、無感覚な状態に陥り、他者を同じ人間ではなく〝物〟としてとらえるようになった。一九七〇年代には、米精神医学会が定期的に発行している『精神障がいの診断と統計マニュアル』の第三版（DSM－3）でこの種の反社会的行動が規定された。世界保健機構（WHO）が発行する『国際疾病分類』（ICD）にも項目ができた。DSMもICDも、サイコパシーは反社会性パーソナリティ障がい（ASPD）の一種だとしている。

サイコパスという概念が一般化したのは、一九四一年、アメリカ人精神科医のハーヴェイ・クレックレーが *The Mask of Sanity*（正気の仮面）という画期的な研究書を出版してからだ。クレックレーがこの本を執筆していたちょうど同じ頃、ドイツではナチス政府が〝最終的解決〟――ユダヤ人の大量虐殺――を計画し、直後の一九四二年一月に開催されたヴァンゼー会議でそれが最終決定されたことを考えると、皮肉なものだと思う。クレックレーがこの会議のことを知っていたら、どう思っただろう？　出席者は全員サイコパスだと見なすだろうか？

クレックレーが研究したのは、一見すると「普通」で、魅力的でさえある人々のグループだ。ところがその人たちの親やパートナーからは、くり返し嘘をつく、人を思いどおりに操ろうとする、感情があまり見えない、誠実さに欠ける、社会道徳やルールをまるで意に介さないなどの苦情があがっていた。とくに重要なのは、家族を怒らせたり苦しませたりしてもまったく平気で、反省もしていないように見えることだった。二度としませんと約束しても、けっして守らない。

ただし、このサイコパスグループには深刻な暴力性や残酷さの傾向を持つ者はほとんどいなかった。喧嘩や窃盗で短期間収監された者は何人かいたが、重大な暴行事件の例はなかった。ショッキングなのは、女性のサイコパスとして選ばれた三人の女性は、当時の女性の社会規範を守っていないという、ただそれだけが理由だったことだ。三人とも多数の婚外性交渉を持っていた。

一九七〇年代には、カナダの犯罪心理学者ロバート・ヘア教授が、クレックレーの研究対象者の特徴を元にサイコパシーの診断基準〈ヘア・サイコパシー・チェックリスト（PCL-R）〉を作った。これを使って暴力犯罪の受刑者を広く調査したところ、約三分の一にあたる人々が、感情の欠如や嘘をつくといった複数の主要項目で高得点をとった。彼らの犯罪行動は暴力性や種類の幅広さで突出しており、得点の低い者に比べて再犯率が高かった。これらをまとめたヘアの著書は興奮をもって迎えられ、世界中でサイコパシー研究が始まった。その研究は広範囲でおこなわれ、今も発展途上にある。原因や対処法についてはいまだ結論が出ていない。

私自身は原因より治療や対処の仕方に興味があり、それについては一九六〇年代から七〇年代に研究が始まった。サイコパスたちは、刑務所内でのグループおよび個人セラピーに好ましい反応を示すことがわかり始めている（多少なりとも内省が可能ならだが）。とはいえ個人セラピーでは、セラピストが騙されたり利用されたりするおそれがあるので、慎重なアプローチが必要だ。

私がトニーと出会った頃には、ヘアのチェックリストが作られてからすでに二〇年近く経っていて、新たな展開が生まれていた。そもそもサイコパシーは本当に存在するのか、仮に存在するとして、法を犯すことはサイコパスの典型的特徴と言えるのか、と疑問を突きつける研究者が現れたのだ。たとえば、社会的に成功を収めたサイコパスが無数に存在する可能性が指摘されつつあった。銀行その他の企業を経営したり、小国を侵攻したりする、頭が切れて魅力的かつ無慈悲なリーダーたちだ。難しいのは、そうなるとサイコパシーの特徴は〝タフで人を搾取するのがうまい〟とも言い換えられることで、現代のような資本主義社会では、そんな人間は掃いて捨てるほどいる。少なくとも現存するデータによれば、それだけではサイコパスに分類できないだろう。

もう一つわからないのは、法を破ってもいない人にこのレッテルを貼ることに何の意味があるのか、ということだ。人一倍意地悪でいやなやつだと示すのがせいぜいで、それはまわりにいる人にはとっくにわかっているはずなのだから。

では、トニーや彼に類する人々に、サイコパスのこうした特徴は当てはまるのか？　そもそも刑務所や重警備病院にいるサイコパスたちは社会的成功者ではなく失敗者で、捕まらないように立ちまわる知性には欠けている。犯罪者として有能なサイコパスは暴行をはたらいたりしないだろう。そんなことをすれば、自分の身が危険にさらされるからだ（別の誰かに代わりにやらせることはあるかもしれない）。

長年のあいだに私が出会ったサイコパスたちは、とくに頭がよくもなければ社会的に有能でもなく、まったくチャーミングでもなかった。人の気持ちがわからないため、自分の行動が他者にどういう影響を与えるか見通せず、そのため結局墓穴を掘ることになる。人に助けを求めて屈辱を味わいたくないのでセラピーを望むことは稀だし、そもそも自分は何でもわかっていると思っている。それだけを考えても、トニーはサイコパシーの基準に合わない。

私は彼のセラピーを長期にわたっておこない、治療につながる協力関係、あるいはイギリス人精神科医で心理セラピストでもあるジョン・ボウルビィが提唱した〝安全基地〟を少しずつ作ろうと考えていた（ボウルビィ著『母と子のアタッチメント　心の安全基地』医歯薬出版、参照）。たがいに信頼を築き、トニーが心を開くようになるには、一年ぐらいかかるかもしれない。具体的には、叫ぶ男と夢のつながりをもう少し探りたかった。

悪夢について話したくないとトニーは言っていたが、もしかしたら〝投影〟と呼ばれる心理メカニズムを使って、自分を〝叫ぶ男〟に重ねているのかもしれない、そう考えるとそそられた。

投影とは、スクリーンにイメージを映すように、不快な気持ちや欲望を他者に移してしまう心理だ。でも、慎重に事に当たらなければならない。その投影は自己防衛であり、〝自我の現実検討(現実とそうでないものとを区別する)〟が歪《ゆが》んだ形で現れたものかもしれない。普通は現実と非現実を適切に判断し対処できるが、精神障がいがあると、それがうまくはたらかないのだ。

もしも〝叫ぶ男〟が投影だとすれば、トニーは見かけより状態が悪く、悪夢について話すのを拒んでいるのも自己防衛の表れなのかもしれなかった。もしその防御壁を下ろすのが早すぎたり、急すぎたりすると、自分では処理しきれない恐ろしい感情にうっかり触れてしまい、また自殺を試みるおそれがある。

そこで私は指導役と話をし、悪夢はトニーの心にある別の何かを象徴するもので、〝隣の男〟は彼がバリアの向こう側に押し留《とど》めておきたい考えか人なのかもしれない、と示唆した。そのうえで、トニーをどんなふうにサポートするか、どうやって自分のペースで進んでもらうかを話し合った。それがうまくいけば、彼が恐れているものについて話してくれるかもしれない。

トニーがようやく悪夢について話す心の準備ができたのは、セラピーを続けて数か月経ったときだった。いつも同じなんだ、と彼は話しだした。自分はハンサムな若い男の首を絞めていて、大声でわめこうとするその男を黙らせようとしている。手にこめる力が強くなるにつれ、若者の目にパニックと恐怖が浮かぶ。すると力がみなぎるのを感じて〝ハイ〟になる。ふいに若者の顔が、怒りでよじれた死んだ父の顔に変わり、それはやがて、怒りに歪んだ口のまわりで蛇がのたうつ、男版のメドゥーサの首に変化する——そう話す彼の声は震えていた。夢の中で、トニーはいつもその首が喋ろうとするのを止めようとするが、首は彼にわめきたてる。何を言っているのかはっきりしないが、「人を嘲《あざけ》るような、薄汚い言葉」だということはわかっていて、意味がわからないのがいらだたしいのと同時に恐ろしくもある。なんとかして知る必要があると感じるのに、いつもそこで目が覚める。汗びっしょりで、胸がどきどきし、隣の部屋で男が叫ぶのが聞こえる。

この悪夢の話をきっかけに、私たちはトニーの犯罪と家族についても話すことになった。事実関係はすでに知っていたが、彼からじかに話を聞きたかった。

うちはカトリックの家庭だった、とトニーは口を開いた。父親はイギリス人、母親は美しいけれどいかにもひ弱なスペイン人で、自分や子どもたちに暴力を振るう夫を前になすすべがなかった。トニーは父親の拳《こぶし》から逃れるため母親のクローゼットの中に隠れ、母の服の甘い匂いや柔らかい生地に愛着を覚えたという。それは、人を抑圧する父親の男性性に対する一種の解毒剤《げどくざい》みたいなものだった。ほかに誰もいないとき、母の服を着たり、化粧をしてみたりもした。その行為自体は、子どもが男性性と女性性の意味を探る過程として、正常な発達の一段階だ。トニーは父親より母親によってアイデンティティ形成をしていったのだろう、と私は思ったのだが、だとすると、思春期が近づくにつれて母親を軽蔑するようになり、母の愛情を拒み、弱さを憎んだといいう彼の話と矛盾した。

中学生になるとトニーは自分を醜いと感じ、自己肯定感が持てなくなった。これは、子ども時代に虐待やネグレクトを受けた人に共通する感覚だ（あとの章で紹介するマーカスという患者もそうだった）。そういう子どもが自分の鏡像を見て動揺し、敵意を持つことは、さまざまな研究で裏づけられている。またそうした子どもは、社会性を司《つかさど》る脳機能〝ソーシャルブレーン〟を発達させにくい傾向がある。つまり他者と関わり合えず、気分の激しい変化や癇癪《かんしゃく》をコントロールできない。

学校ではあまり友だちができなかったと聞いても不思議ではなかった。おとなしくてタフな子ども、家庭に問題があるひとりぼっちの子どもは打たれ強い《レジリエント》とよく言われる。まるで耐寒植物か何かみたいに。でも正確に言えば、基礎となる滋養を与えられず感情の飢餓状態にある子どもは、一種の冬眠状態にある。自分を守るために現実から自分を切り離し、酸性雨に打たれる植物ややせた土地で育つ作物のように、彼らの心は成長も花を咲かせるのもやめてしまうのだ。

学校でうまくいかないことを埋め合わせるように、トニーは体を鍛え始めた。間もなくほかの子どもを殴ったりいじめたりするようになり、そうすることで性的興奮を覚える自分に気づいた。暴力と性的興奮の結びつきは性犯罪者からよく聞くことで、長年の研究からも明らかだ。神経科学が発達したおかげで、恐怖を感じる、気分が沸き立つ、性的に興奮するときに脳神経が〝光る〟場所は近接しており、同じ神経回路が使われることがわかっている。

トニーの話を聞くうちに、それは彼にとっての防御メカニズムなのかもしれないと私は思った。ほかの子どもを怖がらせれば、自分が男らしく、強くなったように感じられる。父親に対する途方もない恐怖心を、他者に投影することで捨てられたのだろう。ほかの大勢の患者からも似たような話を聞いてきた。彼らは暴力から安心感やある種の満足感を覚えるという。私たちの大多数にとっては共感しづらいかもしれないが、〝シャーデンフロイデ〟、つまり他人の不幸を喜ぶ気持ち（文字どおり「危害《シャーデン》」と「喜び《フロイデ》」という語を組み合わせたドイツ語）なら誰もが覚えがあるだろう。他者が苦しむ姿を見て一瞬ひらめく安堵感もまた、対処メカニズムの一つなのだ。だがトニーの場合、一瞬のひらめきがめらめらと燃えあがる炎となった。

若きトニーには、この感情を歓迎する気持ちと、人に知られてはまずいという気持ちの両方があった。それに、男性に性的に惹かれることについても心が揺れていた。トニーによるとこれは、ホモセクシャルは地獄行きだと考えていた、厳格なカトリック教徒の両親に対する反発だった。父はゲイの男性を〝妖精ちゃん《フェアリーズ》〟と呼び、男が少しでも女々しいことをすると嫌悪した。それでもトニーは別の男（美しく、か弱い男）を抱き、コントロールするところを空想した。

私はそれを聞きながら、両親の力関係や、クローゼットの隙間から二人のやり取りを覗いていた怯《おび》えた少年のことを考えた。トニーが学校で喧嘩をすると、父親はいつも「これでおまえも本物の男だ」と言って褒めてくれたという。マルキ・ド・サドとピノキオを結びつけるのは無理があるように見えるかもしれないが、そのとき私の頭に浮かんだのはその木彫りの男の子のことだった。人間になるためにピノキオが見つけた愛について、彼に命を授けた〝父親〟ゼペットじいさんとのつながりについて、私は考えずにいられなかった。

学校を卒業すると、トニーは料理人として修業したいと考えた。だが、父に見下されたので（「料理をするのは女だ」）、一九八〇年代末に故郷の田舎町を出て、ロンドンにやってきた。昼間はしゃれたレストランでウェイターの仕事をした。評判はなかなかよかった。しばらくして見つけた彼の裁判記録の中には同僚の証言もあったが、その同僚も「トニーは勤勉で人気もあったから、連続殺人犯として逮捕されたと知ったときは驚いた」と言っていた。

その一方、夜は地元のゲイバーで、タフでハードな魅力的な男を演じた。人好きのするウェイターとタフでセクシーな捕食者という二つのアイデンティティのあいだを行き来するのは都合がよかった、とトニーは話した。私は話を聞きながら、彼がレストランの仕事を終えると横町に入り、ぱりっとした白いシャツとエプロンを脱ぎ捨てて、タンクトップと革のジャケットに着替える様子を思い浮かべた。そして、本や論文で読んだシリアルキラーのことを思い出した。彼らもやはり心の中で画面分割するかのように、自分の残虐性を日常から慎重に切り離そうとしていた。これも一種の防御メカニズムで、〝ダブリング（二重化）〟と呼ばれることもある。こう命名したのは、一九八六年にナチスの強制収容所にいた医師たちについて研究したロバート・リフトン教授だ。彼によると、医師らはどんな倫理規範にも左右されない〝アウシュヴィッツの自分〟と、その外にいるときの高潔で仕事もよくこなす、家庭人でもある〝人間としての自分〟という、二種類の自分を持っていたという。

この二重化については、二〇〇八年にＦＢＩがおこなった連続殺人シンポジウムでも強調された。ＴＶの連続ドラマや小説での描写とは正反対に、シリアルキラーはたいてい孤独でもないし、社会不適合者でもない。ＦＢＩの専門家が研究対象とした人々はたいていきちんと雇用されていて、社会で普通に生活し、家族もいる。そんな当人を、まわりの人は「良き隣人」とか「付き合いやすい同僚」と描写する。私は、法廷で専門家が、あるシリアルキラーのことを「彼は一度も税金を払い忘れたことがなかった」と証言したことさえ覚えている。善良な自分が、いつもは隠れている残虐なもう一人の自分の代役を務めているのだ。善良な人とその邪悪なドッペルゲンガー。それを文学にしたのが、かの古典『ジキル博士とハイド氏』だ。


セラピーでは誰でも、少なくとも最初のうちは善良な自分を見せようとする。トニーも、ユングの言う〝シャドー・セルフ（影の自分）〟を表に出すには時間がかかるだろうと予測していたが、その瞬間は思ったより早く訪れた。

彼とのやり取りにはとても気を使っていたが、気を張りすぎると初歩的なミスを犯しやすいものだ。ある日彼の悪夢について話をしていたとき、私はうっかりお父さんの「虐待行為」の話に戻さないかと頼んでしまった。「虐待行為」というのは、トニー自身が以前使った言葉だった。ところがトニーの表情が急に変わり、濃い眉をひそめると、ぎらぎらと怒りに燃える目でこちらを見た。私は不安になり、混乱もした。そのときは、私がその言葉を使うと、それがトニーにとって耐えがたい現実味を帯びるということが理解できていなかった。彼は本当は父親ととても緊密に結びついていた。だから、その言葉を耳にしたとたん動揺したのだ。

トニーは目の前にあるテーブルの両端を関節が白くなるくらいぎゅっとつかんだ。そのままテーブルをひっくり返すか乗り越えてくるかしそうで、私は身をすくめながらベルトにつけた非常ボタンにそろそろと手を近づけた。でも、トニーはいきなり立ち上がり、椅子を脇に押しやるとすたすたと部屋を出ていき、力まかせにドアを閉めた。

トニーが突然出ていったことを知って、スタッフは心配すると同時に腹を立てた。「どうしたんです？」その言葉の裏にあるのは「彼に何をしたんですか？」だ。セラピーの過程で患者がネガティブな反応をすることはままあるとはいえ、セラピストが帰ったあとで患者の気持ちを静めなければならないのは看護師たちなのだ。動揺した患者はスタッフやまわりの患者に危害を加えたり、自分を傷つけるおそれさえある。私は時間をかけて何があったかを説明し、危険はないと請け合った。トニーは私に腹を立てただけ。怒ったからといって殺人衝動は起きない。

そのあと、私は指導役に、トニーの気持ちを正しく読む《メンタライズ》ことができなかった自分にとてもがっかりしたと報告した。すると指導役は、貴重な教訓になったねと言ってくれた。私たちは、患者のメンタライズ能力の乏しさに注目しがちだ。それが原因で、被害者の出しているシグナルを読み違えたり、刑務所内で受刑者仲間やスタッフといざこざが起きたりするからだ。でも、その罠にはまるのは何も彼らだけではない。指導役はまた、メンタライズ能力はセラピストだけでなく患者も、訓練によって磨くことができる、と言った。

数週間後、トニーの怒りが収まり、セラピーを再開する気になったとき、私は彼と一緒にメンタライズの訓練をしようと考えた。動揺《アップセット》したり腹を立てたりするのは心を変化させ、成長させるのに必要だということで、私たちは意見が一致した。〝アップセット〟という言葉には、「人を不快な気持ちにさせる」と「物をひっくり返す」という二つの意味がある。つまりそうやって心の奥をひっくり返し、今まで見たことのない、たぶん不快なものをあらわにするのだ――二人でそう話し合った。私は指導役のおかげで、心の動揺をコントロールしたいという気持ちを手放す必要があることに気づけた。そして、心が闘って変わろうとするのをただじっと見守らなければならない、それこそが成果をもたらすのだ、ということをトニーにも伝えようとした。こうして私たちは新たな理解のもと、週に一度の面談を再開した。

トニーは過去について順に話を続け、数か月後には、殺人を始めた時期に近づいた。初めて暴力に手を染めたのは、いわゆるロンドン・ゲイ・シーンでの派手な生活を数年続けたあとのことだった。ちょうどＨＩＶが猛威を振るいだした頃で、ありとあらゆるドラッグを試し、セックスの相手をとっかえひっかえして、ローマが燃えているあいだも竪琴を弾《ひ》いていた皇帝ネロさながらのニヒリズムに浸っていた。

トニーは毎週木曜日のオフの夜にゲイバー巡りをして相手を見繕《みつくろ》った。「美しくて、愛に飢えた」若者が好みだったという。最初はつっけんどんにふるまいながら、相手のおかげで気を緩《ゆる》めたように見せる。彼の素直な笑みは私もこの目で見た。マッチョな男に愛されたい、守ってほしいと思うような相手には、あの野性味は魅力的だっただろう。トニーは、人にやさしくされたかった弱い自分を髣髴《ほうふつ》とさせる若者に惹かれたのではないか。彼らを殺すことで、そういう自分を殺したかったのかもしれない。初めて暴行をはたらいた頃、トニーは気持ちが落ち込み、自殺を考えていたと聞いても、私は驚かなかった。

彼は男を連れてバーを出ると、近くの横丁や公園でセックスをした。本名は明かさなかったし、オルガスムのあと相手の顔を思いきり殴ってから逃げたので、通報されることはないと高をくくっていた。やがて、ただ逃げるのではなく相手の財布を奪い、もし警察に届けたらおまえを捜して殺すと脅《おど》すようになった。初めての殺人までに、何度そういうことをしたか覚えていないという。そのうち、サディストで抑制が効かなくなることがある〝木曜の男〟の噂がゲイバー界隈で囁《ささや》かれるようになると、街の別の地域に行き、いつもの狩りの仕方も狩場も変えた。そうして、最初の殺人の被害者に出会ったのだ。

トニーが悪夢で見るのはその若者の顔だった。「びっくりするほど青い目」をしたきれいな男の子だった、と言うと彼は言葉を詰まらせ、話をやめた。あのときのことを思い出すのは簡単じゃない、とトニーは認めた。私も不安だった。殺人のことを書面で読むのと、殺人者の口からじかに聞くのとではまるで違う。

話し始めると、トニーの話し方が現在形に変わった。最初は戸惑ったが、そのうち、彼の母語であるスペイン語ではそれがわりと普通だと知った。さらにその後キャリアを重ね、大勢のトラウマ・サバイバーに対するセラピーや、トラウマとなっている記憶の研究を重ねた結果、つらい出来事について話すとき、いつの間にか時制が現在形になっている人が多いことに気づいた（これは暴力犯罪者に限らない）。人の心理をつい深く探りたくなる人間としては、興味深い現象だ。時制のねじれは、彼らが今もその記憶の中に生きていて、本来過去のファイルの中に綴じるべきなのにそれができていない、ということを示唆している。

「俺たちは彼の家に行くことにする。タクシーでそこへ向かう途中、俺はずっと考えてる。『やってやる。こいつをやるんだ』造作もないとわかってる。若くて、俺のことを信じきっている。ほんとにきれいな顔で、桃みたいに産毛《うぶげ》が生えていて、肌も柔らかい。彼のアパートは最上階にあって、俺たちは階段を二回折れながらのぼらなきゃならず、早くファックしたくて、おぼつかない足取りで先を競うように急ぐ。到着すると少し酒を飲み、興奮剤を口に流し込んで、キスを始める。この男の首を絞めたい、その切迫感が股間でふくらむ。彼は俺を見上げて微笑む。俺に媚《こ》びるあの目。俺はその目つきに、その目に耐えきれず、思わず首を両手でつかむ。彼には力らしい力がない。俺のほうがはるかに強い。だからすぐに……終わり。改めて見ると虫唾《むしず》が走る。俺はやつの顔を殴り、何度か蹴る。気づくと、彼はもう動いていない。死んでいる。そこで気づく。逃げなきゃ。でも、誰かに死体が見つかったら俺はおしまいだ。どうしたらいい？　死体をどこかに隠すんだ。だが、どうやって？　川か運河に捨てるか？　今は真夜中で、ここが街のどこかもわからない。階段を引きずり下ろすとしても、音で近所の連中が目を覚ますだろう。俺はまわりを見まわし、バッグかスーツケースか何かに入れようと決める。部屋の中をくまなく探し、ダッフルバッグを見つけたが、小柄とはいえ詰め込むのは無理だ。第一、体が硬くなっちまったらどうする？　外では夜が明けつつある。急がなきゃ。俺は、建物の裏手に林があるのに気づく……」

トニーがそこで急に口をつぐんだ。話がどう続くかはわかっていた。英語だろうとスペイン語だろうと、過去形だろうと現在形だろうと、話すのは簡単ではないだろう。トニーはその被害者の首を包丁で切断したのだ。体と首は、それぞれすぐ近くで、裏手にある林に捨てられているのが見つかった。こんなことをした怪物はどんな人物か、この所業にどんな意味がこめられているのか、世間では毒々しい推測がおこなわれたが、そんな解釈がいかに凡庸《ぼんよう》だったかを、私はこのあと知ることになった。トニーは床に目を落としたまま、人体でいちばん重いのは「ボーリングのボールみたいな」頭だと気づき、「切らなきゃ」と思った。「すごく大変なんだ」と言い、小声で「延々と時間がかかる」とつぶやいた。私は、トニーが頭の中を整理するのを待った。彼の呼吸は浅くなっていた。

「終わると」トニーは話を再開した。「バッグにうまく入る。ほかの部分は別のバッグに納める。

それから両方を持って階段を下りる。何かにぶつけたり、落としたりして音をたてないように気をつける」そのとき初めてトニーは私に目を向け、反応を見た。私はできるだけ表情を消し、重々しくうなずくだけに留めた。それは人が思うほど難しいことではなかった。患者の言うことに対して感情をコントロールして反応するのは、医師にとっては基本中の基本だ。フロイトは、セラピーを外科手術になぞらえた。患者のお腹を開けたとたん真っ青になったり、手術室から一目散に逃げ出して、「どこもかしこも癌だらけだ！」とわめく外科医なんて想像できないだろう。私たちセラピストは研修中に、自分が何にいらっとするのかきちんと自覚するため、みずからセラピーを受ける。でも患者との面談中は、自分のではなく患者の感情や体験に集中するのが私たちの仕事だ。

トニーとのこの面談は、傍目《はため》にはじつにありきたりに見えるだろう、と私はふと思った。部屋では二人の人間が人の首を切断した話をしているが、通りすがりにドアのガラス窓から中を覗いた人には、そんな突拍子もない会話がおこなわれているなんて思いもよらないはずだ。天気の話をしていたっておかしくない。

結局、首の切断にはとくに意味はなく、難題を前にしたトニーが現実的に対処しただけのことだった。ロンドンのかの有名なシリアルキラー、デニス・ニルセンだって、憤然として「世間の連中は、自分が何人もの人を殺したことより、そのあと死体をどうしたか（切り刻んでトイレに流した）ってことのほうに興味があるらしい」と言っていた。

私はトニーに、その気になったらでいいから、遺体を遺棄したあと何があったか話してほしいと頼んだ。あえて過去形を使ったが、トニーのほうは現在形に固執した。たとえばこんなふうに。「翌日俺は仕事に行く。まるで夢の中にいるみたいだ。これは現実じゃない、と自分に言い聞かせる。そして、死体が発見されて、ニュースになっても、俺じゃないみたいにふるまう」

シェイクスピアの『ジュリアス・シーザー』でも、ブルータスが同じような心境について描写している。「最初に思いついたときから／血にまみれた殺人までのあいだ／夢まぼろしか、恐ろしい夢のようだ」シェイクスピアの短くも雄弁な言葉は心理学者からすると完璧で、しかも現代の心理学研究を先取りしてもいる。加害者は暴行の最中、夢の中のような状態、いわゆる解離状態にある。だからあとで考えても細かいことが思い出せず、「自分がやったんじゃない」とか「そんなことは起きなかった」と思い込みやすいのだ。

トニーは現在時制のまま、さらに打ち明けた。「俺がよく通っているバーではこの話で持ちきりだ。俺も会話の仲間に入り、夜道が危険だからと、ある若者を家に送ることまでする。一日一善って感じで気分がいい。でもふと思う。同じことをいつでもまたやれる。それでも、誰にも俺のしわざだとは気づかれない。よし、やろう。どうせ夢なんだから、いいじゃないか」私はうなずいた。自分は善人というイメージを持ち続けたい気持ちから生まれるこういう現実否定は、本当によくある衝動だ。離婚弁護士からはしばしば、クライアントとの初顔合わせの席で、自分には何の非もなく、まもなく元夫／元妻となる相手が悪者だから結婚が破綻した、と訴える人がどんなに多いかを聞かされる。弁護士はうなずいてメモを取るが、その話は氷山の一角だとわかっている。セラピーも同じだ。トニーの否定衝動は根深く、それによって〝悪い自分〟を意識から排除し続けていた。暴力はれっきとした事実で、打ち消しようがなく、それは耐えがたい。とはいえ、俺は被害者になるおそれのあった若者を守りさえしている、と自分に言い聞かせていたのは驚きだった。

トニーはさらに二人の男を別々のバーで引っかけて殺したときのことを話し、死体を捨てるときも自分としてはできるだけのことをした、と言った。その二人については首は切断しなかったので、警察がこれらを最初の殺人と結びつけるのに時間がかかった。結局、最後の被害者の部屋にトニーの職場のマッチ箱が残されていたことから足がつき、彼は逮捕された。当初は否定していたが、結局三件の殺人すべてについて自白した。裁判の結果、終身刑三回分と、仮釈放を検討するまで二〇年の最低拘禁期間(タリフ)が言い渡された。今の基準で考えると寛大すぎるように思えるが、仮釈放が認められる可能性はまずないだろう。

すべてのセラピーでこういう重大告白がおこなわれるわけではない。私たちはとにかく腰を下ろし、話をし、聞き、二人で協力してさまざまなことを考えた。その後トニーと私が殺人の話に戻ることはなかったが、依然として続いている悪夢についてはよく話した。

ある日の面談でトニーが、隣室の患者がスタッフのところに行って、夜中にトニーが大声でわめいていると訴えているのを聞き、かっとなった、と苦々しげに打ち明けた。彼はその男を、面と向かって嘘つきと非難した。たちまち喧嘩になり、とうとうジェイミーが割って入ってきて、隣室の患者のほうが正しい、夜中に大声で叫んでいるのはトニーのほうだと話した。到底ありえないことなので、トニーには信じられなかった。でもジェイミーが嘘をついているとも思えなかった。「とても受け入れられなかった」が、それ以上反論はしなかったという。

不快なことを看護師に言われても我慢できたのは、セラピーが役に立っている証拠だと私は思った。ジェイミーも彼の進歩を感じ取って、本当のことを言ったのだろう。私はトニーに、看護師と話をすると私自身も得るところが多いと伝えた。ジェイミーと私がやり取りすることをトニーも喜んでいて、両親が見守ってくれているようなやさしさを感じているようだった。

トニーとジェイミーのこのやり取りは、トニーが苦痛を感じたときどんなふうになるか理解するいい機会にもなった。私は彼に説明した。あまりにもたくさんのことを受け入れなければならなくなると、心はスイッチを切ってしまうものなの。誰だっていやなことは人のせいにしたくなる、と。そしてその延長で、夜中にわめく隣室の患者がどんなことを叫んでいるか聞こえたことはないかと尋ねてみた。言葉が聞き取れたことはない？「助けを求めてた。何度も何度も」

その叫びは、死を目前にした被害者が必死に絞り出した絶叫の記憶だったのかもしれないと思ったが、それを今トニーに伝えるのはさすがにやりすぎだろうと考えて、思いとどまった。代わりに、助けが必要だったのは、悪夢から目覚めたかったあなただったのではないか、と尋ねた。するとトニーは急にむっつりした表情になり、口をつぐんだ。叫び声を人のせいにするのをやめる気になったかどうかはわからなかったが、反論はしてこなかったので、私は続いて、〝隣室の男〟はあなたが表に出せないSOSを代わりに発信していたのではないか、と話してみた。

彼は顔を両手で覆い、くぐもった声で言った。「そんな……いやだ……俺は弱い男じゃない」弱い人間になりたくないという気持ちはわかるわ、と私はやさしく告げた。でも考えてもみて、そもそもセラピストに会いたいと頼んだのはあなた自身よ。それは助けを求めたってことなんじゃないかな。彼は否定はせず、呻《うめ》いた。

私がそう話すのは、あなたは心のどこかで弱さを見せるつもりがある、弱さを見せたいと思っている証拠だという気がするからよ。そう言った瞬間、彼は顔を上げた。私は今が大事なターニングポイントだと悟り、彼と目を合わせた。「トニー、あなたには、とても難しいことを正面から見据える勇気があると思う」彼の声は震えだしたが、目はそらさなかった。「俺には勇気なんかない」私も彼の目をじっと見る。「そうかな？　私はそう思うことが何度もあった。過去の暴力行為について考え、自分の心を真剣に見つめ、いやなことを恐れず私に話してくれた。あなたが恐れているのは悪夢だけ。ここではずっと本物の勇気を見せてくれていた」

この言葉が、その後数週間かけて彼の心に浸み込んだのだろうか、トニーは隣室の男の叫び声に文句を言わなくなった。何か月もかけて彼の弱さや痛みについて話すうちに、悪夢は徐々にやみ、夜中に病棟で問題を起こすこともなくなった。看護師たちは、私と同様、彼の回復を喜んだ。臨床チームのほかのメンバーによれば、抑鬱症状も減ったという。一年半前、セラピーを始めた当初は先がまったく見えなかったけれど、彼の症状が改善されて私もほっとした。チームは、彼が刑務所に戻って受刑を再開することを検討し始め、私も賛成した。トニー本人もこれを受け入れ、私たちはセラピーを終える準備を始めた。

トニーにセラピーをおこなう意味がはたしてあるのか、と私だけでなく同僚たちも疑っていたことを思い出す。最初は、改善が期待できるのかどうかも、どんな結果が待ち受けているのかも、想像がつかなかった。でも、まだ新米だった頃のこの経験から、患者がどんな過去を背負っていたとしても、彼／彼女が自分の心に関心を持ってさえすれば、克服するチャンスはあると教わった。トニー自身も、つらい気持ちとの向き合い方を知った。それは、今後他者とうまく付き合っていくための基盤になるだろう。

また、私はこのとき、長期のセラピーにどう取り組むべきか、何かしらつかめた気がした。とくに、トニーの父親について〝虐待〟という言葉を軽々しく使ってしまった失敗から得た教訓は大きかった。相手を動揺させて状況が悪くなっても、そこから脱け出し、挽回することはできる。それは、かけがえのない経験だった。

終わりに近いその面談は、六月のよく晴れた日におこなわれた。射し込む陽ざしがまぶしかったので、私は窓のブラインドを下ろし、部屋を少し薄暗くした。私たちのディスカッションがどんな方向に向かうのか、その時点では想像できなかった。

トニーは予定より一、二分早く現れた。席につくと少しのあいだ沈黙が続いたが、今では彼も自分のタイミングで話すことに慣れていた。ふいに、明日は父の日だよな、とトニーが言った。彼の父親はずいぶん前に亡くなっていたから、今さら父の日の話を持ち出す理由がわからなかった。「親父が生きてたら、七二歳だった。若すぎるよな。ある日いきなり死んじまった。ああそうさ、なんの前触れもなく」トニーは首を振った。仕事を引退して元気そうだったのに、心臓発作で急死したと、少し前に彼から聞いていた。誰もが驚き、家族とは文字どおり絶縁していたトニーのもとにその知らせが来たのは二週間も後のことだった。「けど、仕事《ワーク》に行く必要がなくなったとたん、ぱたっと死ぬやつは多い、そうだろう？」トニーは感情のこもらない声で言った。今の言葉が、私たちの共同作業《ワーク》の終わりについてほのめかしているわけではないことを祈った。

私は、〝父の日〟という言葉で何か頭に浮かぶことがあるのか、と尋ねた。今年はいつもと違う？　彼は首を振った。何か憤《いきどお》りを感じているように見える。自分の気持ちを持て余しているかのように。「ただ……さよならを言えなかった。葬式やら何やら出られなかったし」そう話しながら涙を浮かべているように見えたので、すごくつらかったでしょうねと声をかけた。彼はうなずき、そのまま、まるで一緒に葬儀に参列しているかのように、厳《おごそ》かな沈黙が続いた。やがて私は「亡くなったのはいつ？」と尋ねた。トニーは考え込んだ。「たしか……八月の初めだったと思う。赤毛のあいつの直前だ」

誰のことか、私にはわからなかった。彼がそんなふうに呼ぶ被害者の話は聞いたことがない。

「ちょっと考えさせてくれ……」トニーは天井を見上げて、いつのことか思い出そうとしている。

「きっとそうだ……一九八八年、赤毛のあいつが……」

トニーが計算をするあいだ、二人とも同時に気づいたのだと思う。彼は別の殺人のことを話している。彼が〝一人目〟と言っていた、あの青い目の美しい若者より前に殺した誰か。驚くか、警戒するかすべきだったのかもしれないが、私はごく冷静で、客観的な心境だった。「ひょっとして、それは第四の死者なの？　青い目の若者の前に、もう一人死んでいる？　赤毛のあいつがその人なの？」私は慎重に言葉を選んだ。この会話は法的に重要な意味を持つかもしれないと強く意識していた。〝殺人〟という誘導的な言葉を使うことはできなかった。万が一、法廷に持ち込まれれば、それを決めるのは陪審なのだから。トニーの弁護士が、私がクライアントに圧力をかけて嘘の自白をさせたと訴えかねない。

私は今起きていることに畏怖《いふ》の念を感じた。心は気分次第で壁やドアを作って、耐えがたい行動や気持ちをときには隠したり、いきなりあらわにしたりする。トニーがその過去について洗いざらい打ち明けられない限り、ドアを開け放つことは不可能だろう。本当に恐ろしい告白だったが、この瞬間に立ち会えたことが光栄だった。

自分でもどうしていいかわからないのか、トニーは首を激しく前後に振った。「わからない、わからないんだ……あいつのことも話したと思っていたが、今思うと話してなかったらしい。ああ、なんてことだ……」彼は逮捕後すぐにほかの三件の殺人については自白している。ではなぜこれだけ？ もしかして、その〝赤毛のあいつ〟を置き去りにしたとき、死んでいるかどうかはっきりしなかったから？ 私にはその程度しか理由を思いつかなかった。「いや、絶対に死んでた。単に忘れてたんだ」トニーは私の目を見た。「今日この話をしたいかどうかもわからない。だけど、本当のことだ」私たちは、彼の記憶がそこだけ飛んでしまっていたか、あるいは父親の死とそれを悲しむ気持ちで覆い隠されていた可能性について話した。

面談時間が終わりに近づき、私は、トニー自身たぶんもうわかっていることを再確認した。あなたは今とても重要なことを話し、私はそれをほかの人に伝えなければならない、と。私たちはその後のことを一緒に考える必要があった。「でも、どうして俺はこのことをずっと忘れてたんだろう？」本気で悩んでいるように見える。「今まで話さなかったこと、どう説明したらいい？」

いい質問だった。私はどう答えるか慎重に考え、人は何かを思い出そうとするときや、見たくないものに向き合おうとするとき、心の準備が必要なの、と話した。そのとき一つ思いついた。「この記憶は悪夢の一部なんじゃない？ あのメドゥーサの首みたいに、見たくない恐ろしいものだったとか？」すると、トニーはうなずいてこう言った。「それに、まもなく刑務所に戻るからこそ甦《よみがえ》ってきたのかもしれないな。その前に心をすっきりさせるために」

そうかもね、と私も言った。それから、ジェイミーやチームの人々にどう話すかを二人で打ち合わせし、そのあとのことも、警察に報告することも含めて話し合った。弁護士とも相談するべきだと私が言うと、トニーが尋ねてきた。「あなたとだけ話すわけにはいかないのかな」

私は彼をじっと見つめた。真摯《しんし》に話をし、じっくりと物事を考えるトニーは、冷酷で残忍なシリアルキラーという最初のイメージとは大きくかけ離れている。彼のセラピーを通じて、私はこの仕事に欠かせない、自分の気持ちを管理するというデリケートな作業についてたくさんのことを教えられた。彼の誠実さに私は深い敬意と共感を覚えていたし、それは今この瞬間も同じだった。それでも、彼の心が生み出した恐ろしい殺人の数々と、その結果としての死一つひとつがもたらした悲劇を忘れるわけにはいかない。

「いいわ」私は言った。「そうしましょう」

ガブリエル
Gabriel

「本日ロンドン北部のカフェで、男が突然人を刺し、逮捕されました。被害者は現在重体です。記者が、出勤途中で事件を目撃した女性に話を聞きました。『本当に恐ろしかったわ……だって、あの巨大なナイフを持ってどこからともなく現れたんです……ああいう頭のおかしな移民が無実の人たちを刺してまわるのをそのままにしておくなんて、ひどい話で……』」多くの人はここでラジオのスイッチを切ったに違いない。事件そのものから耳を塞《ふさ》ぎたかったにしろ、この女性の紋切り型の人種差別に嫌気がさしたにしろ。でも私はすぐにその加害者男性のことを考え、そのうち私が勤務する病院に来るかも、と思った。ここはロンドンで起きた事件を管轄《かんかつ》しているから。

案の定、その数年後、このガブリエルという名の〝頭のおかしな〟男がブロードムア病院に送致されることになり、私は事件の顚末《てんまつ》を詳しく知る機会を得た。本人と会う前、まずは記録室に行って背景情報を調べようとしたが、情報らしい情報はほとんど送られていなかった。背景情報だけでなく、彼の過去を知るヒントになるような家族歴もない。入院時の写真を見つけ、光にかざして長いこと見つめた。顔は細長く、小づくりながら整った顔立ちだ。体つきは猫背で華奢《きゃしゃ》。むっつりした表情で用心深くこちらを睨《にら》んでいる。でも、私にはその目の奥に恐怖がうかがえた。

裁判時の医学的証言のコピーもあって、事件時のガブリエルは深刻な心神喪失状態だったと鑑定する精神科医の報告書は読むことができた。裁判では、被告人側と検察側の両方の専門家が、パラノイア様妄想体系の定着化と、精神疾患を示唆する自我の現実検討の歪みについて指摘していた。この種の精神疾患を持つ人が人を傷つけることはまずないが、ガブリエルの場合、他者に暴力行為をはたらくところまで症状が高じてしまったのだ。

さいわい被害者は一命を取りとめ、ガブリエルは殺人未遂の罪に問われた。検察庁は罪の軽減に応じる旨を提案した。被告人側は当初は正当防衛を主張したものの、その後、本人が重大な身体傷害で有罪を認める説得に応じたので、重警備病院での精神治療が相当であると言い渡されたのだった。皮肉にも、ガブリエルはこうしてメンタルヘルスのくじ引きに当選した。PTSDに悩んでいるかもしれない被害者やその目撃者にはとても手の届かない、ある種とっておきの治療。たぶん彼自身も、罪を犯す前（あるいは罪を犯さない限り）はけっして受けられなかっただろう。

精神保健法にもとづいて勾留《こうりゅう》される患者はたいてい、病院滞在期間を〝無期限〟とされる。ガブリエルもそうだった。退院させるかどうかは、最終的に内務省が退院の決定をくだす（現在は司法省の管轄）。警備付き精神科病院の平均入院期間は約五年だが、私がガブリエルと会ったときには、もっと長引くだろうと推測され、場合によっては一〇年以上かかるおそれさえあった。

その頃の私はすでに研修を終え、司法心理療法士の資格を得て、司法精神科医として裁判の被告人の精神鑑定や診察もしていた。また、ブロードムア病院だけでなく、NHSのトラウマクリニックにも勤務していた。そこの患者には、事故や天災の生存者から、人権侵害や拷問をくぐり抜けてきた人までいた。いくつかの仕事を並行しておこなうことは相互に役立った。とくにトラウマクリニックで世界中のさまざまな地域から来た難民を診ることはとても勉強になり、それがガブリエルとの面談でもプラスになった。

病院とクリニックを行き来していたこの時期、私はどちらの患者にも心的外傷後ストレス障がい（PTSD）の発生率が高いことに気づいた。暴力事件にまつわる神話の一つに「被害者はつねに恐怖に怯え、自分を恥じる一方、加害者は怒りを抱え、冷淡だ」というのがある。だが私の経験では、自分のおこなった暴行を恥じ、トラウマに苦しむ加害者は多く、一方、無理からぬ怒りや復讐心を抑えるのに苦労している被害者も大勢いる。つまり、被害者も加害者もどちらも心の傷を癒す必要があるのだ。アメリカの哲学者で聖職者でもあるリチャード・ロアは、これをみごとに表現している。「自分の傷を別の何かに昇華させずにおくと、必ずそれを誰かに転嫁《てんか》することになる」

ガブリエルの裁判記録の中には、被害者の証言もあり、それは私にはめったに知りえない視点からの貴重な意見だった。そっけなくタイプされた紙面に、被害者の怒りと混乱がふつふつと沸き立っているようにさえ見えた。「俺は一人ぼんやりと、注文したコーヒーが来るのを待っている。するとあの黒人の野郎がわけのわからないことをわめきだす……でかいナイフを振りまわしながら、なぜかこっちに近づいてくる……」

その証言は、加害者を「気のふれたくそったれに違いない」と断言して締めくくられていた。一言ひとことに苦痛が滴《したた》っていて、現在形を使っているのは今も彼がその恐怖の出来事を〝生きている〟からだろう。

私がセラピーを依頼されるまで、ガブリエルはすでに数か月間、他者に攻撃的な患者のための集中治療室、つまりリスク回避と警備をおもな目的とするユニットで過ごしていた。その間、隔離を余儀なくされた期間もある。保護室とも呼ばれる〝独居室〟(刑務所でいう独房)への入室だ。隔離は、重い精神疾患を持つ者には推奨されない。近年のアメリカ人権運動に携わるある判事は、精神状態の悪い受刑者を独房に入れるのは「喘息《ぜんそく》患者から空気を奪う」のと同じだと言った。私自身、隔離策について研究し、法廷で証言もおこなってきたが、簡単には答えを出せないでいる。司法システムの中にいる医療専門家にとって、監禁目的でそれを使うのは、倫理的問題につながる数多くの〝板挟み〟事項の一つだ。

独居室の(誤った)利用は厳しく監視され、英国では慈善団体〈ハワード・リーグ〉や刑事施設視察委員会など独立系のさまざまな機関が、欧州では欧州拷問防止委員会がこの任に当たっている。アメリカでは自由人権協会などが同様の活動をおこなっており、現在では、いわゆる〝スーパーマックス（最重警備）〟刑務所での極度の隔離が物議を醸《かも》し、拘禁全般の効果についても研究が進んでいる。

ガブリエルはその後、投薬のおかげでパラノイアや他者への敵意が全体的にやわらいだため、リハビリ病棟に移ることができた。それでもまだ動揺し、攻撃的だったし、落ち込んで涙ぐむようなこともあった。夜間に看護師が部屋に来て自分をレイプすると信じ込んでもいた。それは彼が刑務所に再移送されていたあいだも続いて、長期にわたる投薬でも改善されなかった。私が彼へのセラピーを依頼されたのは、このなかなか消えないパラノイアが理由だった。

ガブリエルと面談したとき、病院の患者数は約六〇〇人。これに対してブロードムア病院には、NHSの大改革やその後の財政緊縮、イギリスの精神保健対策の度重なる予算カットが始まる前でさえ、常時二、三人しか心理療法士がおらず、（医療資格のない）心理スタッフが数人サポートにつく程度だった。そのうえ今や医学界では、トリアージという憂鬱な概念が一般的になっている。つまり、もし資源が限られているなら、治る可能性の高い患者から治療せよ、という考えだ。今から二〇年前の当時でも、精神疾患の患者が〝予選を通過〟してセラピーを受けられるのは、どちらかというと異例なことだった。そういう人は現実認識が歪みすぎているので、セラピーを受けてもあまり効果がないと長らく思われていた。セラピーによる自省をおこなうにはある程度の精神的余裕が必要と見なされたのだ。実際、ガブリエルのように妄想的信念に悩まされている患者は、私みたいな相手と一つの部屋の中でじっと座っていられず、一時間も我慢できない。

つねに闘争・逃走反応にとらわれ、『ハムレット』の中でガートルードがオフィーリアについて語ったような、まさに「自分の災難も知らぬ者」の状態にある。

にもかかわらず、ガブリエルのケアを担当するチームのリーダーを務める精神科医は、自説を試してみることにした。彼は、ガブリエルの攻撃性や、夜間に看護師が襲いにくるというパラノイアが消えないのは、PTSDが原因なのではないかと考えた。私たちは誰でも、恐ろしい経験をすれば心が不安定になるおそれがあると知っている。一般にもよく知られているとおり、PTSDの症状には、過剰な興奮状態やフラッシュバック、悪夢、不眠などがあり、それは数々の小説や映画、テレビの連続ドラマでも主要テーマとして扱われてきた。じつは古典でも描かれていて、たとえばヘロドトスによるマラトンの戦いの記録や、シェイクスピアの『ヘンリー四世』でホットスパーの妻が夫を心配する言葉「私がお側でまんじりともせずにいると、あなたはうつらうつらしながらぶつぶつと過酷な戦争の話をし」もそうだろう。

かつては〝砲弾《シェル》ショック〟や〝戦闘疲労〟として知られていたPTSDが、病名として正式に医学界に取り入れられたのは約四〇年前で、アメリカ人研究者たちがベトナム帰還兵の慢性症状を調べたことがきっかけだった。ガブリエルがじかに戦争を経験したかどうかはわからなかったが、幅広い研究から、交通事故やDV、テロなど、誰かを失ったり自分が死に瀕したり、大怪我をしたりといった恐怖体験をすると、PTSDが引き起こされることが明らかになっている。近年の統計値によれば、イギリス人の一〇人中七人がPTSDを経験するものの、ほとんどの人は数か月で完治するという。ただし、回復できない少数の人の慢性的PTSDは治療に困難を極める。原因の一つは、いわば〝生還者のジレンマ〟に陥るからだ。自分の気持ちと向き合うのがあまりにも恐ろしく、耐えがたいせいで避け続けると、それが結局は事態を悪化させるのだ。

その頃、ブロードムア病院には、〈眼球運動による脱感覚と再処理法(EMDR)〉というPTSDの有望な治療法の訓練を受けたセラピストが来ていた。私はEMDRの勉強はしていないが、多少の知識はあった。一九九〇年代半ばにアメリカで導入されたこの治療法は、眼球運動を意識させる二重課題(デュアルタスク)によって記憶システムに対処する。セラピストが患者の目の前で人差し指を前後に動かし、その動きを目で追いながらトラウマにつながるイメージやそこから生まれる感情を思い出し、描写するように求めるのだ。現在では、PTSDによるフラッシュバックに悩む人々の治療方法の一つとして定着し、目覚ましい効果をあげている。

件《くだん》のEMDRセラピストは、精神疾患を持つ患者にこれを用いるのが適切かどうか疑問を持っていたが、私が対話セラピーを通じて彼に心の準備をさせてくれるなら、やってみましょうと言ってくれた。私はもちろん挑戦するつもりだった。時代とともに考え方も変わり、その後オランダでは、精神疾患スペクトラムについての新たな仮説が発表された。極端に症状が重くてセラピーの効果が出ない者もいる一方、セラピストが相手の精神状態に合わせて対話をおこない、彼らのいる場所に歩み寄るようにすることで反応を引き出せるケースもある。また、研究によれば、人の心が完全に整合性を失うことは稀で、考える力がまだ残っている部分にピンポイントで触れることは理論的には可能だという。

　私は最初の面談に臨む前に、ガブリエルの担当看護師のデイヴを探して、ガブリエルと夜間スタッフとの問題について、彼自身の意見を聞いた。デイヴは、ほかのみんなと同じく、自分も戸惑っていると打ち明けた。「ガブリエルは東アフリカの出なので、ケニア出身のマイケルとジョセフなら親近感が持てるかなと思ったんですが……二人とも寄せつけようとせず、話しかけようものなら敵意をむき出しにするんです」善意でやったことだし、彼がすばらしい看護師だと知ってはいるけれど、私は内心、あの広大なアフリカ大陸から来たというだけで、二人の同僚とガブリエルに共通点があると考えたのは少々浅慮だったわね、と思った。もちろん、そう考えるのはわかるし、私自身、長年その手の短絡的な判断をしてきた。誰だってうっかり無神経なことをしたり言ったりするものだ。たとえ私たちのように感受性の訓練を受けることが義務付けられている身でも。いや、だからこそなのかもしれない。

　ともあれ、私はデイヴの話を聞いて、ガブリエルの故郷エリトリアについてもっと知っておこうと思い立った。エリトリアの知識はほぼ皆無だったが、調べてみると驚くほど多様な国で、主要言語は七種類、宗教も同じくらいの数があり、内戦が絶えず、隣国のエチオピアと間欠的に戦争状態にあった。でも、マイケルとジョセフは敵方だったのでは、と考えるのは早合点だと自分を戒めた。権威者一般に不信感があるだけかもしれない。そして、そこには私も含まれる。

「彼、今日はどんな様子？」私は、不安そうな声にならないよう気をつけながら、デイヴに訊いた。「運がいいですよ。今日は機嫌がよくて、あなたと会うのを楽しみにしてるみたいです。ただし、帽子については絶対に尋ねないで」

たしかに、私がガブリエルを見て最初に気になったのは帽子だった。彼は茶色いニット帽を耳が隠れるほど深くかぶっている。その下は、ほかの患者たちと似たようなだぼっとしたTシャツにトレパン。本来、病院では帽子をかぶってはいけないことになっている。武器や密売品を隠しやすく、また、スポーツチームや政治組織などのサポーターのシンボルになりがちで、争いの種になるおそれがあるからだ。彼に限ってそれが許されているのには驚いたが、注意されたとおり好奇心を抑えた。そう言われると余計に訊きたくなるのが人情だけれど。

初顔合わせは、ナースステーションの外にある廊下でおこなわれた。私は胸のネームプレートを見せながら自己紹介した。それから面接室のドアの鍵を開け、ガブリエルを先に入らせた。ナースステーションに最も近いその部屋には、ドアに強化ガラスの窓がある。気が散る患者もいるかもしれないが、ガブリエルから看護師が見え、看護師たちからも私たちが見えれば、彼はむしろ安心するかもしれない。それは私も同じだった。デイヴがシフトに入っていて、ヘルスケアアシスタントのトレヴァーもこちらに目配りしてくれているのがありがたかった。彼はクマみたいに大柄で丸々と太り、スタッフにも患者にも人気があって、姿が見えるといつも心強かった。

席につくと、私はガブリエルに、私が誰で、なぜここにいるかわかっているかどうか確認し、いつものように基本ルールを説明した。簡単な質問に対し、彼は「はい」らしき返事をした。細身にしてはやけに低い声なので驚いた。彼の母語は、母国で最も一般的なティグリニャ語、成人前からずっとイギリスで暮らしているにもかかわらず、英語はあまり流暢《りゅうちょう》ではなかった。それもまた、乗り越えなければならない壁の一つだった。違う母語を話す人に気持ちを振り返ってもらうのはかなり難しい。だが経験上、通訳を介したセラピーはできない。そもそも、刑務所や警備病院に第二言語を自在に操れるスタッフは（私を含めて）ほとんどおらず、スタッフの多様性が増した現在でさえ、必要に応じてバイリンガルの専門家を雇う予算はないのが実情だ。そういう欠陥システムの中で、私たちはできる限りのことをし、変えていく努力をするしかない。ガブリエルに対しては、できるだけゆっくり、そしてはっきりと話し、突破口を見つけようとした。

私がファーストネームで呼んでもいいかと尋ねると、ガブリエルはすぐにうなずいた。これはいつも必ず許可してもらえるわけではない。次に、今までにセラピストに会ったことがあるかと尋ねたが、彼はぼんやりこちらを見返しただけだった。言葉がわからないのだと気づいたが、ガブリエルはそもそもセラピーが何かさえ知らないのかもしれない。そこで言い換えた。自分の人生について医師と話した経験はありますか？　「ああ」としゃがれた声が返ってきた。どういう意味にも解釈できた。訊き方がよくなかったのだろう。

「今日私と会うこと、あなたはOKする、ガブリエル？」彼は、ひっかけ問題でも出されたかのように眉をひそめ、しばし考えてから「じめて」と答えた。一瞬意味がわからず無言になったが、少しして「はじめて」と言ったのだとわかった。人と会う物珍しさを喜んでいるような感じが、なんとなく伝わってきた。よし。

その日は、病院の暮らしはどうかというような世間話を、彼が「うん」か「いや」で答えられるような文章で尋ねるに留めた。相手がまだそういう気持ちになれないのに、答えを無理強いする必要はない。一時間がやけに長く感じられ、本当にこれでいいのだろうかと疑った。でも、不安を抱えながらも心を開いて患者に寄り添い続け、ガブリエルにも心を開いてほしいと願うしかなかった。

その後の五、六回のセラピーでは、ガブリエルにはEMDRはおろか、どんなセラピーも難しいのではないかと悲観的な気持ちになった。まず基本的に、語彙《ごい》がかなり限られている。彼が話せるのはおそらく一〇〇から二〇〇語ぐらい。暗く単調な口調で同じ言葉をくり返し、短い文章の合間のどこにでも「ええと」を挟む。なかなか進まない会話の大部分はしかめっ面や肩をすくめるしぐさで補った。

面談の中身は初回のそれとほとんど変わらなかった。最低限の言葉のやり取りがぎこちなくおこなわれ、おもに毎日の暮らしについて話す。ガブリエルは自分の気持ちはけっして話そうとせず、病院の何が好きで何が嫌いか、答えを引き出そうとしても拒んだ。感情がちらりとでも見えたのは、食事が好きじゃないと答えたときだけだった。

当初は、おそらく言葉の壁のせいか本人の不安のせいだろうと考えていた。しかしのちに私は、〝アレキシサイミア（失感情症）〟と呼ばれる、文字どおり感情を表す言葉に欠ける認知構造について知った。この症状は、自閉症その他の障がいに伴うことが多い。彼もこれだったのかもしれない。また、そのときの自分の感情をピンポイントで見つけるのに時間がかかる患者が大勢いる、ということにもやがて気づいた。残念ながら私たちでも、「あなたはこう感じているんでしょ」と適切な感情を提示してあげるのは難しい。

過去について、ガブリエルはあまり話そうとしなかった。どうやら三七歳で、イギリスに来て以来ほとんどずっとロンドンに住んでいることはわかった。「ロンドン北部？」「ああ」「何か仕事はしていた？」「ああ」「どんな仕事？」「あれやこれや。レストランで雑用をしたり、屋台で手伝いをしたり」母国語以外を話す人がたいていそうであるように、英語の理解力は話をする能力よりはるかにすぐれているようだった。

「ファック」や「シット」といった罵倒語《ばとうご》をよく使ったが、具体的に何かに対して言っているのではなく、もちろん敵意をこめて私にぶつけるのでもない。きわどいスラングも含めて言葉を聞き覚えた人のように、たとえば「ファッキン・テーブル」とか「バスタード・チェア」のように、ただの形容詞として見境なく使っている感じだ。ときどきいらだちが伝わってきて、私の質問につっかかるように答えることもあるけれど、毎週の面談には姿を見せるし、遅刻もしない。そして、気温や昼夜に関係なく、いつも同じ茶色いニット帽を深くかぶっている。

私はしだいに、トラウマを想定して治療法を考えるのは危険かもしれないと思い始めた。ガブリエルの過去は、二度と訪れたくないと彼が思っている〝別の国〟なのだ。そこで、裁判のときにリスト化された彼の前科について改めて振り返ってみた。警察から警告を受けたり、逮捕されて有罪になったりしたのはどれも軽犯罪やささいな暴行ばかりだ。大きな事件といえば、カフェの男性客を危うく殺すところだった最後の一度だけ。このリストに何か隠されているのかもしれないが、ただのそっけない事件カタログにすぎなかった。

同僚のソーシャルワーカーが当局に請求していたガブリエルの記録がようやく到着し、彼がイギリスに来た二〇年前のことがほんの少しわかったのは、何週間も経ってからだった。ガブリエルは、未成年の難民申請者としてこの国に来たらしい。私がトラウマクリニックで会う、紛争地域から逃れてきた多くの人々と同じ。トラウマはそうした人々の経験につきものだ。なんと言っても、彼らはなんらかの迫害を恐れて国を逃れてきたのだから。ただ私は、トラウマクリニックでの経験から、難民一人ひとりのアイデンティティをこちらの思い込みで決めつけてはいけないと学んでいた。人一倍回復力があり、力強く生き延びていける人にも大勢出会った。トラウマ・サバイバーにしても難民にしても、一般化して考えるのは間違いだと、彼らが教えてくれたのだ。あるときなどは、クリニックでグループセラピーをしていたら何人もの人が私のところに来て、グループのほかの人たちとは移民ということ以外に共通点がまったくないと訴えて、個人セラピーを求めてきた。

ガブリエルの記録からは、彼がなぜ国を逃れることになったのか、それについて彼がどう思っているかなどはわからなかった。家族のこともいっさい記載がなく、はっきりしているのは、彼が宣教師グループの支援で、一人でイギリスに来て難民申請をしたということだけだった。また、イギリスに留まることを許されたのは、当時まだ一七歳だったことが理由だと思われた。現在なら国外退去を命じられていただろう。現政府の〝敵対的環境〟政策［二〇一〇年に英政府が不法移民対策としておこなった政策で、移民は滞在資格や就労資格を証明しなければならなくなった］は情け容赦がない。

そのわずかな記録からわかったのは、ガブリエルがイギリスでの生活に簡単にはなじめず、幸せでもなかったということだ。里子として一般家庭で預かってもらっても、そのたびに逃亡した。一八歳になると路上生活を始め、酒やドラッグを乱用した。資金源は盗みや強盗。ナイフの所持で一度ならず通報されている。ホームレスなら身を守るためにナイフを持つのは珍しいことではないが、それも初期のパラノイア症状だったのではないかと思う。逮捕されたときに精神状態を疑問視され、何度も精神鑑定がおこなわれているが、毎回ドラッグが原因と診断され、解毒治療ののち短期の収監がすむと、また路上へ送り返された。ちょっとした暴行事件を何度か起こしたが、たいていはほかのホームレスたちとのいさかいだった。そしてカフェでの事件が、俗にいう彼の〝指標犯罪《インデックス・オフェンス》〟（今回のような長期の拘禁につながる犯罪）となった。

七回目の面談のために病棟に到着したとき、シフトにはトレヴァーが入っていたが、不機嫌そうに見えた。なんでもガブリエルが一晩中眠らずに、またスタッフに怒鳴り散らしていたのだという。でも今は少しは落ち着いたので、面談は予定どおりできるのではないかと言った。私が部屋で準備をするあいだに、彼がガブリエルを呼んできてくれた。

数分後に来たガブリエルに、席についていた私は微笑みかけ、彼のいつもの席を指し示した。「調子はどう?」その自分の少々明るすぎる声が二人のあいだの無言の空気の中を弾《はず》んでいき、明らかにむすっとしたガブリエルにぶつかった。彼は答えないままどすんと椅子に座り、胸で腕を組んで、大げさに顔をしかめて見せた。いつもの帽子が額の下まで引き下ろされている。

私はとくに気にしなかった。ガブリエルが不機嫌なのはいつものことだし、それで言えば患者の多くが不機嫌だ。彼のスニーカーがいらだたしげに床のタイルを蹴った。今にも「ファッキン・タイル」と聞こえてきそうだったが、ガブリエルは何も言わなかった。私が、昨夜は最悪だったとトレヴァーから聞いたわよ、と告げてもうなずくだけで、もの思わしげに窓の外を睨んでいる。だが次の瞬間、ぶつぶつと早口で何かつぶやいた。なんとか数語は聞き取った。「連中が離れようとしない――どうやって眠れっていうんだ――やめろ、どっか行けって言っただろ!」連続してこんなにたくさんの言葉を話すのは珍しく、だからこそ私は過ちを犯した。彼にもっと話をさせたい、そうすれば眠れない理由に意識を集中させられるのではないかと思ったのだ。私は、「いや」か「ああ」で答えられる、ごく平凡な質問を投げかけてみた。「少しは眠れた?」

この質問で、彼のボディランゲージが一変した。弾かれたように立ち上がり、両手を拳に握って、小さな部屋にわんわんとこだまするような声でわめいたのだ。「どうして眠れる? くそどもが俺をファックしたがるんだ」ガブリエルの言葉にショックを受けながらも、私は何も言わなかった。彼は続けた。「眠ったら、刑務所のときみたいにやつらに**やられる**。**レイプ**されるんだ。やつらは俺を**女**にしようとするんだ！」私は自分を懸命に抑え、平気な顔でうなずきながら、あなたの言いたいことはわかったとだけ伝えようとした。ガブリエルはひどくいきり立っていた。

彼がわめくと、飛んできた唾が額に当たった。「あんたならわかるだろ、女なんだから。いつレイプされたって不思議じゃない。**危ない！**　俺たちは二人とも危ない！　あいつらは俺をゴミみたいに扱う。俺の中に入り込んでくる……俺は男じゃなくなる……」いきなり拳でテーブルを殴りつけたので、私はつい身をすくめた。続いて右手を持ち上げたから殴られると思ったが、違った。彼は怒りに駆られながらドアの向こうを人差し指でさし、視線をたどるとナースステーションを睨みつけていた。「ファッカーども、ファッキン・ナースども……」目玉が飛び出さんばかりにそちらを凝視し、しだいに何を言っているか聞き取れなくなっていった。言葉が喉に詰まって、彼を窒息《ちっそく》させようとしているかのようだ。

自分が怯えていることに気づいてはいたが、彼が苦しみ、気持ちを吐き出す必要があることはわかった。私は室内にこもった感情の温度を下げようとして、「ガブリエル、私に何かできることはない？」とそっと尋ねた。彼は室内をうろうろ歩き始め、ますます興奮し、わめいたり唾を吐いたりしながらぶつぶつとつぶやき続けた。「カマを掘られた」みたいな一文が聞こえ、「夜」と「看護師」という言葉が怒りの呪文のごとく何度もくり返される。部屋に男たちが押し入ってきて彼をレイプするという妄想から来る、いつもの非難だった。「もうやめてくれ！　もうたくさんだ！」

そのときとっさに、私も立ち上がって彼と目線を合わせなきゃと思った。それが失敗だった。ガブリエルは、私が彼を止めるか、出ていくのを阻《はば》もうとしていると考えたのだろう、私の胸を強く押した。その勢いで私は尻もちをついてしまった。思わずうわっと声を漏らしたせいで、スタッフがこちらに走ってきた。

非常ベルが金切り声をあげ、病棟内で鳴り響くと同時に、ガブリエルが面接室を飛び出して、何か振りまわせそうなものをきょろきょろ探した。飛びついたのは椅子だったが、こういう場合を想定してそう簡単には動かせない特別重い椅子だった。憤懣《ふんまん》やるかたない彼は、近くのカウンターにあった雑誌や書類をつかんでは投げ捨て、それが集まってきたスタッフの群れに雨あられと降りかかった。ガブリエルは五、六人と床で格闘したが、スタッフは不測の事態に備えてよく訓練されているから、ものの数秒で取り押さえた。

私は埃《ほこり》を払って、ガブリエルの視界に入らないところまで退《しりぞ》いた。トレヴァーがガブリエルの頭の近くで、やさしく話しかけている。非常ベルはすでにやみ、あたりはしんと静まり返っていて、トレヴァーの言葉も聞こえてきた。「大丈夫、もう安全だよ。ガブリエル、君はもう大丈夫だ」ほかのメンバーが、ガブリエルが暴れるのをやめるまで腕と脚を押さえ、ようやく落ち着いたところで、腕を体に押しつけたままよそへ移動させた。たまたまそこにいた数人の患者たちも、その頃には部屋にそっと退散するか、看護師に追い払われていた。

リハビリ病棟では稀ではあるが、こういうことはまま起き、みんなを動揺させかねない。まわりの患者たちは、自分の過去の経験によって不安になったり怒りを爆発させたり、まったく関心を持たなかったりする。だからスタッフは、こういう出来事が病棟内に緊張を生み、患者たちにその緊張が広がって、生活しづらくなることを心配する。

「グウェン、大丈夫かい？」看護師たちが心配し、私に声をかけてきたり、水を持ってきたり、打ち身や出血はないか確認したりした。平気よと答えたが、それは事実だった。それより、ガブリエルを助けられなかった自分に腹が立って仕方がなかったし、この出来事でせっかく積み重ねてきたセラピーに悪影響が出ることが心配だった。誰かが予言したように、ガブリエルは「精神状態が悪すぎてセラピーは無理」である証拠だと判断されかねない。そのうえ、医師を攻撃するほど危険度の高い患者と見なされるおそれもあった。本来、医師に危害が加えられることはめったになく、ブロードムアではとりわけ稀だ。いちばん危険に晒《さら》されているのは病棟の看護師だろうが、患者の大部分は、自分をケアしてくれる人にけっして乱暴などしない。

事件が起きたのは誰のせいでもないとはいえ、退勤前にこの出来事についてスタッフで話し合ったときには、責任問題になるのではという重い空気がたち込めていた。記録を残し、所定の書類を提出する必要があった。

部屋に入ってきたとき、ガブリエルはすでにぴりぴりしていたわ、と私は発言した。睡眠不足のせいで神経を尖らせていたように見えたし、べつに私を襲ったわけじゃない。部屋を出ていこうとしたのに、たまたま私が行く手を遮ってしまっただけ。トレヴァーは、セラピーをキャンセルしなかったことを悔やみ、申し訳なさそうにしていた。私としては、彼だけに責任を取らせるわけにはいかなかった。「私もガブリエルもセラピーを進めたいと思ったんだし、あの時点ではとくに危険はないように見えたわ」

続いて私はチームのメンバーに、昨夜ガブリエルに何か変わったことはなかったかと尋ねた。とくに何もなかったと思う、という返事が返ってきた。報告も受けてないし、記録も残ってない。私も、彼を傷つけようとした人がいるとは思わなかったが、過去の記憶を呼び覚ますきっかけになるような言葉や行動がなかったかどうか知りたかった。ガブリエルの心の中にしろ、彼の過去にしろ、わからないことが多すぎるという事実に改めていらだちを覚えたものの、あきらめるつもりはなかった。前夜の夜勤の看護師が誰だったか聞いておかなかったことを悔やみ、手がかりを逃したような気分になったのは、そのあとのことだった。

翌日も、ガブリエルにはセラピーは負担が大きすぎるのでは、という話し合いが続いた。チームの心理士は、人間関係や自省に重きを置く精神力学的セラピーはガブリエルには時期尚早《しょうそう》だろうと言った。トークセラピーも、力点の置き方や適用方法などによって種類はさまざまだ。どれもそれなりの効果があるが、私がおこなっているのは精神力学的セラピーと言い、精神分析にルーツがある。このセラピーでは、患者が自分自身を少しずつ掘り下げていくことに焦点を当てる。

患者はセラピストとの関係の中でみずからの言葉や行動の意味を認識し、自分を理解していく。私は、ガブリエルのセラピーを続けたいと訴えた。今突然やめてしまったら、彼によくない影響を与えるおそれがある。もしセラピーを続けていけば、彼の怒りには意味があり、怒るのも当然だと、本人に示してあげられる。怒りの爆発は私たちが解決しようとしている問題の一部なのに、それが彼にセラピーが必要ない証拠だなんて、矛盾しているじゃないですか。

その頃には私も、こういう〝動揺〟こそがターニングポイントで、これをきっかけに、進歩に欠かせない新しい気持ちや考えが生まれるのだとわかっていた。それに、ガブリエルにEMDRをおこなうという当初の目標もいつかは達成できると期待していた。室内に悲観論が満ちているのはわかったが、同意を求めるようにリーダーの精神科医を見ると、「当初の計画どおりにやりましょう」と言ってくれたのでほっとした。結局、当面はセラピーを続けるが、今まで以上に病棟スタッフの監視と協力を強化するということでみんなが同意した。ガブリエルがもっとよく眠れるように薬の量が増やされ、私は、彼の気持ちが落ち着いていることを確認してから面談をおこなうことになった。

こうして翌週も次の週も、またその次の週も、私はガブリエルと面談した。なかなか前に進まずにいらいらし、やっぱりみんなが言うように無理なのかなと思う日もあった。ガブリエルは私を押し倒したことを恥じ、謝り続けたが、そのせいで、なぜそうなったのか振り返ることができず、そろそろ勘弁してほしかった。彼の怒りや恐怖を引き出したものが何なのかを彼に考えさせたくて「私が言ったりしたりしたことに原因はなかったか思い出せない？」と尋ねると、彼は「ない」と驚いたように言った。

薬を増やしてよく眠れたせいか、ガブリエルはその後の数週間、安定していた。あの日爆発したのは私のせいではなく「夜の恐怖」のせいだったと伝えてくれ、夜勤スタッフがレイプしに来るとも言わなくなった。だが、今度はスパイされていると訴え始めた。以前デイヴが話していたアフリカ系の看護師、マイケルとジョセフが夜間の巡回のたびに自分をチェックしに来て、ドアのガラス窓にこんなふうに顔を押しつけてこっちを見るんだ、と真似してみせた。それがなんだか「いらっとする」と言うので、二人は安全確認のためそうやって目視する必要があるのだと私は説明した。それでも、ああやってじろじろ見るのは「悪魔だ」とガブリエルが訴えるので、もっと詳しく話してもらおうと、「はい」か「いいえ」で答えられる質問を投げかけてみたが、彼はうまく答えられない。ガブリエル自身上手に伝えられず、私も理解できない何かがあるようだった。

思いがけない変化が起きたのは、一二月中旬、クリスマス休暇前の最後の面談でのことだった。面会室に入って席につくと、歌声が聞こえてきた。メンタルヘルスケアのためのチャリティ・イベントで病棟スタッフがクリスマスキャロルを歌うことになっていて、何人かがその練習をしていたのだ。私が、最近暗くなるのが早いわねなどと世間話を始めたら、ガブリエルが唇に指を押し当て、「シーッ」と言った。私は口をつぐんで耳を澄ました。壁の向こうからかすかに合唱のやさしい声が聞こえてくる。『『おめでとう』と天使は言った、『賤《しず》のおとめマリアよ』最も愛すべきお方よ……』そこで誰かがふいに咳き込んで歌が止まった。

「よし、じゃあもう一度最初から」ひときわ大きい男性の声が告げた。トレヴァーだ。合唱がまた始まった。「天使ガブリエルは天より来たれり、その羽は降り積もった雪のよう……」するとガブリエルは思わずにこりと笑い、「最高」という言葉さえ漏らした。それから「俺だ！」と嬉しそうに言った。「ああそうね、あなたの名前……ちゃんと意味がある名前ね」そう言われて感激したらしい。「うん。強い」彼はすぐにそう返し、胸に手を当てた。「俺の中の神さま、強い」

部屋の外の合唱隊は次の歌詞に進み、今はベツレヘムとマリアの部分を歌っている。「最も愛すべきお方よ」と高らかに歌う澄んだ女性の声が響いた。ガブリエルの機嫌がいいのを見て、私は誰もが知っていることをあえて言ってみた。「母と子の歌よね？」「ああ」と彼は答えた。「聖母マリア様だ」そして驚いたことに、彼はこう続けたのだ。「母さんが恋しい」

しかるべき悲しみがさらりとこぼれたかのようだった。人は誰でも、クリスマスには遠く離れた母が恋しくなるが、私の知る限り、ガブリエルが家族について何か口にしたのは、この病院に来て以来、これが初めてだった。

私たちは、彼の父親はおろか母親も、存命かどうかさえ知らなかった。これまでに集めたわずかな情報からかろうじて推測できるのは、まだ子どもだったガブリエルは戦争孤児になって、どこかで新生活を始めるためにエリトリアを離れたということぐらいだった。でも、そのとおりかどうかもわからない。

すぐにあれこれ尋ねるようなことはしなかった。ガブリエルのほうから打ち明けてほしかったから。でも彼はうなだれて黙り込み、私はただ古びたニット帽のてっぺんを眺めるばかりだった。頭頂部の毛糸がほつれ、切れた電球のフィラメントのようにひょろりと立っている。

私がエリトリアについて調べた限りでは、キリスト教徒がかなりいるようだった。「あのクリスマスキャロル、知ってるの？　故郷でクリスマスのときに歌ったことがある？」「いや」と彼は答えた。「母さんは——天使の声だ」天使が若き女性にかがみ込み、嬉しい懐妊を知らせるイメージが頭に浮かんだ。天使はマリアに「恐れるな」と告げる。

私はガブリエルに、お母さんは歌ったのと尋ねた。彼はすばやく一度うなずいたが何も言わない。私も急《せ》かす気はなかった。イギリスに来るのを助けてくれた宣教師たちに会ったのは教会なのよね、と尋ねるとうなずいたが、また黙り込んでしまう。もどかしかった。何か大事なことにつながる窓を見つけたのに、釘付けされているのがわかったかのように。

「クリスマスの日はどんなだった？　お母さんや……ほかの家族と過ごした？」この問いには目を上げ、少しだけ言葉を絞り出した。「怖い。母さん、父さん……妹たち。みんな怖がってる。兵士たちが来てからは誰も歌わない」彼が言っているのは、私も記事を読んだことがある、イスラム系の軍事組織のことだろう。教会を閉鎖しようとしたのかもしれないが、尋ねはしなかった。彼が思うような方向に話が向かうままにしたかった。私はそれについていくだけ。子ども時代の話はほとんどしたことがないので、この瞬間の貴重さを思い、もっと続けてと祈ることしかできなかった。でも、終了時間が近づいていた。そのうえ、この面談が終わったらクリスマス休暇に入ってしまう。次にガブリエルに会うのは一月だ。

隣室の合唱隊が解散した。椅子を引く音や外の廊下でのお喋りの声を聞きながら、私はどんなふうにこの面談を終えようかと考えた。母親がいないことと、この先二週間私たちが会わないことを関連付けたらどうだろうと考えたが、やめにした。私は新年になったらここに戻ってくる。今日はクリスマスキャロルだけでガブリエルの心は充分揺さぶられただろう。

最後に私は、家族について話してくれてありがとう、今日の対話について覚えておいてほしい、そうすれば来年また会ったときに話し合えるから、と頼んだ。別れ際には「よいクリスマスを」と言葉をかけた。「あなたもよいクリスマスを、グウェン先生」私たちは会釈し合い、微笑み、きちんとさよならと言い合った。すごい進歩だ。私は部屋を出ながら、今ガブリエルがくれた贈り物を大切に胸にしまった。セラピーによって人がどんなふうに心を開くかは誰にもわからない。治療なんてできっこないと見くびるわけにはいかないのだ。

一月の第一週、私たちはセラピーを再開した。部屋で彼を待ちながら、窓の外の小径や芝生にうっすらと雪が積もっているのを眺めていると、目の端におなじみの茶色いニット帽が入った。ガブリエルがナースステーションに立ち寄り、耳慣れたあのバリトンでスタッフに挨拶している。

機嫌がよさそうに聞こえたが、顔を見るとわからなくなった。部屋に入ってきたときには、すっかり無表情になっていたからだ。そのあとすぐ、おたがい挨拶も交わさないうちに彼が写真を一枚取り出し、小さなテーブルの中央に置くと、正面の椅子に腰を下ろし、腕を組んで私の反応を待った。

私は先入観を持たないように気をつけながら、見てもいいかと尋ねた。ガブリエルは身振りでどうぞと示す。写真は古びているせいで色褪《あ》せ、皺くちゃになっていた。手に取って皺を伸ばしたかったが、やめたほうがいい気がした。白い縁取りのあるその写真には堂々とした男女が写っていて、どちらも三〇歳にも五〇歳にも見えた。アフリカ人だと思われ、おそらくは彼の両親だろう。女性の髪が印象的で、頭のてっぺんからサイドにかけて細かく編み込まれ、肩に垂らされている。服装は西欧と伝統衣装の混合で、複雑な模様の入った幅広の綿布を腰に巻いているが、上は無地のTシャツだ。男性は右のふくらはぎに包帯かギプスをつけ、左手に楽器を持っている。二人で街角に立っていて、背後には車や背の高いヤシの木が見える。

私は、すぐには写っている人や場所について尋ねず、「これはギター?」と訊いてみた。いきなり細かいことを訊かれて戸惑ったのか、ガブリエルは眉をひそめて言った。「クラールだ。ギターみたいなものだよ」私はうなずき、写真をもう少しじっくり眺めた。「お二人が誰か教えてくれる、ガブリエル? あなたにとって大事なことよね」すると彼はそっと写真を手に取ると、パーカーのポケットにしまい、私の推測を裏づけた。やはり彼の両親だった。「場所はどこ?」

「エルトラ（と彼は発音した）の首都アスマラ」でも、「あなたはアスマラ出身なの？」と訊くと、目をそらして「違う」とぶっきらぼうに答えた。

少しして彼は続けた。言葉を探し探し、つっかえながらではあったけれど、その写真が撮られたのは、「兵士たちが来たあと」彼らが海岸沿いの故郷の村を出て、だいぶ経ってからのことだ、と。告白の最初の部分はまだ話しやすそうに見えた。「故郷をあとにしたなんて……大変だったわね」と私が言うと、ガブリエルは激しくうなずいた。目がきらきらと光っていた。その後の一時間で、私は予想もしなかったほど、彼についてたくさんのことを知った。おたがい初めて夢中になって話をした。ガブリエルは身振り手振りと英語を交えながら、言葉の壁を越えて自分の過去について伝えてくれた。

まず話してくれたのは、彼らを危険から守るために父親がどんなに勇敢だったかということだった。ショッキングな暴力にもひるまず、すばやく行動したらしい。クリスマスの数日前、ガブリエルが一四歳になったばかりのとき、朝方にエチオピアの兵士たちが村を襲った。悲鳴で目覚めて、ガブリエルは外に飛び出し、父もすぐに続いた。近所に住む男と妻が家の外にいた。二人がガブリエルの親戚だったのかはっきりしなかったが、質問して話を中断させたくはなかった。男は喉を掻《か》っ切られて「血をどくどくと流しながら」、地面に倒れて死んでいた。妻のほうは二人の兵士の前でひざまずき、助けてと訴えていた。

兵士の一人が巨大なナイフを彼女の頭に振り下ろし、それは「メロンみたいに」真っ二つに割れた。父がガブリエルをつかんで藪《やぶ》の中に押し込み、二人は走った。ガブリエルはここでヒューッと口笛を吹き、何かが、たぶん銃弾が、自分の耳をかすめて飛んでいった様子を手振りで示し、それが後から後から飛んできたと言った。彼の口ぶりでは、父親は危うく兵士に捕まりそうになったが、かろうじてかわしたようだった。彼らがなんとか逃げ切ったとき、周囲の畑でぼっと炎があがった。「空まで噴き上がった」ガブリエルは天井を見上げた。私は彼のぞっとするような話を聞きながら微動だにしなかった。メロンのように頭が割れた女性のイメージに、心が麻痺していた。

一家は家も畑も、財産の一切合切を捨てた。ガブリエルの父親は兵士に巨大なナイフで切りつけられ、脚に深手を負った。ガブリエルはどんな武器だったか宙に描いてみせた。長い指でびっくりするような刃を表現し、目に見えない柄を両手でつかむと、ばっさり空《くう》を叩き切ってみせた。最初は刃の大きさを誇張していると思ったが、怯えた少年の目にはナイフ（たぶん山刀《マチェーテ》）がそれほど巨大に見えたのだろう。

どうやってかはわからなかったけれど、とにかく二人は母や妹たちと合流し、たぶん町にたどり着いて、通っていた教会の人々の手を借りて避難所に身を寄せたようだった。聞いたところでは、村やその周辺で襲撃を生き延びたのは彼らだけだった。そのあまりにも大きな喪失について、私は言っても仕方のないような慰めの言葉を口にし、ガブリエルはこちらをしばらくじっと見つめて厳かにうなずいた。「それから？」私は先を促した。

彼らはアスマラで暮らし始めたが、生活は苦しく、食うにも困った。数年後、「教会の人々」がガブリエルに出国することを勧めた。おそらく母親と幼い妹たちも一緒に。ところが母は、父を置いていくわけにはいかないと拒んだ。一六歳になってすぐ、どうして一人で国を出ることになったのか、ガブリエルは説明しなかった。もしかすると、出稼ぎして、家族に送金するつもりだったのかもしれない。経済移民に共通する願望だ。でもガブリエルの場合は、何かを求めるのではなく、暴力から逃れて外国に来た戦争難民だと考えたほうが妥当に思えた。どうやって北アフリカからヨーロッパまで来たのか、旅程にどれぐらい時間がかかったのか、もう少し詳しく話してほしかったが、尋問のようなことはしたくなかった。患者の治療をするのに、過去の細かいところまで全部知る必要はない。私はここまで彼が打ち明けてくれたことに感謝し、もう充分だと思った。

そこで、イギリスに来てから家族と連絡を取ったのかと尋ねてみた。「二度か三度ぐらい。ずっと前」ロンドンに来てすぐ、親切な人たちがアスマラに電話をかけるのを手伝ってくれたという。だが、携帯電話のなかった時代、それは簡単なことではなかった。ようやく連絡がついたとき知らされたのは、ガブリエルがアスマラを発ってから数か月後に自宅から何かを回収しようと村に戻った父が、兵士に見つかって殺されたということだった。母は妹たちと一緒に町に残って教会で働いていると思うが、はっきりとはわからないという。電話をしなくなってから、もう何年も経つからだ。詳しくは話してくれなかったが、彼が自分をひどく恥じているのはわかった。

結局ホームレスになり、ドラッグに溺れ、警察沙汰まで起こしたのだ。連絡を絶ったのも理解できた。

必死の手ぶりや、罵倒語も挟まずに簡単な英語を懸命につなぎ合わせて話を進めるガブリエルを見て、今、この部屋の中でとても重大なことが起きているという事実に、私は胸を揺さぶられていた。彼は、夜間スタッフに妙な虐待を受けているという妄想にとらわれ、ほんの数か月前には怒りに駆られて私を床に押し倒した精神疾患患者だ。その彼が、人生に数々の深い断絶がある彼が、私を信じて思いきって過去を打ち明けてくれたのだ。

ガブリエルが自分のことをここまで他者と分かち合ったのは、おそらく初めてだっただろう。宣教師やソーシャルワーカーたちもあれこれ聞き出そうとしたのだろうが、当時はまだ精神状態が悪すぎた。もしかしたら彼らは、同じ時間や場所を共有して一緒に立つ土台を作ろうとするのではなく、彼の異質さやパラノイアしか見ていなかったのかもしれない。彼らを責める気はない。私だって、彼に押し倒されたとき、北ロンドンで人々を恐怖に陥れた〝頭のおかしな〟男を垣間見たのだから。

ガブリエルが今のような信頼と心遣いにあふれた場所にたどり着くには、鬱憤《うっぷん》を爆発させて重大な暴力行為に訴える必要があった。とても悲しくて皮肉なこうした状況は、あとの章でもくり返し登場する。私へのあの攻撃のあと、ガブリエルとのセラピーを再開でき、何もなかったふりをするのではなく、彼がしたことすべてに大事な意味があるという前提で一緒に考えを深めることができた私は幸運だった。彼とこうして膝を交えることができるのがありがたい、と思った。以前、ほかのセラピストが言っていた言葉が頭に浮かんだ。「この仕事は奇妙で、恐ろしいほどすばらしく、すぐ目の前で患者を見守る名誉にあずかっている」ガブリエルは、被害者が描写したような名もなき〝気のふれたくそったれ〟ではなく、特別な意味のある名前を持つ、とても強い男だった。母親だって父親だって二人の妹だっていた。わが家も過去も将来の希望も持っていた一人の少年だった。できれば今聞かせてもらった話を臨床チームとも共有して、あなたのサポート体制をさらに改善したい――私は慎重にそう話し、彼の許可のもと、次のミーティングで報告した。

誰もが胸を打たれた様子だった。トレヴァーは、もしかすると母親はまだ存命なのではと発言した。「なんとかして見つけられないかな」彼は賛同を求めて周囲を見まわした。ソーシャルワーカーがうなずき、調べられるかも、と言った。家族をみごとに探し当てる彼らの調査能力の高さは、これまでに担当した移民の患者のケースでも目の当たりにしていた。ただ私は、ことガブリエルについてはそれがプラスになるかどうかわからない、と純粋な疑問を伝えた。それが回復を助ける可能性はあるが、連絡を再開することも、あるいは家族が見つからなかったという結果も、彼の心には負担になり、進歩を阻害し、症状が再発するおそれがある。結局、判断はガブリエルにまかせることにして、トレヴァーとソーシャルワーカーが本人に尋ねると決めた。

ガブリエルは調査に賛成した。私は正直なところまだ不安だったが、歯車は回りだし、さまざまな制度や書類、機関を通過した。エリトリアからはなかなか回答がなかった。知らせを待つあいだも、私はガブリエルとセラピーを続けた。うんともすんとも言ってこないのでガブリエルはじれ始め、母を見つけるのはたぶん「無理《インポッシブル》」だ、と覚えたての単語を使った。私は、クリスマスキャロルを一緒に聴いたとき、彼が名前をもらった強力な天使のことを思い、誇りに感じたことを思い出させた。ガブリエルは記憶にないのかぼんやりこちらを見たが、少しは落ち着いたようだった。

ときにはおたがい無言で座っているだけのこともあったし、以前のようにランチのメニューやお天気のような世間話に終始することもあった。あんなに重大な変化を迎えたあとでこんなふうに緊張が緩むなんて意外かもしれないが、セラピーのプロセスはつねに一進一退をくり返し、大きな前進はたいてい起伏のない長い安定期のあとに起きる。相変わらず言葉の壁はあったが、時とともにガブリエルの英語はうまくなっていて、つまずきもだんだん減っていた。気持ちが安定し、敵意やパラノイアがあまり現れなくなりつつあることも、それを後押ししているようだった。

そろそろ、なぜ暴力行為に向かってしまうのか、その心の道のりを振り返ることもできそうだ。私は雑誌の切り抜きなどを使って、彼が恐怖を感じるイメージを示し、会話の中でゆっくりとそちらに誘導した。私自身はこういうセラピーをとくに学んだわけではないが、このテクニックを使う優秀なアートセラピストと作業をしたことがあった。言葉の壁を越えられるという意味でも、ガブリエルには有用な方法に思えた。

彼は積極的にこれに取り組み、恐怖のイメージやそれが体にどんな反応を起こすかについて話すきっかけになった。私たちはさまざまなイメージを使い、人によって恐怖の感じ方には違いがあることを理解していった。彼は頭に稲妻が落ちる様子や、喉や腹部、胸を黒く塗られた体の絵を描いた。

これならもう少し踏み込めそうだ。私は、夜勤のアフリカ系の看護師たちを忌《い》み嫌うのは、無意識に彼らのことを、少年の頃に自分を襲った兵士に重ねていたからではないか、と示唆してみた。両者を結びつけるにはかけ離れすぎていたかもしれないし、この手の投影はガブリエルには理解しづらいとは思ったが、この面談のあとのチームミーティングで、二人の夜勤の看護師に対する彼からの苦情が減ったという報告があった。母親と連絡が取れればもっと進歩しそうだ、誰もがそう期待した。

ソーシャルワーカーたちがついに母親を見つけたと聞き、私たちが大喜びしたのは、春を迎えた頃だった。遠い昔にガブリエルの渡英を助けたキリスト教団体と接触できたという。さっそく、親子による遠距離通話が計画され、トレヴァーとデイヴが彼に付き添って、サポートとフィードバックをおこなうことになった。

これが映画なら（たぶんブロードムア版『素晴らしき哉、人生！』）、きらきら光る樅《もみ》の木の前でガブリエルと母親が再会した瞬間、弦楽隊がここぞとばかりに弦を持ち上げ、天使の合唱団が歌いだしただろう。でもブロードムアはハリウッドの対極の場所で、まったくそんなふうにはならなかった。翌日、ガブリエルの担当精神科医から電話をもらい、母親との遠距離通話のあと、彼が深く落ち込んでいると聞かされた。回線の状態が悪かったせいもあるが、最大の問題は、ガブリエルが母親の言葉を理解できなかったことだった。彼は、現地の訛《なま》りを聞き取れなくなったらしい。言語的にどっちつかずの状態になってしまったガブリエルがかわいそうで、私の気持ちも沈んだ。

母親は母親で、前もって電話で息子が病気だということしか聞かされず、ひどく動揺していた。ガブリエルは事前にデイヴとトレヴァーに、刑務所のことや暴力の抑制に苦労していることは母にはとても話せない、もちろんカフェで男性を襲ったことや重警備病院に拘禁されていることも、と伝えていた。ブロードムアがどういうところか説明するのはイギリス人相手でも難しい。なのに、恥を忍んでうまく言葉を見つけ、はるか遠方のエリトリアにいる母にどう説明しろと？　だから彼は、今は病院にいるとだけ伝えた。すると母の質問攻めが始まったのだ。癌なの？　痛みはあるの？　ガブリエルは早々に会話を終わらせた。

その後の二四時間、彼はパラノイアと敵意だらけの状態に逆戻りし、あの二人の看護師が母に事前によくない嘘を吹き込んだと非難した。声がぶるぶる震えた「あのばあさん」が母のはずがない、母の声は「鐘の音みたいにきれい」だったんだと毒づいた。母はあの看護師たちに呪いをかけられんだ。続く数日間はパラノイアが涙に変わり、わけのわからないことを泣き叫んだ。

専門家たちもほかの患者たちも、こんなことになってショックを受けた。私を含め全員が、母の愛こそが、たとえ魔法のように治しはしなくても、心の安寧をもたらしてくれると思っていた。なのに今は、希望を打ち砕かれてがっかりしていた。どんな医師も（それで言えばどんな分野の専門家でも）、仕事を続けていればある程度の失望や憤りには耐えなければならない。その意味でガブリエルは私にとってよき先生だった。こういう後戻りも受け入れなければならない、成功と同じく後退もふいにやってきては去っていくものなのだと、私に教えてくれた。キプリングの詩「もしも」の主人公のように、成功と失敗という気まぐれな二人の神は等しく扱わなければならないのだ。

その電話のあとの何回かの面談は、とてもつらいものとなった。ガブリエルは終始しくしく泣き続け、母が見ず知らずの他人みたいに思えたことに傷つき、父親が死んだことが悲しくてならないと訴えた。それでも、セラピーを始めたばかりの、病院の日常生活の感想さえうまく表現できなかった頃のことを考えると、大きな変化に思えた。

私はガブリエルと一緒に嘆き悲しんだ。彼の痛みが私の心に浸み込み、知らず知らずのうちに涙が頬を濡らした。仲間のセラピストが「分別のある自己開示」というすてきなフレーズを使ったように、あえて人間らしい感情反応を患者に見せることにも、じつは大きな効用がある。

ガブリエルは初めて私の涙に気づいたとき、激しく首を振って言った。「先生、泣かないで、泣かないでくれ！」私を以前押し倒したときのようにまた傷つけたのではないかと心配したのだろう。そうじゃないの、患者さんのつらさをなんとか取り除いてあげたいのにそれができないと、セラピストは悲しくなるのよ、と説明した。「わかってもらえる、ガブリエル？」理解してくれたことが私にも見て取れた。

その後の数週間で、彼の悲しみは少しずつやわらぎ、また私に心を開いてくれるようになった。母との電話に心をかき乱されたことや、その理由についても話しだした。ただ、夜間の看護師たちについての妄想が消えた代わりに、別の思いにとらわれだした。ガブリエルは私に、母親も自分と同じ恐怖に苦しんでいると伝えようとした。以前の面談で一緒に目にしたイメージ、体に巣食う恐怖を描写した絵のことを思い出して、母親は喉に恐怖を感じているのかもしれないと考えたのだ。あんな声になってしまったのはそのせいでは、と。

私にはわからないけれど、誰か別のエリトリアの人と話をする手配ができるかもしれない、と提案した。私が想定していたのはＮＰＯか彼を最初に支援したキリスト教団体だった。ガブリエルが国を去ってから母親がどうしていたか、説明してくれそうな人を探してみるのもいいだろう。そういう人が見つかれば、〝次回〟電話をするときに方言問題について手助けしてもらえるかも……。でも、私の声は小さくなって消えた。母親とまたすぐ電話で話せるかのように勝手に話したりすれば、同僚たちは眉をひそめるだろう。ただ私は、ガブリエルの覚悟ができたら、いつかまた母親と会話ができるのではないかと思っていた。悲しみの期間は彼にとってはつらいものだったけれど、そのおかげで感情を実感できた。恐怖と違って悲しみは本物で、正しい根拠がある。

私はチームミーティングでEMDRセラピーの開始について提案してみた。だが、メンバーは難色を示した。セラピーによって彼の頭にまた恐ろしいイメージが浮かび、本人が私に話したあの出来事を何度も再体験させることになるからだ。「たしかにグウェンに話すことはできたとはいえ、EMDRのストレスはその比じゃない。ガブリエルにはまだ難しいのではないか」みんなが母親の一件でいまだに傷つき、力を合わせて実現したことが彼をあんなに落ち込ませたというショックからも立ち直れないでいた。

そこで私は、なぜガブリエルの心が深いレベルで変化したと思えるかを説明した。彼はこれまで、記憶を現在形で再生し、恐怖を他人に転嫁することで過去のトラウマから逃げていた。でも最近の一連の面談では、父やわが家、それに当たり前の人間としての暮らしを失ったことをきちんと引き受けて、思いきり嘆いた。適切なサポートのもとでゆっくりと、ソフトなEMDRをおこなえば、自分は普通にふるまえるという自信がもっとつくと思う、そう訴えたのだ。母親との会話はたしかにガブリエルをつらい気持ちにさせたが、この数か月は、言葉でも体でも人を攻撃することがなくなった。トレヴァーとデイヴも、セラピーがガブリエルにもたらす効果を日々実感しているし、マイケルとジョセフという二人の夜勤看護師からも、ガブリエルの対応が穏やかになったと報告を受けている、とも話した。

こうして次の面談のとき、私はガブリエルに、できるだけ簡単な言葉でEMDRについて説明した。チームの誰もが、あなたが途方もない勇気の持ち主だと知っているし、よい方向に変化していることに気づいている。どう思う？　私は割れたメロンや天を衝《つ》く炎、陽ざしの中、街角で楽器を持って妻と佇《たたず》む今は亡き彼の父のことを考えた。ガブリエルは自分の心の中を直視し、そうしたイメージに取り組めるだろうか？

彼はニット帽の中に手をつっこんで頭を掻いた。そして次の瞬間、驚いたことに帽子を取った。それについては尋ねるなと最初に念を押され、いっそ存在を忘れてしまっていたニット帽を。その下には、褐色の頭皮を横断して黒髪の中に潜り、耳を横切ってそこで途切れた太いロープのように頭部をぐるりと巡る、白くて太い傷跡があった。

彼がついに帽子を脱いだことで、今、ガブリエルがさらに私を信頼して、過去の話に欠けていた重要な部分を埋めようとしているのだと知った。兵士に襲われたのは近所の人々と父親だけではなかったのだ。でも彼は生き延びた。今まさにはっきりと思い知らされた——恐怖やトラウマは別の何かに変化させなければならない、さもないとむき身のナイフのようにそれは心に留まり続け、死を呼ぶ現実の刃と化して現実感のない時間の中で振りまわされ、他者を傷つけることになる。

今度ばかりは、言葉を失ったのは私のほうだった。私はガブリエルをただ見つめ、彼の言葉を待った。ガブリエルは手に持った帽子をくしゃっとひねると、俺は強い、俺の名前のように、と言い、あなたが勧めるそれ、できると思う、と続けた。「私もそう思うわ、ガブリエル」私は微笑んだ。それは本心だった。前に進む時が来た。でも、もう一つだけ尋ねておくことがあった。

「どうして今、私の前で帽子を脱いだの？　初めてよね」すると彼は肩をすくめた。「今までは寒かった」

道のりはまだまだ長いが、ＥＭＤＲが必ず症状を緩和し、いずれは、周囲に対して「重大かつ差し迫った脅威」にならない人を収容する中警備ユニットに移れるようになる、私はそう確信した。でも結局、ガブリエルはその後も長年ブロードムアに滞在し続け、一種の長老みたいになって、新たに入院してきた人たち（とくに若い黒人）のサポートをするようになった。ＥＭＤＲが功を奏して過去のトラウマからは解放されたものの、当時も今もつねに人員過剰な中警備ユニットには入れず、ブロードムアにい続けることになったのだ。

セラピーが終わってだいぶ経ってからも、よく彼の姿を見かけた。いつも手を振って挨拶してくれて、たいていはもうニット帽をかぶっていなかった。

ケズィア
Kezia

私はどんなときも遅刻するのが大嫌いだ。大事な要件が待っているときはとくに。その日は、駐車場所がなかなか見つからずに病院のまわりを車でうろうろするあいだ中、担当する新しいケースのことが心配でぴりぴりしていた。その数年前に司法心理療法士の資格を取り、ブロードムア病院でフルタイムの勤務をするようになった私は、リハビリ病棟でさまざまな症状を抱える男性患者一五人から二〇人ほどのセラピーをしていた。でも今回は、女性病棟でケズィアという若い女性を担当してもらえないかと依頼されたのだ。

ブロードムアの入院患者は女性より男性のほうがはるかに多い。その背景には、刑務所の受刑者そのものが圧倒的に男性で、暴力事件を起こすのも女性より男性のほうが多いという事実がある。私も、ブロードムアで女性を担当することは多くなかった。

ケズィアのケースは、私が研究してきたことと関連しそうだった。私はトラウマクリニックに勤務していたあいだ、トラウマに晒されることが女性加害者の暴力性を引き起こすリスク要因かどうかに興味を持つようになり、それをテーマに一、二本、論文を発表していた。でもどうやら、ケズィアの状況はスタッフにとっても本人にとっても困難そうだった。そこで、事前にほかの職員と相談すること（本来、指導役がつくのは研修期間のみ）、そして、しかるべきサポートを頼むことを条件に、定期的なセラピーを引き受けた。

ようやく、スタッフ用の入口まで一〇分は歩かなければならない場所に車をねじ込んだ。だがそのとたん、突然ざっと激しい雨が降りだした。傘を持っていなかったから、入口まで走るしかない。セキュリティチェックを受けるときには、もうさんざんなありさまで、係員の一人がペーパータオルの束をわざわざ取りに行ってくれた。彼は私のＩＤカードを確認するあいだ極力笑いを漏らさないよう生真面目な顔をして、明るくこう送り出してくれた。「よい一日を、先生！」

濡れた髪を拭き拭き管理棟の中を進み、バッグの中の鍵束と格闘しながらいくつものドアを通り抜け、ようやく自分のオフィスにたどり着いた。朝番スタッフへの申し送りには、最後の部分だけかろうじて間に合った。この申し送りで、前夜に何か特別な出来事があれば報告され、引き継ぎしたスタッフにも病院内の今の状況がわかる。「管理棟でスプーンが一本なくなった」件がちらりと耳に入ってきた。知らない人が聞けば、へえと思うだけかもしれないが、スプーンは、危険な精神状態の危険な人物の手に渡れば凶器になりかねない。私はノートとペンを手に、新しい患者に会うために女性棟へ向かった。

その頃、全国的に重警備施設をいくつか閉鎖して、中警備あるいは低警備の精神科施設を増やす動きが始まっていた。それなら民間でも運営できるからだ。私はブロードムアに来る前、ロンドン南部にあるそうした施設の一つで働いていた。まずは必要に迫られている男性用の施設が次々に建設され、その後、女性用の中警備施設も段階的に導入された。ブロードムアにいる、多くは長期入院中の女性患者は全員、徐々にそちらへ移される予定で、数年以内に女性棟は閉鎖されることになっていた。現在のブロードムアは男性専用の施設だが、当時は女性患者も一〇〇人前後いたのだ。ケズィアは移送される患者の最初のグループに入っていたが、いよいよというときになって、彼女が暴力行為をはたらいたそもそもの動機に疑問が持ち上がり、それが将来リスクになるおそれがあるとされた。そこで彼女の担当臨床チームは、セラピーが有効かどうか、心理療法班の誰かに判断してもらおうと考えたのだ。

数分早めに女性棟に着いた私は、いつものように事前に担当看護師に話を聞きに行ったが、メアリーがシフトに入っていたので嬉しくなった。おたがい顔見知りなので、私が壁の出勤表にサインしていると親しげに手を振ってくれた。彼女はいわゆる〝古株〟の精神科看護師だ。父親や母親、その他親戚たちもみなブロードムアで働いていて、庭園を隅々まで把握する管理人さながらにこの病院をよく知っている。ちょうど肩と耳に受話器を挟んで電話をしている最中だったメアリーが、話を終えようとしながらフォルダーをこちらに押しやった。それはケズィアの医療記録で、チームの全員が彼女と接触するたびにコメントを書き込んでいたが、病棟内の日常の様子が垣間見えるだけで、精神状態についてはたいしてわからなかった。「夕食をよく食べていた」、

「午後は勉強しに行った」、「素直に薬を飲んだ」

私はメアリーの電話が終わるのを待ち、ケズィアをどう思うか意見を聞くことにした。私たちのように病棟にぱっと来てぱっと帰る者にとっては、〝最前線〟にいる職員の意見がとても役に立つし、ありがたい。でも、ケズィアについてはメアリーにもあまり話せることはないらしく、肩をすくめてこう認めた。「彼女、ちょっと読みにくいのよね……ほら、模範患者なのよ」私が顔をしかめると、この病院ならではの符丁に二人とも声をあげて笑った。模範患者とは、要注意の患者という意味なのだ。ただ、メアリーはそういう意味で言ったわけではなさそうだ。「私は、彼女にセラピーは必要ないと思うけどな」メアリーはわざとどうでもよさそうに言った。「でも私は担当じゃないから。ジャン＝ポールならもっとよく知ってると思う」彼女は、ドアのところに立っている同僚のほうをちらりと見た。初めて見る、すらりと背の高い若者で、二人の年配の患者たちとお喋りをしている。彼とはあとで話そう。もうケズィアとの面談時間だ。

ケズィアは廊下で私を待っていた。私がにっこり笑って近づき、握手の手を差し出すと、彼女も微笑み返し、すぐにこちらと目を合わせた。私は自己紹介して、予約しておいた面会室に彼女を案内した。椅子はまずまず座り心地がよく、部屋は狭かったけれど丘まで広がる木々が窓から見え、天井が高いおかげで窮屈な感じはしない。

事前に一〇年前の、彼女がまだ二〇代前半だった裁判当時に撮影された入院時の写真は見ていた。髪をきれいに梳《と》かしつけ、上までボタンを全部とめた白いブラウス姿の彼女は、じっとしていない子どもを無理やり座らせて撮った学校写真を連想させた。でも今は、ぼさぼさの黒髪のカーリーヘアがまるで光輪のように顔を囲み、色褪せたTシャツではアニメのユニコーンが陽気に跳ねている。皺の寄ったよれよれのレギンスには染みがついていて、足にはふわふわしたショッキングピンクのスリッパを履いていた。今ベッドから起き出したばかりのようなぼんやりした顔つきだ。とはいえ、時間をきっちり守って私との面談に備えていたことは興味深かった。セラピストと話をする意思があり、私が来た理由も理解していると解釈できそうだ。

ケズィアは一〇年前、当時彼女が暮らしていた精神疾患患者のリハビリ施設に勤務するマークという男性介護士を死亡させ、殺人容疑で逮捕された直後からこの病院に収容されている。明らかな幻聴と幻覚があり、妄想型統合失調症と診断されていた。通報を受けて警察が到着したとき、マークは悪魔で、「あたしの脳を乗っ取ろうとしていた」から殺すしかなかったとケズィアは話した。勾留されてからも、悪魔が自分をなじる声がまだ聞こえると訴えて、ひどく暴れ、目に見えない誰かにわめき散らし続けたので、警察が急いで地元の精神科医に精神鑑定を依頼し、ブロードムアに送られることになった。そのまま裁判を待つあいだも病院に留まり、以来一度もここから出ていない。

裁判では、証人として呼ばれた精神科医が全員一致で、ケズィアは被害者を殺害したとき精神を患《わずら》っていたと証言した。目撃者たちはケズィアが錯乱状態だったと証言し、彼女が精神科への入退院をくり返し、投薬を受けていた証拠も揃っていた。ケズィアは有罪を認め、罪名は故殺とされた。イギリス刑法では、殺意の有無によって、故殺と殺人（謀殺《ぼうさつ》）が区別される。ケズィアの殺意は、加害時に精神疾患だったことから減免評価され、やや軽度の罪とされた。イギリス刑法では、こうした殺人の場合のみ斟酌《しんしゃく》が可能で、裁判官が量刑について配慮する。ケズィアのような人の多くは刑務所で長期の受刑期間を過ごすが、彼女の場合は、加害時に精神疾患だったという明らかな証拠があるため、裁判官は重警備病院への送致を選んだ。

精神科医の証言は単純明快だった――被害者が死亡するに至ったケズィアの暴力行為は、彼女の重い精神疾患の症状であるパラノイア様妄想が原因である。マークを殺害する筋の通った動機はなかった。非難するべきはケズィアの病であって、ケズィア本人ではない。長年彼女を治療してきた精神科医たちは、この説明に納得した。そして本人に、悪いのは君じゃない、きちんと薬を飲み続ければ病気は再発しないし、今後他者に危険を及ぼすこともない、と請け合った。

誰に話を聞いても、ケズィアは素直にこの説明を受け入れ、人の手を煩《わずら》わせたり、無礼な態度をとったりすることもなかったという。施設の受け入れ態勢が整ったら、臨床チームはケズィアを新しい中警備施設へ移送する許可を内務省に申請するつもりだった。いずれはさらにリハビリが進み、うまくいけば社会復帰さえできるかもしれなかった。

そのとき、ジャン＝ポールが警鐘を鳴らした。彼がブロードムアに来たのはわりと最近で、それまでは一般的な精神科に勤務していたのだが、ケズィアとはすぐになじんで、彼女のプライマリー・ナース［一人の患者を継続的に担当する看護師］になった。患者を支える重要な役目で、患者の代弁者でもある。彼も当初はケズィアの移送に賛成していたが、チーム内でケズィアのケース・カンファレンス（症例検討会）をしていたとき、彼女が自分に執着しすぎていると懸念を伝えた。ジャン＝ポールが病棟でほかの女性患者と一緒にいると、それだけで嫉妬をしているような気がする、と。それで、彼女の担当介護士だった被害者のマークと彼女の関係について、ケズィア本人に尋ねてみたという。すべての看護師がここまでするわけではないが、禁じられてはいない。ジャン＝ポールは単に事情をはっきりさせて、ケズィアを助けたかったのだろう。

ケズィアはマークに恋をしていて、やはり嫉妬心がふくらんでいた可能性がある、とジャン＝ポールはチームに報告した。彼女が自分にしろほかの男性ケアラーにしろ執着し始めたら、嫉妬の衝動がまた引き起こされるかもしれない。もし、彼女がじつは「狂っているのではなく邪悪」だったら？

詩人のバイロン卿を評した言葉（「狂っていて邪悪で、近づくと危険」）をもじったその表現は、精神医療界における最大の問題を凝縮した決まり文句で、いわゆる二元論的な考え方だ。たとえば、精神医療界ではすでに言い古された「生まれか育ちか」問題しかり、性別とジェンダーに関する議論しかり。こういう白か黒かという話は複雑さを避けようとする〝逃げ〟であり、私たちの文化、住環境、規範の中で社会を形成していろいろな人がともに生きるために何が必要か考えるのを拒否する試みだと私は思う。カール・ユングが言ったとされる「考えることは難しい。だから人は白黒つけようとする」という賢明な言葉を私は肝に銘じる。もちろん、そうしたくなるのは理解できる。ジャン＝ポールと同じく、私もさまざまな定説を学び、若者ならではの決めつけで頭をいっぱいにしてこの仕事を始め、刺々しくいろいろな判断をしてきた。でも、そうした棘は時とともに丸くなっていく。

私が読んだ紹介状は、ジャン＝ポールがチームで報告した問題について率直に語っていた。看護師の心配を一蹴《いっしゅう》しようとする人もいれば、ケズィアには投薬では管理できないリスクがあるのかもしれないと心配する人もいた。もしも、この一〇年間で見過ごしてきたことがあるとすれば、それは彼女のそもそもの判決にさえ疑問を突きつけ、再審につながりかねない。彼女のケアを管理する精神科医（治療責任医、病院内では一般に〝RC〟という略称で呼ぶ）は、ジャン＝ポールの主張は疑問だとしながらも心配ではあったので、ケズィアの移送にストップをかけ、心理セラピーによる評価をお願いしたのだと話してくれた。

私自身、じつは以前から研究していたテーマに関連して、ある疑念があった。トラウマが原因で起きる女性の暴力は、社会的な意味で男性の場合以上に解明する必要があるのではないか、と感じていたのだ。もちろん男性の暴力の背景にもトラウマがあるケースは多いし、トラウマを持つ女性の大多数（トラウマを持つ女性自体とても多い）は暴力事件を起こすことはないとはいえ。

その一方、ケズィアが嫉妬心を持っていたとして、それほど長年にわたって隠し通せるものだろうかという疑問もあった。もっともRCによれば、入院後、彼女の精神状態を安定させるのにかなりの時間がかかり、それに気づくのが難しかった可能性はあるという。もしかしたら、マークに対する気持ち、いやそれに限らずどんな気持ちも、ケズィアは今まで一度も人に話す機会がなかったのかもしれない。すでに示したように、当時は暴力行為の原因はトラウマであるという考えが広く浸透していたため、トークセラピーを勧められる女性犯罪者はほとんどいなかった。だから入院以来ケズィアが一度もセラピーを受けたことがなかったとしても、驚くことではなかった。

セラピーの手段がなかったことや、彼女のような犯罪が稀だったことが理由かもしれないが、それでも私がその頃考え始めていたのは、一般に女性の暴力はまるで腫物《はれもの》のように扱われている、という事実だった。ブロードムアのような病院でさえそうなのだ。それが、この仕事を始めてすぐ、私がジェンダーバイアスと暴力について研究し始めた動機でもある。研修中に私自身、女性に怖い思いをさせられたことが何度かあった。にもかかわらず、女性の暴力についてはほとんど耳に入ってこなかった。

たとえば、私が民間のクリニックで勤務していたとき、面談中に男性セラピストが女性患者に攻撃されたことがあった。彼のオフィスから悲鳴が聞こえたので、何事かと思い、急いでそちらへ向かった。廊下の角を曲がったところで目にしたのは、怒り狂って〝吠えている〟としか言いようのない患者が、彼が立てこもっているオフィスの木製のドアを、何か尖ったもので力まかせに抉《えぐ》ろうとしている光景だった。あとで考えてみるとひどく滑稽だが、恐ろしくなった私は、慌てて廊下の戸棚に飛び込んで隠れた。結局患者はあきらめて、悪態をつきながら姿を消し、人を怪我させることも、警察沙汰になることもなく済んだ。でも、その女性の怒りや暴力行為がやけに心に残った。

もし彼女が男性だったら、逮捕されて刑務所行きになっていたかもしれない。つまり、女性の暴力や残虐性はこの社会ではタブー視されているのではないか。私の記憶に残っているのも、患者が女性だったからだと思えた。男性の暴力なら見慣れているので、すぐに忘れたかもしれない。私がもし男だったら、とっさに戸棚に隠れたりせず患者を止めようとしただろうか、という点も気になったが、その答えは今もわからない。

ケズィアがトークセラピーを受けられなかった要因には、精神疾患の診断もあるだろう。一九九〇年代初め、彼女がティーンエイジャーだったときに妄想型統合失調症と診断された頃は、精神疾患の治療といえば投薬が中心だった。セラピーは役に立たないと広く信じられ、ガブリエルのケースでもそうだったように、ただでさえ少ない医療資源の無駄遣いだとされた。加えて、残念ながらケズィアの場合、人種差別もあったと思われる。イギリスでは歴史的に、非白人は白人よりセラピーを提供されにくい。現在では多少は改善されたものの、まだまだ先は長く、社会システムに幅広くはびこる人種差別と切り離せないでいる。

さらにことを複雑にしていたのは、私への依頼の目的が、患者本人ではなく臨床チームの心配を解決するためという、倫理的なねじれが生じている点だった。ケズィアに対する見方が変わるおそれがあるセラピーに乗り出すのは、私としても躊躇があったし、慎重に進める必要がある。だから監督役についてもらうことにしたのだ。

その朝、駐車場を歩きながら、これは私に探偵役をやれということだろうか、とふいに思った。シャーロック・ホームズとセラピストを足して二で割った、当たって砕けろの役回り。虫眼鏡を手に人の心を大胆に覗けとでもいうの？　そんなことできっこないのに。

「あなたから手紙をもらいました」ケズィアの声は小さくて柔らかい。うっすらとカリブ圏の訛りがある南ロンドン風の喋り方だ。彼女は私が送った手紙を差し出した。くり返し折ったり開いたりして、何度も読み返したのか皺くちゃだ。私が返事をしようとしたとき、ケズィアも口を開きかけた。「ああ、すみません」彼女は言った。あなたからどうぞと私が言うと、「なんでもないんです——先生こそどうぞ」ともごもご言う。マナーがわからないのではなく、恥ずかしがり屋だからのようだ。

私はいつもの決まり文句から入った。会うのを承諾してくれてありがとうと感謝を述べ、セラピーのルールや進め方を告げるのだ。ケズィアは熱心に話を聞き、全部理解しているかのようにその都度うなずいていたが、茶色い目はぼんやりしている。セラピーをする理由はわかっていますか？　と訊かないわけにいかなかった。彼女は正しい答えを知っている優等生さながら、しきりに首を縦に振った。「みんな、あたしがしたことを打ち明けてほしがってる……でも、すごく前のことだから。あたしだって過去は過去として、前に進まなきゃならない」私はその言葉をくり返した。彼女の言ったことをきちんと聞き取ったことを知らせ、また、私が正しく意味を受け取ったかどうかを確認するために。

「過去は過去としなければならなかった?」「過去は過去として、前に進む。そうです。でもお医者さんたちは、まずあのときのことをあなたに全部打ち明けてほしいみたい。一〇年も前のことだけど。ちょうど一〇年前」私は、目を通したばかりの彼女の事件記録を思い出し、たしかに今週でちょうど一〇年だと気づいた。ケズィアは目を落とし、私はその視線を追った。お腹を大きな猫か何かのように抱え、手は膝の上に置いている。そうして不安な気持ちを静めようとしているかのように。

事件の日のことは必ずしも話さなくていいのよ、と言って彼女を安心させようとすると、ケズィアは驚いたように顔を上げた。「でも先生、みんなそうさせたがっているのだとばかり……」必死に人の機嫌を取ろうとしているように見える。彼女は模範患者だ、というメアリーの謎めいた言葉が頭に浮かんだ。

ほかの医師たちとどんな話をしてきたのか教えてもらえるとありがたい、と私は提案したが、ケズィアの回答はそれまでとほとんど変わらなかった。「あたしは心の病気で、だからあんなことをしてしまった。病気のせいだから罪にはならないけれど、治療を受けなくちゃいけないと言われました。よくなれば過去は過去として前に進める、って」彼女はそこで言葉を切り、こう付け加えた。「これでいいですか？　あたし、マークについてあなたに話をしなきゃいけないんでしょう？」彼女がマークについて切り出したので、へえと思ったが、今のところは話をそらすことにした。たとえ相手がその話を持ち出しても、あまり早い段階で事件について話すのは逆効果。まずは信頼関係《ラポール》を築くのが先だ。そこで私は、病院での生活やそれ以外の関心事について教えてほしいと水を向けた。

これに対してケズィアは、病院の教育センターで授業を受けたり、作業療法に携わったりしていると言い、病院の売店で売る絵に額装したことも話してくれた。定期的に教会に行くのも好きだし、病院付きの牧師ともときどき会うという。それで思い出したが、ケズィアは福音派キリスト教徒の家族のもとで育ち、とても信心深い。精神科医はまず、患者の信心を意識する大切さを教えられる。患者の考えや信念が〝普通〟なのか、それとも精神疾患の表れなのかを判断するうえで欠かせないからだ。学者や識者なら、信心というものに意味があるかどうかが議論のポイントになるのかもしれないが、精神科医からすれば、信仰心はけっして妄想ではない。それはきちんとした道理にもとづいており、宗教という文化的背景の中では筋が通っている。一方、妄想はその人の心の中だけで凝り固まっていて、文化的背景からはかけ離れている。

私はケズィアに、ふりだしに戻ってみてくれないかと頼んだ。「ふりだし？　事件のこと？」そうではなく、あなたが生まれたとき、人生の始まりという意味よ、と伝えると、「ああ……」と彼女はにっこり笑い、ジャマイカで過ごした子ども時代について嬉しそうに話しだした。首都から遠く離れた小村にある祖母の家で生まれ、そこで母と二人の幼いきょうだいたちと暮らしていた。でも、六歳のときに母がイギリスに出稼ぎに行ってしまった。子どもたちは大好きなおばあちゃんのもとで育った。みんなで遊んだゲームのことや、裸足で駆けまわったり、大ウミガメと一緒に海で泳いだりしたことを話すとき、ケズィアの目はきらきらと輝いた。いちばんすてきな思い出は、おばあちゃんと教会に出かけて、美しい歌をうたったときのこと。彼女は目を閉じ、お気に入りの詩篇二三篇の讃美歌をうっすらとメロディーをつけて暗唱しだした。「憩いの汀《みぎわ》に伴われる／主は私の魂を生き返らせ」

ふと、悪魔に取り憑《つ》かれたという彼女の妄想のことを思い出し、キリスト教以外の宗教にも触れたことがあるのだろうかと思った。その手のことは少しだけ知っていた。オベア［魔術や妖術を伴うアフリカ起源の宗教。熱帯アフリカや西インド諸島で信仰されている］やブードゥーを信じていると話す患者にも、何人か会ったことがある。でも早合点はしたくない。このときも心を開放して、「中陰で漂っている」状態を保とうと努めた。

詩人のキーツは、こういう心の状態——容易に白黒つけずに疑念の中に漂う、穏やかな精神状態——のことを〝ネガティブ・ケイパビリティ〟と表現した。私にとってこれは生涯の挑戦で、セラピーをするたびに練習し、学び直している技術だ。今重要なのは、立ち止まって、マークに取り憑いているとケズィアが思った悪魔とは、私にとってではなく、彼女にとって、どういう意味があったのかを考えることだ。それは、ケズィアの人生の中で象徴的な意味を持つ可能性がある。

私はすでに妄想性の症状を持つ大勢の患者を診察していたが、こういう憑依《ひょうい》を訴える例は珍しかった。よくあるのは、誇大妄想や自信の膨張（「一発であんたを殺せる」、「私はＭＩ５の最優秀スパイだ」、「私はあなたの心が読める。あなたが今何を考えているかわかる」）、あるいはパラノイアによって、他人が自分を傷つけようとしているとか、人から監視されていると信じ込むといったケースだ。私の経験上、妄想は何もないところから急に出てくるわけではなく、その人の過去の経験や信念から生じる。たとえばガブリエルの場合も、彼の中にあった恐怖や処理しないままになっていたトラウマがパラノイア性の妄想になっていた。

ケズィアがとても楽しそうだったので、私は先を促すように微笑んだりうなずいたりしながら、途中で遮らずに話をさせた。そうしながら、彼女の話が人生の次の段階に移るときが来るのを待った。ケズィアが一〇歳のときに母親が島に戻り、家族全員を連れてイギリスに渡った。父親についてはいっさい触れず、私もあえて尋ねない。自然にその話になればいい。

だが、ケズィアがロンドンに到着したところで話は唐突に止まった。もう話すことは何もないかのように。彼女の表情が暗くなった。

「ジャマイカからここに来たら、なんて灰色なんだろうと思わなかった？」と私が尋ねると、ケズィアは、「どうだったと思う？」というように雨粒の流れる窓とその向こうの鉛色の空のほうにかぶりを振った。それから、「最初の冬、こんなに寒くてじめじめした天気は初めてだと思った。別の惑星に来たみたいだったわ！」と言った。彼女の言葉に、私たちは思わず噴き出した。

続いて、彼女は学校の話をした。勉強についていくのは大変だったけれど、大人になったら看護師になりたいと思っていた。家が決まると、一家は近所の教会に通い始め、母はそこで恋人を見つけた。その人はその他大勢の一人、とケズィアは言った。話を聞いていると、好ましくない男がやってきては去る日々だったとわかり、中には母親や子どもたちに暴力を振るう者もいたようだ。何度か福祉の世話にもなった。だが、子どもたちが施設に移されることはなかった。

一八歳になったとき、大好きなおばあちゃんが亡くなったと知った。そう話したときケズィアは声を詰まらせた。私は彼女の重い悲しみがその部屋に居座り、冷気のように私たちを包んで締めつけるのを感じた。ケズィアはなんとか先を続けた。「あたしの病気が始まったのはその頃。病院に連れていかれてお医者さんや看護師さんに囲まれ、薬を与えられた。でも薬が大嫌いだった。すごく太るの。病院を出て、大学に行きたかった。おばあちゃんに約束したの、大学に行くって」悲しみと当惑で声が乱れる。つらかったわね、としか私には言えなかった。ほかのことは、思っても口には出せなかった。夢多き若者たちは、ただでさえたくさんのことと闘っていかなければならない。でも彼女は愛する祖母だけでなく、現実さえも失ってしまったのだ。

そのとき急に眠気が襲ってきた。面談中にそんなふうになることはまずないが、おそらくケズィアの声のリズムやトーンのせいだろう。私は相手に気づかれないよう軽く首を振り、あくびを噛み殺した。そろそろ面談の終了時間だ。今後について話そう。「もしよければ来週会うこともできるけれど」と提案すると、彼女は同意し、「あたしの犯罪」について話すのかと突然尋ねてきた。話してもいいけれど、私はその前に、あなたの今までの暮らしについてもっと聞きたいと告げた。その先にいつ進むかは二人で決めましょう。いきなりその話を振ったりすることはないから、安心して。するとケズィアはそわそわと腿《もも》を手でこすり、それで決まりというように立ち上がった。「早く過去は過去にして、先に進みたいの」私たちはふりだしに戻っていた。「わかったわ、ケズィア。本当に」

次の面談の前に、私はジャン＝ポールから話を聞くことにした。ケズィアが殺したマークという看護師に彼女が恋していたとなぜ思ったの？　詳しく教えてもらえると助かるんだけど。私は彼にそう告げた。「彼女の言葉を一語一句そのまま思い出せる？」ジャン＝ポールは曖昧《あいまい》な返事をし、ケズィアのいろいろな言葉からそんな印象を受けたのだと答えた。たとえば、聴くといつもマークのことを思い出すというラブソングの話をしていたし。それに、彼女は僕にも惹かれ始めているような気がする。彼はそんな不安を口にし、自分が病棟内のほかの患者と話しているのを見てひどい癇癪を起こした話をした。

その後私は、嫉妬心が殺人の動機になるかについて、指導役と意見交換をした。誰でも嫉妬の感情には覚えがあるだろう。怒り、不安、悲しみが入りまじった不快な気持ちだが、それで人を殺す人はまずいないし、考える人さえほとんどいないだろう。でも、フィクションにしろ現実にしろ、嫉妬が動機の殺人の話は昔からよく聞くから、ジャン＝ポールはそれに引きずられている気がする。私の仕事は、ケズィアが本当にそれに当てはまるのかどうか確認することだ。

まだ研修中だったとき、司法精神科医のグループで同様のケースについてディスカッションをしたことがある。私以外は全員男性だったが、当時はそれがまあ普通だった。誰かが、そのケースに登場する男性患者の暴力行為の理由として、「オセロ症候群」あるいは「病的な嫉妬妄想」を挙げた。シェイクスピアは『オセロ』の中で、善人でも「緑色の目の怪物」に負けること、嫉妬には途方もない力があり、死をもたらす暴力につながることを描いた。

これに対して私は、嫉妬心だけがこの患者が妻を殺害した理由だとは思えない、と発言した。嫉妬深くても、それを暴力という形にしない男性は多いからだ。すると驚いたことに、最年長の男性医師が腹立ちまぎれにこう言った。「男の嫉妬心を軽視するのは女だけだ」それは私を黙らせるための一言だったし、そのとおり私は口をつぐんだが、彼にはその後、私の意見は心理学的および法的論拠にもとづいたもので、私の性別とはいっさい関係ないと書面で伝えた。今もそれが間違いだったとは思わない。ただ、私は男ではないので、男性性についてわからないことがあるのは事実だ。

オセロをかばうのはたいてい男性だが、殺人事件を起こすのも大部分は男性だ。イギリスの全受刑者のうちそもそも女性が占める割合はわずかだが(上昇傾向はあるものの、およそ五パーセント)、ほとんどは非暴力犯罪によるもので、刑期も短い。全殺人事件のうち女性が起こしたケースはわずか五パーセントで、これは国連やその他の世界的な研究が示す数値とほぼ等しい。

性別によってこうした差が生じる理由に定説はないが、多元的な要素が絡んでいると思われる。

男性のY染色体が暴力を助長する可能性はあるが、それではやはりY染色体を持つ男性の大多数がなぜ暴力を振るわないのかわからない。男性に期待される役割が暴力を用いる敷居を低くし、〝本物の男〟になるための条件のようになっている、という説もある（個人的にはこちらのほうが納得できる）。女性についても同様の議論があって、女性のステレオタイプや社会的通念からすると、女性にとって殺人は不自然な行為であり、実行に移しにくいのではないかとされる。また、現代の文化では、女性は母親として人の世話をし慈しむ役割を持ち、暴力から守られる対象であり、向社会的な存在だから、という考えもある。向社会的とは、他者を助け、他者の苦痛を取り除き、協力する傾向という意味だ。

女性の暴力性について、それが男性であればまずありえないようなやり方で咎《とが》め、それでいて大目に見るようなどっちつかずの社会では、女性による殺人を精神疾患のせいにしてしまうのはいかにも安易な反応だ。ケズィアが逮捕されたときに精神鑑定をした精神科医たちも、彼女の明らかな精神疾患の症状だけに注目して、まったく異なる文化圏に移住した若い女性が心にどんな傷を負ったかには、あまり目を留めなかった可能性がある。

あるいは、ケズィアが以前精神的に不安定だったときに暴力行為に及んだという事実も、精神疾患が取り沙汰された原因かもしれない。彼女は一九歳のとき、精神病状態の最中に母親を肉体的に攻撃し、地域の精神科病棟に緊急入院している。母親は怪我こそしなかったが怯えてしまい、退院しても自宅で一緒には住めないと医者に訴えた。そのため、ケズィアは退院後リハビリ施設に入居した。マークはそこで働いていた。私としてはそのあたりの事情をもっと知っておきたかったが、まずはケズィアとの関係の基礎固めをするのが先だった。

それから半年のあいだ、私は彼女と定期的に会い、会話はしだいに心の中に踏み込みつつあった。面談では、私が質問をするのではなく、ケズィア自身にその日重要だと思ったことを切り出してもらう。さらには彼女の過去や、ジャマイカでの子ども時代の友人のことや当時の趣味についいて、山あり谷ありだった家族関係についても。過去のそういう話を聞いてくれる人は今までいなかった、とケズィアは言った。

私は聞いていてちっとも飽きなかったが、初回の面談のときと同じように突然眠気に襲われることがあるので、いつも気を抜かずにあくびを噛み殺したり、体をつねったりした。それが起きるのは決まってケズィアが喪失や悲しみについて話し、おなじみの「過去を過去にする」、「病気を治して前に進む」といった台詞をくり返すときだった。そのたびに、彼女の言葉で催眠術にかかったかのように、体の奥深くから疲労感が湧き出す。極度の消耗としか言いようのない感覚で、私は必死にそれと闘い、できるだけケズィアから隠そうとした。とにかく、これについてはあとで指導役と話し合う必要があった。

担当チームからは、ケズィアのケース・カンファレンスに出席するよう求められた。なんらかのフィードバックか、可能なら答えを聞きたがっているようだった。何か提供できるだろうか？その答えを出す前に、マークとのあいだに何があったかをケズィアから聞かなければならない。

そこで次の面談で、私たちがセラピーをするきっかけとなったジャン＝ポールの意見を話題にした。そして、初回の面談を振り返り、彼女の精神疾患と犯罪の話に戻ってもかまわないかな、と尋ねてみた。「あのときは、話すのがまだつらかったのよね？　今はもう大丈夫？」ケズィアはこれにうなずいたあと「どこから始めたらいい？」と訊いてきた。マークと初めて会ったときのことからお願い、と私は答えた。ケズィアが話しだすと、それはすでに何度も目を通した報告書や証人による証言と渾然一体《こんぜんいったい》となり、私の脳裏に事件の光景がまざまざと浮かび上がってきた。

母親を襲ったせいで病院から家に帰れなくなったケズィアは、移転先が見つかるまでの一年間、「そこに釘付けにされて」つらい毎日を送った。やがてリハビリ施設のベッドが空いてそちらに移ることになり、退院まであと数週間というときになってマークが病院に現れた。僕が君の担当なのでよろしく、彼はそう自己紹介した。じつはマークもアフリカ系カリブ人の血を引いており、父親がジャマイカ人だった。ケズィアの質問に丁寧に答え、施設での生活について説明してくれたので、とても安心できた。

退院の日には荷物をまとめるのを手伝い、新居となる施設まで車で送ってくれた。二人の関係は最初から良好だった。マークは信仰心が篤《あつ》く、罪をお許しくださる神について話してくれた。初めて聞く考え方だったが、心が安らいだ。「彼のおかげでわが家にいるみたいにくつろげた」とケズィアは言った。無意識に口にしたこの言葉が、私にはとても重要に思えた。セラピーでは、どんなにありふれた言葉でも大きな意味を持つことがある。誰にでもぽろりと本音を口にしてしまった経験があるだろう。「うっかり何を言っても母親の話になる、それがフロイト的失言だ」という古いジョークもある。ケズィアは今、思ったとおりのことを口にしたのだ。その言葉から、彼女にとっての「わが家」の意味がわかり、マークの存在がジャマイカそのものや、理想の父親像、安全や愛というもっと抽象的なイメージさえ象徴していたことが伝わってきた。

その後ケズィアとマークのあいだに何があったのか、彼女が施設に移った数週間のうちに何か変化があったのかはよくわからなかった。ケズィアの話を聞いても、すでに明らかになっていること以外、新しい情報はあまりなかった。退院したときはまだ罪悪感に苛《さいな》まれていたし、母の拒絶で傷ついてはいたものの、精神状態はよかった。施設の活動にも参加し、新しい部屋にもなじんだ。薬は毎日きちんと飲んでいた。ケズィアはそう話した。それが理由としてはいちばん手っ取り早いといわんばかりに、「薬の飲み忘れ」といういつもの言い訳が聞こえてくると、ため息が出てしまう。

もっとヒントはないかと病院の医療記録を探偵ばりに引っかきまわしたとき、警察によるいくつかの報告書のコピーとともに、ケズィアが素直に薬を飲んでいたことを裏づけるマークの手書きのメモを見つけた。私は、この思いやりのある男性の大きくて丸っこい字を見て、胸が熱くなった。彼は週末が近づき、勤務から離れるのに際し、ケズィアは「安定しているが少し気落ちしている」と報告していた。

前回の面談の最後にケズィアと私は、なぜ人は別れるときに「グッドバイ」という言葉を使わないのかという話をした。「あなたもよ、グウェン先生。みんな『シー・ユー（またね）』とか『アンティル・ネクスト・タイム（また今度ね）』って言う。ときには『レイター（あとでね）』や『バイ』しか言わないこともある。『グッドバイ』って、『ゴッド・ビー・ウィズ・ユー（神とともにあらんことを）』っていう意味なんだよ。知ってた？」これは彼女にとってとても大切なことだと思い、私は頭のノートにメモをした。

再びこのお別れの言葉の話を持ち出したのは、ケズィアがいよいよ事件について話そうとしたときだった。彼女は金曜の午後にマークに会い、週明けの月曜日に事件を起こしている。「彼を殺す前に喋ったのはそのときが最後？」ケズィアは顔をしかめたが、彼女を傷つけようと思ってそう言ったのではないとわかってくれていると信じたかった。適切なときにこういう直接的な表現を使ってみせると、加害についてかえってオープンに話しやすくなる。話を聞く準備はできているよ、と示すことになるからだ。

前述したように、私は、暴力につながるリスク要因を自転車のダイヤル錠のようなものだと考えている。ケズィアがマークを殺害した日に錠を開けた最後の〝番号〟が何だったのかが知りたかった。もしかして、最後に交わした別れの挨拶と何か関係が？　最悪の雪崩《なだれ》は、ほんの小さなボタンが押されただけで起きるものだ。

ケズィアは唇をぎゅっと結び、うなだれて、微動だにしなかった。そうやって勇気を奮い起こそうとしているのかもしれない。セラピーを始めてから、彼女の外見ががらりと変わったことに私は気づいていた。今は清潔なスウェットの上下を身に着け、髪は丁寧にコーンローに編み込んでいる。「マークの死について考えるのは難しいとわかっているけれど、言葉にすることで理解しやすくなるの」と私は伝えた。「これ以上理解したいとは思わない」彼女の声はとても小さかったので、身を乗り出さなければならなかった。「あたしが悪い人間だからあんなことになったってわかってる」ケズィアが自分の気持ちを口にするのは初めてだったので、ここが正念場だと思い、私はくり返した。「悪い人間?」彼女は、病気のせいで事件を起こしたという公式な裁定を受け入れているのだとばかり思っていた。こんなふうに自分の責任や行動を認めるのは初めてだ。

でも、それ以上言葉が続かなかったので最初の質問に戻り、マークはそのときグッドバイと言ったのかと尋ねてみた。正確にその言葉を使ったの?「ちがう!『ソー・ロング(じゃあね)』って言ったの!『ソー・ロング』って二回も」彼の声の響きがものすごく恐ろしかった。そして、そこには隠れた意味があるのだとふいに悟ったという。これは、あとどれだけ長く《ロング》あたしが生きられるか、という意味だ。マークは悪魔に乗っ取られていて、その悪魔はあたしを(間もなく)殺そうとしているのだと、今の言葉で暗に知らせようとしているのだ。その瞬間の恐怖について話すうちに、ケズィアの顔が紅潮した。「週末はずっと部屋にこもって、彼の言葉を何度も何度もくり返したわ。ソー・ロング。ソー。ロング。ソー。ロング。絨毯《じゅうたん》に跡ができそうなくらい部屋の中を行ったり来たりした。眠れなかった。心臓がどきどきして、胸から飛び出しそうだった。マークがまた現れたら、あたしがこの世界にいる時間は『もう長くない《ノット・ロング》』。もうすぐ死ぬんだ、って」

どうしたらいいんだろうと悩み続けたすえ、たどり着いたのが、彼を殺すという考えだった。「それが正解だと思った」ケズィアは言った。「ほかにどうすることもできない、って」私は彼女が言葉を継ぐのを待ったが、やがてそっと促した。「でも、誰にも言えなかった？」自分の耳にさえ拙《つたな》い質問に聞こえた。ケズィアは首を振って泣きだしたが、すぐに気を奮い立たせ、目を乱暴にこすった。覚悟が決まったのだ。そこから事件を起こした日のことを話し始めた。

「とうとう月曜の朝が来た。ドアが開く音が聞こえて、マークが中に入ってきながら挨拶する声が下から響いてきた。あたしは部屋から踊り場を覗いた。彼は厨房に、ナイフを取りに行ったんだ。あたしが厨房に行ったら、きっと刺し殺される。逃げなきゃ。それで、音をたてないように靴を脱いで、階段に向かった。玄関のドアはほんの数十センチのところだった。四角いガラス窓から陽が射し込んで、ピンクや緑や黄色に光った。そのままドアから外に出て、玄関ポーチの階段を走り下りれば通りに逃げられると思ったの。さすがの彼も、まさか人前であたしを殺したりしないだろうし。そのときマークがあたしの名前を呼んで、紅茶を飲むかいと訊いてきた。ああ、彼と顔を合わせなきゃならない。悪魔に追いかけられたら、もう逃げられない。やるとしたら相手の不意をつかなきゃ。あたしは厨房に行くと、カウンターからナイフを一本、そしてもう一本抜きながら、走って彼に近づいた。悪魔の目を、喉を突き、邪悪な心臓にナイフをぐさりと刺した」ケズィアはそこで言葉を切った。一キロほど全速力で走ってきたかのように息切れし、どさりと椅子に沈み込むなり両手に顔を埋めた。私は彼女の気が済むまでそっとしておいた。

ショッキングだったのは、ぎょっとするような妄想や秘密のメッセージと、人間なら誰でもするような大げさな思考や恐怖反応が、当たり前のように共存していたことだ。人は恐怖や不安に駆られたとき、愛する人について根拠のないおかしな空想をしてしまう。誰でも身に覚えがあるはずだ。たとえば知らない番号から夫／妻宛てにメッセージが送られてくると、浮気でもしているんじゃないかと疑ったり、子どもの帰宅時間が遅れると、誘拐されたか暴漢に襲われたかしたのではと不安になったり。そういうごく当たり前の本能とケズィアの精神疾患が組み合わさって、最悪の反応が引き起こされたのだ。突然の災厄、そして恐ろしい結末。とてつもない悲劇だった。

その後のことは、裁判での証言や、細部まで鮮明に記録された警察の調書を読んで知っていた。冬のように寒い月曜の朝九時、施設に警察と救急車が呼ばれた。そこのスタッフと入所者たちは寒空の下で石のように身をこわばらせながら、ひとかたまりになっていた。室内がどうなっているにしろ、それを目撃するよりは寒さに震えているほうがましだった。

警察は慎重に建物の中に入り、犯行現場から走って逃げてきた人々の血塗りの足跡をよけながら先に進んだ。廊下に並ぶ寝室の一つから若い女性が顔を突き出した。胸のバッジによると、スタッフの一人らしい。彼女は厨房のほうを指さし「あそこです」と言った。彼女の背後からもういくつか蒼白な顔が覗いた。年配女性が二人、中年男性が一人。その女性スタッフが守り、落ち着かせようとしていた入所者だ。「どこもかしこも血まみれだよ」男がしゃがれ声で言った。

厨房に続く両開きのドアは開いていて、中に入っていった警官を待っていたのは身の毛のよだつ光景だった。三〇歳前後に見える、Tシャツとジーンズ姿の大柄の黒人男性が、ガス台の前の床に広がる血溜まりの中で仰向けに横たわっていた。すでに光のない目は天井を見ている。その横で座り込んでいるケズィアは、全身から血をだらだらと滴らせていたが、怪我はしていないようだった。体を前後に揺すりながら、「あたしはいけないことをした、あたしはいけないことをした」とつぶやき続けている。柄《つか》まで真っ赤に染まった刃渡りの長いナイフが横に落ちていたが、女性警官がケズィアを立ち上がらせようとしたとき、彼女の体の下にもう一本小さめのナイフがあるのが見つかった。マークは一〇か所以上刺されており、救急隊が到着したときにはすでに死亡していた。私には、ケズィアの苦しみがひしひしと感じられた。茫然自失としてしゃがみ込んでいる彼女が、警官に囲まれている様子が目に浮かぶ。まるで悪夢だ。

施設のスタッフや入所者たちは、ケズィアが大声でわめきながらマークを何度も何度も刺していたと証言している。彼女は目に見えない敵に激しく食ってかかっていた。「出てこい、出てこい」とか「神の名において」といった言葉が聞こえてきたという。マークは逃げようとしたし、まわりの者たちも阻止しようとしたが、ケズィアはまるで「何かに取り憑かれたように」見え、「とても止められなかった」と入所者の一人は言った。逮捕直後の様子はこう記録されている。

「容疑者はまったく理性を失っていた。悪魔がどうのとか、あたしは神に罰せられる、地獄行きだ、などとうわごとのようにつぶやいていた」つまり皮肉にも、ケズィアの頭の中にある現実において、自分が最も恐れているものになってしまったことがわかる——人を殺す恐ろしい怪物に。

精神鑑定の報告書はたくさんあった。ケズィアが病院に来たときのものが一つ、それに裁判や判決のためのものが複数。彼女がブロードムアに入院したとき最初に診察した精神科医たちは、病状が急性期にあったこと、本人が幻覚について語り、マークの顔で悪魔の目がぎらぎら光っていて、「それを彼から追い出さないと」自分の身が危険だと信じ込んでいたことを話してくれた。

本人は覚えていないと思ったが、いちおう尋ねた。「ここに初めて来たとき、あなたが何を話し、自分のことをどう感じていたか、覚えてる？」ケズィアは私の目を見た。「邪悪だった。悪い人間。罰されるべきだった。死んで当然だった」私はなだめることはあえてせず、裁判では病気のせいだとされたのよね、とそっと指摘した。最初に私たちが会ったときにはそう話していたでしょう？

「わかってる」ケズィアは言った。「でも無理——ただ、過去は過去にして、先に進まなきゃならない……」彼女は両腕で体を抱え、ゆっくりと体を前後に揺すって、呪文のように「過去は過去にして前に進む……」と唱えだした。そのときだった、また眠気が襲ってきたのは。抵抗できないほどの強烈さで、意識が重苦しい力に包み込まれたかのようだった。抗《あらが》ったが撥《は》ねのけられず、少なくとも一分はうとうとしてしまったはずだ。「大丈夫ですか、グウェン先生？」ケズィアに肩を叩かれた。心配そうに私の顔を覗き込んでいる。私の想像力のせいなのか、それとも彼女の言い方や声の調子の問題なのか？　こういう気まずい瞬間には正直になるのがいちばんだ。そうすれば、この部屋で起きることにいっさい嘘はないという表明にもなる。だから、自分でもどうしたのかわからないけれど、一分ほど意識のスイッチが切れたみたい、と話した。

するとと「あたしも意識のスイッチを切ればいいのに」とケズィアは言った。「あたしがマークにしたことについていろいろ考えるのがいやなの」「考えるのが怖い？」私の頭の中には、マクベスと、彼につきまとう「自分がやったことを考えるのが怖い」という台詞が浮かんでいた。「はい」と彼女は答えた。「考えると本当のことがわかってしまう。あたしは悪い人間です。病気のせいじゃなく、このあたしが邪悪なことをしたんです」

その〝邪悪〟の意味は？　私がそう尋ねると、ケズィアは少し戸惑った様子だった。「ええと、ジャン＝ポールは、あたしがマークを殺したのは彼が好きだったからだと言った。つまり……恋人に感じるような気持ちのこと。だとしたらそれは邪悪なことで、本当はあたしの中に悪魔がいる、そうでしょう？」とても興味深い言葉だが、〝恋人に感じるような気持ち〟について探るのが先だ。私が、ジャン＝ポールの言うとおりだと思うかと尋ねると、ケズィアは眉をひそめた。「そうは思わない。恋人がいたことがないから、本当のところはわからないけど」

その純粋に悲しい一言に私はショックを受けたが、なんとか無表情を保った。今では完全に眠気は吹き飛び、ケズィアの心の中に新たな考えが生まれつつあることに気づいていた。よくよく注意を払い、一緒に明らかにしていかなければ。ケズィアはぽつりぽつりと、でも着実に言葉を紡いだ。「思ったの……ママは一度もパパのことを話してくれたことがなかったから、もしかして……マークみたいな顔だったんじゃないかって。いいえ、ジャマイカにいるマークのパパがあたしのパパでもあったら？　あたしたちは血がつながってるかも？」ロマンスではなく、家族的な執着だったのか。私はもう少し掘り下げようとした。「マークに嫉妬していたと思う？」ケズィアは少し考えて、ただこう答えた。「彼がいなくなったとき、悲しかった」「いなくなったとき？」彼が死んだことを言っているのかと思い、私はくり返した。「週末に……週末になるとマークは家に帰ってしまい、あたしは話し相手がいなくなった」

彼女のマークへの執着に別の一面が見え始めた。彼が週末に家族のもとに帰ることで拒絶されたように感じて、子どもの頃にイギリスに行った母親に置き去りにされた古い記憶が刺激され、そこにさまざまなつらい「別れ」が重なった。故郷を失ったこと、祖母を失ったこと、見知らぬ父親像の喪失。ケズィアは父親を、マークのようなやさしいジャマイカ人だと想像しようとしていたのだ。

別れ、移住、死別がもたらす心理的な痛みはとても苦しいものだ。だが、ケズィアが精神疾患を最初に発症したときには見過ごされたか過小評価された可能性が高い。彼女が定期的に心神喪失（現実からの乖離《かいり》）状態になるのは、病気に加えてさまざまな心理的重圧がかかるためだろう。彼女にとって、何かから離れること、何かが去っていくことは、愛を奪われること、そして精神が混乱することの両方を意味するのだ。

どこかの時点で、ひとりぼっちになることへの内面の恐怖が、外側から攻撃される恐怖にすり替わった。ケズィアはずっと、いつまで続くかわからない恐怖と一人で延々と闘っていたのだろう。それがどんなに心の負担になっていたか。面談の最後の数分間は、二人とも無言のままただ座っていた。そうすることが、ときには会話よりもっと重要な意味を持つ。一緒に何かに耐え、それを乗り越えたかのような二人三脚の沈黙。実際、私たちは耐えて乗り越えたのだと思う。その日、別れるとき、私たちは「グッドバイ」と言い合った。言葉を意識しながらきちんと、大事な贈り物を交換するかのように。

指導役と面談を振り返ったとき、私には話したいことが山ほどあったが、まずは例の不可解な眠気のことから切り出した。指導役もそういう体験はないと言った。あれから三〇年が経つが、私自身、同じような経験はほかに一度、鬱病と自殺願望の病歴を持っていたある男性患者を担当したときしかない。セラピストが面談中に眠くなるなんて普通ではない。セラピーは、退屈するような仕事、あるいは催眠性の仕事ではないのだから。でも実際に眠くなるなら、面談中に湧き起こるほかの感情と同様、無視してはならない。だから検討の俎上《そじょう》に上げたのだ。

マークの死後数週間にわたり、ケズィアは一度ならず死にたいと口にしていた。指導役と私はこのことから、〝模範患者〟である彼女には、自殺という観念が意識に忍び込んでくることがどうしても許せなかったのではないか、と考えた。そして、その気持ちを私に投影していたという説にたどり着いた。このようにセラピストが患者の経験を模倣し、患者と同一化してしまうことを〝投影性同一視〟と呼ぶ。セラピストの心が患者から投じられた気持ちに共鳴してしまう状態で、表面的なレベルでは気分の伝染と似ている。患者と感情的につながろうとするうちに、相手の精神的経験の中でもとくに異質なものがこちらに転嫁されてしまうのだ。私は指導役に、ケズィアの気持ちを理解しようとするあまり、「溺れて息ができない」気分になったと打ち明けた。そして議論のすえ、あの眠気はケズィアの自殺願望への反応かもしれないと結論した。ケズィアの意識が、自殺を考える自分の心を封殺しようとし、それによって痛みも抑え込もうとしたのだ。

レイモンド・チャンドラーが「死」を婉曲表現した美しい言葉 〝大いなる眠り〟 のように。

次の面談で、私はこのことをケズィアに説明しようとしたが、どうしてもわかってもらえなかったので、とうとう単刀直入に、自殺したいと思ったことはないかと尋ねてみた。ケズィアはすぐさま否定したが、彼女が福音派のキリスト教徒だということを考慮する必要がある。自殺は最悪の罪だと教えられて育ったとすれば、余計に口に出しかねるだろう。

それでも、こうしてオープンに話題に出したとたん、室内の空気ががらりと変わるのを感じ、深海から海面に顔を出したかのような解放感を覚えた。「これからは、先生がときどき居眠りしても、あたしが揺り起こすよ。そして、その日あたしが封じ込めようとした話題って何だろう、って訊くよ」どうやらケズィアは投影性同一視について理解しただけでなく、その考え方が気に入ったらしい。

やがて私はたびたび自殺の話に立ち戻り、私たちはそれについてもっと話せるようになった。私の意識が遠のくこともだんだん少なくなり、意識の断崖絶壁から〝落っこちる〟というたとえを二人で考えだして、彼女も私も今ではその危険からだいぶ遠のいたと話し合った。自殺のことをオープンにして、おたがい自由に考えていいテーマなんだと理解すれば、ケズィアは心を封印したりせず、私も眠くなることはない。人間はこんなふうに知らず知らずのうちに、つらい悲しみや喪失のような強い感情を投影し合ったり、分かち合ったりすることがある――そんな驚くべき事実を、身をもって知った貴重な体験だった。

ケズィアと一緒に事件が起きたときの強烈な感情について考えたのは、事件から一一年が経とうとしていた頃だった。面談のあいだ彼女はずっと泣いていて、私も一緒に泣いたが、それは彼女の感情が私に投影されたのではなく、ケズィアの悲劇的な人生に人間として自然に反応して涙があふれたのだ。面談中、私はよく悲しみの感情に襲われる。長期のセラピーでたがいをよく知るようになれば、悲しくならないことのほうが少ないくらいだ。セラピストがそれをどう処理するかに決まりはないが、患者一人ひとりを個別に判断すること、それまでにある程度信頼関係を築いておくことは鉄則だ。

結局のところ、セラピーをするのは患者のためであり、治療のためだ。たがいのためでも、私のためでもない。だから、ときには私の悲しみをあえて見せることが患者にとって重要になる。

大切なのは、単なる共感ではなく、患者をしっかり見て、その悲しみや経験を尊重すること。ときには、その日実際にケズィアにしたように、相手の話を聞いて悲しみを感じていると口に出して伝えることもある。

ケズィアには、「あなたにとってなぜこれがこんなにつらいか、私にはよくわかる」とも付け加え、私たちは気持ちの意味についていてより深く話し合った。マークに取り憑いて、あなたを殺そうとしていたという悪魔のことを今はどう思うか、と尋ねると、あの悪魔はマークではなく、たぶんあたしの中にいた〝普通の悪魔〟だと思う、とケズィアは答えた。「普通の悪魔?」「そう。嘆きとか怒りとか悲しみとか……」彼女はため息をついた。「どんな人の心の中にもいるたぐいの悪魔」

そろそろ臨床チームに報告を上げる頃合いだと感じていた。セラピーを重ねるうちに、ケズィアの加害についての最初の裁定は間違っていなかったという確信が強まった。マークを殺害したときの彼女は精神状態が悪く、事件を引き起こしたのは嫉妬ではなく妄想だということでまず間違いない。とはいえ、ケズィアの暴力性には解決しきれない喪失の感覚が影響している、という点を私は強調した。将来的にケズィアの治療に関わる人たちは、彼女が人との強い関係性を求めていて、それが彼女の生きる力になるということを慎重に自覚する必要がある。喪失感にとても敏感なので、拒絶された、置き去りにされたと少しでも感じると、穏やかな〝模範患者〟の仮面の下に隠されている自殺願望が戻ってくる恐れがある。それは本人にとっても、まわりの人たちにとってもリスクになりかねない。

私にしてみれば完璧に理にかなった説明だと思っていた。ところが、検討会の出席者のうちの何人かは戸惑った様子だった。ある程度は賛成しながらも、考え過ぎじゃないかと感じているようだ。ケズィアを中警備ユニットに移してもかまわないと思うか、と尋ねられときには、はいと答えた。ただし、彼女の治療に当たる人たちは、「統合失調症」や「精神病症状」、「殺人者」といったラベルの陰にある彼女の悲しみに目を向けることが重要だし、その感情と付き合っていくうえで彼女にはまだ助けが必要だとも話した。

ケズィアの担当であるジャン＝ポールがこの検討会に出席していないことに正直驚いたが、彼は辞めたのよとメアリーに知らされた。「自分にはブロードムアは向いていなかったと思ったらしいわ。『ストレスに耐えられない』だって」メアリーは彼のあきらめの早さに鼻を鳴らした。忠実度テストをパスできなかった、と言わんばかりに。でも私に言わせれば、驚くことではなかった。メンタルヘルス・ワーカーにはそうやって辞めていく人が少なくない。ＮＨＳのどの医療スタッフより〝燃え尽きる〟割合が高く、それはつまり、ほかのどんなホワイトカラーと比べても格段に高いということだ。以前はそれが給与に反映されていたが、その配慮も緊縮財政のせいでなくなった。

ケズィアとの関係はそれで終わりではなかった。移動プロセスに一年近くかかることになったので、私はもう少しセラピーを続けることを申し出た。長年暮らしたブロードムアを離れることがケズィアにとってまた大きな喪失になりそうで、心配だったからだ。ある意味ここは彼女がいちばん安心できるわが家だった。

私たちはその後も、喪失や悲しみが人間の心に与える長期的な影響について語り合い、自分が過去にしてしまったこと、新たな出発のために失うものについて、ときにはちゃんと嘆き悲しむ必要があると話した。最後の面談のとき、ケズィアは手作りのカードを私にくれ、別れるときには涙を流した。私は泣くまいとこらえながら、ケズィアの努力に心から敬意を感じていることを伝え、すてきな未来が来ることを願った。


それから一年近く経って、別の患者と会うことになり、私はまた女性病棟に戻った。すでに施設閉鎖計画がだいぶ進んでいたので、まだ病棟に勤めていたメアリーに、ケズィアを含め、新天地に移った患者たちがどうしているか尋ねた。「ケズィアの様子を確認しに行ったことがあるの。うまくやってるみたいよ。じつはね、あなたのことも訊かれたの。先生が面談中にときどきうたた寝してたって聞いたんだけど……ほんと？」私はしぶしぶ本当だと答えた。「やだ、それじゃとても模範セラピストとは言えないわね」そう言ってからかう彼女に「まったくね」と私も同意した。

まあ、あれでよかったのだ。何にしろ模範生なんてちょっとつまらなすぎる。

マーカス
Marcus

私の正面に座っている男性は身を乗り出し、人差し指をこちらに突きつけた。「チャンスさえあれば、すぐに自殺する。いいな?」私にどう反応してほしいのだろう? やめてとすがってほしいのか、考え直しなさいと諭してほしいのか。「本気だぞ。チャンスがあればすぐにだ!」どう言ってほしいのか、人に知らせて何をしてほしいのか、やはりはっきりしない。だからこう告げた。「理由を話してもらえますか?」

するとと彼は目を大きく見開き、馬鹿なことを訊くな、とばかりに鼻を鳴らした。「理由? やめてくれ、ねえさん。ここを出るときには六〇近くになっちまう。その前に死んでなければ、な。すっかり年寄りだ。げえっ」彼は大げさに身震いしてみせた。

マーカスと会うのはそれが初めてだった。新しい患者は普通私を「先生」と呼ぶものだが、彼は「ねえさん」と呼んだ。私のことをどう思っているかがわかる。あるいは彼にとって女性全般の持つ意味が表れている。私が興味を持ったのは、年をとることをなぜそれほど毛嫌いするのかだった。刑務所に長年拘禁されることよりも、いや、いっそ死よりも恐ろしい運命だと言いたげな口ぶりだ。老いる恐怖が彼の中で少し落ち着くのを待った。しばらく沈黙が続いた。セラピー中に不快感や恐怖を覚えると、黙り込んでしまう人は多い。やがて、マーカスは話題を変えた。

「自分がしたことについては本当に悪かったと思ってる。ジュリアのことだが」

私たちは管理棟にある居心地のいい面会室にいた。目の前には手入れの行き届いた庭が広がっている。彼の背後の窓の向こうには、木々より背の高い金網が張り巡らされているのが見えた。午前の半ば頃で、患者の多くは病棟の外に出て、作業療法に携わったり運動をしたりしている。人に邪魔されたり、集中できなかったりするのを避けるため、静かなこの時間帯を選んだのだが、近くの共用エリアからテレビの音がつねに聞こえてくるのはまあ仕方がないだろう。

マーカスは、自殺の危険性があるとして、つい最近刑務所からブロードムア病院に移送されてきた。二〇〇〇年代の半ばのことで、この頃の私は病院のシニア精神科医の一人として病棟全体を見ながら、精神科専門の看護師やセラピストを含むスタッフの一チームを統括していた。一対一でセラピーをする患者も数人受け持ったが、時間の大部分はスタッフのサポートのほうに割いた。マーカスのケースにおける私の役割も、セラピストではなく彼の治療責任医（RC）、つまり彼の治療を管理する精神科医だった。本人と個別に面談することもあるが、日常のセラピーはほかのチーム・メンバーがおこない、定例のケース・カンファレンスでフィードバックをしてもらう。

ブロードムアに入院したとき、マーカスは四〇歳になったばかりで、ジュリアという職場の受付係だった若い女性を殺害して終身刑を言い渡され、一年が経過したところだった。マーカスは既婚者、彼女は独身だった。二人は一時期不倫関係にあったものの円満に別れ、その後も友人として付き合っていた。ジュリアは生きていた最後の晩、勤務後にマーカスを部屋に招いた。彼によれば、ワインや軽食をお供にしばらくお喋りをしていたら、彼女が最近オンラインデートを始めたと打ち明けた。それでついかっとなって、ネクタイで彼女の首を絞めた。その後、何も知らない妻が待つ自宅へ車で帰り、翌朝、警察署に出向いて自首し、ジュリアが「私を嫉妬させた」と話した。

ケズィアの章でも触れたが、この社会では嫉妬は〝痴情のもつれ〟の原因として長らく認められてきたし、暴力事件で逮捕された犯人も動機として進んでこれを挙げる。親密なパートナーによる殺人（ＩＰＨ）は有関係者殺人の中で最も多く、おもな被害者は女性、逆に加害者は男性が多いことが数多くの研究で明らかにされている。また、ＩＰＨでは加害者が自殺する危険性が高いこともわかっていて、その意味でマーカスは典型と言える。しかし、彼がなぜジュリアを殺すしかないと思ったか、なぜ自殺したがっているのか、ほかにもまだまだ理由がありそうだと私には思えた。

ちょうどこの頃、私は乳幼児期の愛着について集中して研究し、論文も書き、ドイツ人研究者とともに本を書いているところだった。愛着理論は、乳幼児期の重要性を説いたフロイトの考えから生まれた心理学モデルだ。一九五〇年代に、イギリス人精神科医のジョン・ボウルビィが感情面で問題のある子どもの研究を通じて確立した。この理論は、ほかの霊長類と同様、人間も人生を通じて他者への愛着が行動の動機となり、幼児期に誰かと強い心の絆を結ぶことがその後の精神衛生上重要になる、とする。のちの研究では、幼い頃の愛着が不安定だと、それが感情調節障がいや心身症などの心理的問題のリスク要因となり、家族やパートナー、医療従事者とさえ緊密な関係を築くのが困難になる傾向があることが明らかになっている（ボウルビィ著『母子関係の理論』岩崎学術出版社、参照）。

私が研修中だった一九九〇年代は、愛着理論をテーマとした実地研究が始まったときでもあった。でも、私がこれを研究テーマにしたのは医師になってからで、子どもの頃のトラウマや不安定型愛着がその後の精神面の問題にどうつながるかを追究した。臨床に携わるうちに、愛着経験は自分自身について真実をつまびらかに話す能力とも明らかに関係があるとわかってきた。そういう例はこれまでも数多く目にしてきたとはいえ、マーカスのケースからは新たな可能性が見えそうな気がしていた。自分自身について苦もなく話しているように見える点も、それをいっそう予感させた。

じつは、マーカスと会った当時、私自身が母親になり、親と子どもの愛着の問題は個人的にもより〝生《なま》の〟テーマになっていた。精神医学の分野で仕事をしていると、どうしても心や感情が関わってくるため公私を分けるのが難しく、私生活がプラスにもマイナスにもはたらく。〝グウェン〟（母親、妻、娘、友人）と〝アズヘッド先生〟をベン図にすれば必ず重なる部分が出てくるが、それは心そのもの同様につねに変化し、形も変わる。

最初のケース・カンファレンスのとき、私のチームでは、マーカスの状況がどうもピンと来ないという話が出た。ジュリアを殺害するまで、彼には暴力行為の前科が一つもなかったからだ。人の首を絞めて殺すには、紐《ひも》や布類で締め上げるにしろ手で扼殺《やくさつ》するにしろ、相手に接近しなければならないし、相当の力と覚悟が必要だ。

今、私の正面に座っている男にはその両方がありそうだったし、それは自分で自分の命を絶つこともおそらくできるということだ。私は彼の姿勢を観察した。背筋をまっすぐ伸ばして胸を張り、手は両膝に置かれ、足は床をしっかりと踏みしめている。いつでもすっくと立ち上がれそうだ。それは、自分の立場を確保し、男性性をアピールする男の態度だった。暗褐色の豊かな髪、青い目、若々しい顔立ちを見れば、彼が女性にモテる理由がわかる。

私は最初の面談のときにいつもするように、どこから話を始めるかを尋ね、私たちが会うことになった理由を確認した。この一見何気ない質問への反応は人によってまちまちで、話を始める時点の選択からもいろいろなことがわかる。マーカスはこの質問を歓迎しているように見え、それは自殺について話したくないからではないかと思えた。

彼のボディランゲージが変化したのがわかった。それまで私を見ていた目を天井に向け、頭の後ろで両手を組み、椅子にゆったりと体を預ける。「どこから始めようか？」疑問形だが、心はもう決まっているのだ。「私は金融マンだ。住宅ローン、投資ファンド、債券。わかるかね？」私は軽くうなずいたが、私がわかっていようがわかっていまいが、彼にはどうでもいいのだろう。マーカスが自分の誕生や幼少時にまでさかのぼる気がないのは明らかだ。彼の話は、叩き上げの成り上がり者ならではの決まり文句だらけだった。「一家の中で、大学に行ったのは私が初めて」で、「いわゆるダイヤモンドの原石」で、「異端児」。三〇歳になる頃には、起業した会社がすでにかなりの成功を収めていたという。

マーカスはそうして終始、自由闊達《かったつ》に喋り、きちんとこちらと目を合わせ、ときには身振り手振りを加えた。どんなに大きな取引をしていたか、ビジネスがどれだけ幅広く、急速に拡大していったかについて話すときにはとくに饒舌《じょうぜつ》になった。自分の成功ぶりを何度も強調し、新聞の取材も受けたし、倍は年上の業界の大物たちとの講演旅行にも招かれたと語る。それが全部本当なら、犯罪者としてはかなり異例だろう。ビジネスで成功するには、まわりへの共感や誠実さといった向社会的な人格が求められるからだ。私は頭の中で、マーカスに関するさまざまな記録と今の話を比較すること、とメモをした。ほんのわずかな食い違いでも大きな意味があるし、経歴について嘘をつくのは自分自身や他者に危害を加えるリスクが高い証拠になる。

自分の大ヒット曲をリストアップする歌手のようにべらべら自慢話を続けるマーカスを前に、本当の成功者はこんなことはしない、と私は思っていた。本物なら、自慢などする必要がないからだ。マーカスはまるで、これは全部事実だとおのれに言い聞かせようとしているかのようだった。そのうちふいに、彼が話題を変えた。急に口を閉じて、自分のことをどう思っただろうと推し量ろうとするように、やや目を細めてこちらを眺め、やおらこう言ったのだ。「ところで、あなたはとても優秀だと聞いている」想像もしなかったコメントだったので何も答えなかったが、彼がわざわざそんなことを言った理由が知りたかった。自分のビジネスの才能を大げさに訴えたうえで、こういう人間にふさわしい「最高のもの」を求めなければ、と感じていたのかもしれない。

面談が始まってからずっと自分語りを聞かされてきた私は、そろそろもっと過去の話に、子ども時代とまでは行かなくてもせめて学生時代のことに戻ってくれることを期待した。ところがマーカスは現在に駒を進め、文句を並べ始めた。失ってしまったものを数え上げ、以前の生活を、とくにせっかく築き上げた巨大ビジネスを恋しがった。それればかりか妻も、自由も、財産もなくした……。所有していた車の話もした。「本当に美しかった」お気に入りのスポーツカーだか何だかを思い浮かべ、うっとり笑みさえ浮かべた。

この頃には、私も少々困惑し始めた。マーカスが病院に送致されてきたときの紹介状の内容とは裏腹に、抑鬱状態にも見えないし、自殺傾向の片鱗《へんりん》もない。彼が周囲に〝言葉の壁〟を築いていた可能性はある。強烈な苦痛に圧倒されないよう、そうやって自分を支えようとする人がときどきいる。なにしろ彼は終身刑の途に就いたばかりで、いわば末期癌と診断されたような状況に慣れなければならないのだ。もっと生きるつもりでいたのに余生を奪われるのは、手元に灯りもないのに真っ暗な部屋を手探りで進むようなもので、前に進む道を見つけるのはとても難しい。

「どうしてこの病院に来ることになったんですか？」ようやくマーカスが口をつぐんだのでそう尋ねると、彼はうんざりした表情を浮かべた。「知っているはずだ。事情は耳に入っているんだろうから」あなたの口から説明してほしい、と私は言った。すると、その日の一言目をくり返す羽目になり、マーカスの頑《かたく》ななまなざしに、たぶん怒りのようなものがひらめいた。「刑務所で自殺しようとし、またやりかねないからだ。そのチャンスがあったらすぐに」私は静かにうなずき、「では、それ以前に試さなかったのはどうしてですか？」と訊いた。予期せぬ質問だったらしく、マーカスは少し考えなければならなかった。「本当のことを言うと」――マーカスの「本当のこと」はほかの人と意味が違うかも、と私は思った――「それまで自殺しようとしなかったのは、刑務官たちが昼も夜も私を見張っていたから、それだけが理由だ」

彼の声には抑鬱やパラノイアは少しも感じられなかった。彼にうっとりしている観客を意のままにする役者のように堂々としている。「だからここではやり遂げてみせる。そのチャンスが来たらすぐに。必ず」私は「そう」ぐらいの応答しかしなかった。マーカスが期待した反応ではなかったらしく、肩透かしを食らったような顔をした。きっと、もっと大騒ぎしてほしかったのだろう。そのとき、お山の大将みたいな態度にそぐわない弱さが垣間見えた気がした。

マーカスの病院送致を要請してきた刑務所の精神科医からはすでに話を聞いていて、何度かの自殺の試みはすべて阻まれはしたが、本気だったことは間違いないという。あるときはＣＤを壊し、破片で喉を掻っ切ろうとしたらしい。マーカスが病院行きになったのは驚くことではない。その刑務所でこの一年のあいだに受刑者が三人も自殺したことを思えば、スタッフにとって彼は相当な重荷だったはずだし、厄介払いしたかったとしても無理はない。そして今、彼の自殺リスク管理は病院の責任になっている。

私は面談の残り時間を、チームで決めたマーカスの管理計画の説明に使った。チームの最終目標は、彼の抑鬱症状の治療に当たり、自殺リスクを減らしたすえに刑務所に戻すことだった。マーカスは鼻で笑い、どんなに自殺を止めようとしても必ず失敗すると断言した。そして部屋を出る前に、ちなみに〝チーム・マーカス〟は全部で何人なのかと尋ねてきた。優秀な専門家たち(か弱い女一人きりではなく)が自分のために全力を注ぐことにご満悦なのが見て取れた。

彼は鬱状態にあるようには見えないが、だからと言って自殺願望があるふりをしているとは言いきれない。病院への移送を決定するには二人の精神科医による鑑定が法律で義務付けられている。彼らがマーカスに欺かれたと考える道理はない。精神医療の専門家を騙すのは、人が考えるほど簡単ではないのだ。

この最初の面談のあと、私はマーカスに抗鬱薬を与え、治療計画の一環としての定期的なセラピーを提案した。それによって彼の人格や人との関係性をもっと探り、自殺が彼にとって何を意味するのか理解できるかもしれない。チームには、起きていようと寝ていようと、つねに彼を監視するよう注意した。私は、まだ研修医だった若かりし頃に診察し、結局自殺を止められなかった二人の男性の顔や診断内容をいまだに忘れられない。二人を何とかできなかったことをずっと悔やんでいた。当時の同僚たちは私を一人にしようとせず、支えてくれた。指導役は、一人についてはその気配は誰にも察知できなかったと私を慰めた。たしかに、誰が見ても元気そうに思えた。指導役はもう一人の患者についても、本人の激しい怒りで、心の奥にあった絶望が覆い隠されてしまっていたと言った。精神医療に関わっていれば、誰もがこうした不測の事態を恐れる。私としては、もう二度と同じ失敗をしたくなかった。人的過失でマーカスが目的を果たすようなことがあってはならない。

「自殺願望があるようにはちっとも見えないんですよね」数週間後、ベテランの看護助手がぼそりとこぼした。もちろん、心の状態がつねに表面化するとは限らないが、抗鬱薬が、それで言えばどんな薬であっても、患者に何の効果ももたらさない場合、その人はそれを必要としていない可能性が高い。マーカスは副作用について不満ばかり並べていたし、刑務所でそうだったように、セラピストから看護師まで、誰にも協力しようとしなかった。

チームは、彼が本当に鬱病なのか、もしかすると苦しんでさえいないのではないかと疑い始めた。「四六時中、私たちに心配してもらいたいだけなのよ」なかなか鋭いある准看護師は言った。まったくだと私も思った。マーカスは自分の自殺願望をどうにかしたいと思っているようには見えず、そのくせ、私たちが彼の言うことを聞かないと、自殺したがっているのをわざと見せつけ、こちらを脅した。忘れられないのは、あるランチ会のとき、ほかの患者たちの目の前で、喉に食べ物やナプキンを詰め込もうとしたときのことだ。それを見た患者たちはひどく動揺した。またあるときは、正看護師の前で、トイレットペーパーを縒《よ》って作った紐で首を吊ろうとした。ジュリアを殺害したときのことをふざけてパロディ化したかのようだった。

そんなことばかりしているから、病棟内の誰もが彼を疎《うと》んじるようになった。マーカスのような難しい患者を担当するときは、普段のトレーニングや同僚のサポート、指導役の助言が役立つものだが、最前線に立つスタッフだって人間だし、とくに経験の浅い者にとってはハードルが高い。スタッフはみななんとかこらえていたが、喧嘩腰のやり取りや一触即発の瞬間が何度も見られた。

それに、自殺の監視を何日も続けなければならなくなると、マンパワーがそちらに割かれてほかの患者や治療に手が回らなくなり、病棟内の業務全体に影響が出かねない。すると患者たちまで不満を漏らし始める。マーカスの反抗的な態度が病棟内の空気をさらにぎすぎすさせた。彼は看護師や食事、患者たちに文句をつけ、私たちを役立たずと罵《ののし》った。聞いた話では、彼はある朝、病棟オフィスに怒鳴り込んできて、「上司を出せ」とわめいた。昨夜、彼の監視役だった夜勤の看護師が居眠りをしていたのを報告したいという。「ああいう無能なやつはきちんと教育しろ。あいつがうとうとしているあいだに、私は死んでいたかもしれないんだぞ」

彼が看護師に付き添われてユニット内を歩いていたとき、わざと人に聞こえるように、こういう無教養で野蛮な連中と同じ場所に押し込まれて本当にうんざりだと訴えているのを、私も見たことがある。こいつらとは何一つ共通点がないと愚痴をこぼす彼は、ここに来た唯一の理由が、ほかの患者たち同様、他人に恐ろしい危害を与えたことだという皮肉な事実をきれいに忘れていた。それ以外にもさまざまなやり方で人を挑発し、他人の会話に嘴《くちばし》を挟んだりした。そのせいで、ほかの患者と喧嘩になりそうにさえなった。

他人の気持ちなどいっさい汲《く》まない、意地の悪い大きな赤ちゃんの世話をしているような気分だった。臨床チームのあいだでは、マーカスは思った以上に自己愛的《ナルシスティック》な人間なのではないかという意見が出始めた。精神医学における自己愛の定義はとても複雑だ。疾病《しっぺい》ではなく一種の人格スタイルとしてとらえられ、自己の権利を人一倍主張し、搾取的で、何かと大げさな人がそこに含まれる。

自己愛《ナルシシズム》の語源は、ギリシア神話のナルキッソスだ。美しい若者であるナルキッソスは、彼を賞賛する者たちを拒み、湖面に映った自分自身に恋をする。これが悲劇なのは、求める相手に近づこうとした彼が、自分だと気づかずに湖に落ち、溺れ死ぬからだ。現実世界では、自己愛性パーソナリティの人は人間関係で悩み、死期が早いという傾向がある。治療を求めて医療機関に来ることもあるが、セラピーではセラピストへの信頼や心の開放が必要なのに、自己愛性パーソナリティの人は弱さを見せず、わざと尊大な態度をとりがちなので、うまくいかないことが多い。他者を支配したり軽んじたりすることで表面的には満足するが、それが助けの手を差し伸べようとする人まで遠ざけてしまうのだ。マーカスには当てはまる要素が多そうだ。

近年では、自己愛性パーソナリティ障がいと診断される例が増えていて、とくにある程度権力を持つ男性で顕著だ。そうなるのは、病的自己愛の特徴が、現代社会における〝健全な男性性〟の概念と恐ろしく重なるからではないか、と私は考えている。

精神医学界には「自己愛はすべて悪いのか。もし違うなら、普通と異常（場合によっては害悪）の境界線はどこに引くべきか」という議論がある。たとえば、思春期の若者にはみな、一度は自己愛に陥る時期がある。私の場合は、私以外誰にも理解できない世界の空虚さと美しさについて、ものすごく下手くそな詩を書くという形で表れた。さいわい、たいていの人はこのプロセスを無傷で（下手くそな詩を発表することもなく）脱け出す。大人になっても自己愛の勢いが衰えない人は、活発でカリスマ的に見える傾向があり、仕事ではチームのモチベーションを上げたり活気づけたりもする。

マーカスにもたまにそういうところが見えた。たとえば病棟の患者ミーティングでは、よりよい環境作りの議論で先導役を務めた。驚いたことに、その場にたまたま居合わせた、マーカスについて詳しく知らない、ほかの病棟の一部の医療専門家たちは、彼はなかなか魅力的な人物だし、あなたたちは彼に少々厳しすぎるとまで言った。そう話した人が全員女性だったことを記しておきたい。このことは、のちに彼の過去がもっとはっきりしたときに関連してくる。

マーカスはその後も、人がどんなに助けようとしても拒み、入院病棟のあれこれに文句を言い、首を突っ込み続けた。スタッフはとうとう、そのうちほかの患者が彼を襲撃するのでは、とまで心配し始めた。そこで私たちは、彼をリハビリ病棟へ移すことにした。病状がそれほど深刻でなく、回復期にある患者がいる棟で、患者たちは病棟の外で作業療法やその他の活動に携わる時間が長い。マーカスは相変わらずほかの患者に怒鳴り散らしていたが、少なくとも顔を合わせる機会は減った。彼の担当セラピストは、彼に自分の気持ちについて考えさせようと辛抱強く面談を続け、私は私で、彼の病院への移送を決定した刑務所の精神科医を見つけ、彼の弁護士ともコンタクトを取った。少しでもマーカスのことを理解するため、過去についてもっと知りたかったからだ。

やがて、彼が話した人生の物語は嘘だらけだったことが明らかになった。たしかに大学には入ったが、一年で退学していた。いくつも事業を起こしたのは事実だったが、どれもうまくいかず、今も借金と訴訟の山に埋もれている。暴力事件は起こしていないものの、これまでに二度、詐欺罪で有罪になり、短期間だが刑務所生活を送っていた。また、昔の話だが、二〇代のときに付き合っていた女性に対し、犯罪性ハラスメント（現在であればストーキングと定義できる行為）で有罪になっている。

家庭生活もでたらめだった。マーカスは妻とジュリア以外に、少なくとも二人の女性と長年並行して関係を続けていた。一〇年間連れ添った妻がそのことを初めて知ったのは、玄関先に現れた警官から夫が殺人罪で逮捕されたと告げられたあとだった。妻は、裁判でマーカスについて証言するため法廷に現れたその女性たちと顔を合わせた。みんなショックを受け、動揺していた。二人の「その他の女性たち」は、マーカスが既婚者だとはついぞ知らなかったし、借金のことも事業の失敗のこともやはり初耳だと証言した。どちらの女性も、しょっちゅう顔を見せなくなるのは重要な仕事で海外出張に出かけるせいだ、というマーカスの説明を鵜呑みにしていた。彼の否定と支配のスキルは本当に見上げたものだった。

刑務所スタッフの話では、それでもマーカスの妻は、彼の刑が確定したあとも定期的に電話をよこし、刑務所に面会に来ていたという。ほかの女性たちが去っても彼女だけは彼に寄り添い続けたのだ。マーカスはセラピーチームに、妻がそんなふうに自分に忠実なのは、それだけ私がいい夫である証拠だと言ってのけた。あれだけ浮気をし、ジュリアに至っては命まで奪ったというのに。私はブラウニングの詩「先の公爵夫人」をいやでも思い出した。この詩の語り手は公爵で、彼は今「目当てのもの」と表現する、新たな花嫁を手に入れようとしている。そしてじつに冷静に、亡き妻を殺したのは、自分に微笑み感謝するときと同じように、ほかの男に微笑み感謝したからだと語る。妻が自分を「特別」扱いしなかったのが悪い、と。マーカスが同じことを言ったとしても、ちっとも不思議ではない。

これまでのところ、マーカスはジュリア殺害についてはほとんど口を閉ざしている。彼女の死の状況は裁判記録で詳しく読み、目撃者はマーカス本人しかいないこともわかっていた。ジュリアが実際にオンラインデートをしていたこと、事件の夜、彼女にアカウントを見せられ「別の男」のことで自分を挑発してきた、というマーカスの話はコンピュータの履歴から裏付けられている。それが事実だとして、ジュリアはなぜそんな行動を取ったのか。マーカスを傷つけようとした？　見栄を張ろうとした？　マーカスはただの友人だと示そうとした？　傷害や殺人といった事件を起こした人間を相手にするときは、加害者と同じくらい、被害者自身やそのものの見方についても考えなければならない。今目の前にいる人物のことを、被害者はどんなふうに見たり聞いたりしたのか想像し、彼らや彼女らにも言い分があるということを忘れないようにするのだ。その人たちの声はすでに封じられてしまったとはいえ。

被害者について考えていると、そのとき加害者が被害者に対して何か演技をしていた可能性、そして今も演技をしている可能性に思い当たる。マーカスは、患者の立場にある限り、私に危害を加えるとは思えなかった。彼の暴力性は、好意を持つ女性への執着に関係していると感じたからだ。私はそこには含まれない。だがそう考えると、マーカスの周囲にいる人間はそれに当てはまる可能性がある。私は、彼を魅力的だとコメントしていたよその病棟の女性医療従事者のことを考えた。殺人事件の背景には、たいてい加害者と被害者の特殊な関係性があり、その関係性の外にいるなら危険はほとんどない。メディアの無責任な報道とは裏腹に、一般に殺人者は、すべての人に等しく危険なわけではないのだ。ただ、マーカスが自分のファンになりそうだと考えた女性をこれからも騙すつもりなら、リスクは継続する。

では、マーカスは被害者ジュリアの警戒をどうやって解いたのだろう？　写真は見たことがないが、なんとなく細身で黒髪の女性を想像した。彼女がマーカスと過ごした最後の夜のことを考える。いつもと違う、と思った瞬間があったに違いない。表情が、あるいは声が変わった？　首にネクタイがまわされたとき、最初は冗談かと思った？　警察の報告書によれば、床で発見されたノートパソコンは、それ自体も暴力を受けたかのように画面が割れていたという。マーカスが拳で殴ったか、床から叩き落したのだろうか？

セラピー中にマーカスが殺害の瞬間に最も近づいたのは、ジュリアにオンラインデートのサイトを見せられてかっとなった、と話したときだ。「彼女は私のことなんて少しも考えてなかったんだ」セラピーをおこなっていた私の同僚に、マーカスはそう言った。「あんなことをされて、私がどう感じると彼女は思ったのか」これにセラピストが、当時あなたは結婚していたし、ほかにも恋人がいたことを思えば、あなた自身は複数の人と付き合ってもいいけれど、彼女はだめだということですかと指摘すると、マーカスは心底当惑したように見えたという。「部屋に誘ったのはジュリアのほうだぞ！　彼女は私を馬鹿にしたんだ」マーカスは声を荒らげた。だからあなたが攻撃したとしても許されると？　そう訊かれると、今度ばかりは立て板に水の答えは返ってこなかった。たいして感情的になっていたわけではないのだから、「いや」とは言えなかったにしろ、返事はできたはずだ。だが、彼は代わりにいつもの文句を並べ始めた。「こんなことを話していても無意味だ。あんたたちは何の役にも立たない。これじゃ、さっさと自殺したほうがましだ」ではどうしてほしいのかと訊かれると、彼は答えられなかった。

次にマーカスに会ったとき、私は事件のあった晩のことをもう少し訊こうとした。前回までに、どれだけいろいろなものを失い、犠牲にしたかについて、彼がいつものようにくどくどと話す合間に、私たちは、彼が若い頃から立ててきたライフプランのことや、それが全部水泡に帰してしまったことも話し合ってきた。

そこでこの日、計画を立てるのがとても大事なことみたいね、と言うと、マーカスはうなずき、仕事の面ではそれが鍵になると話した。「計画を立てるのは好きだ。でも今じゃそれも無意味だ。目の前には空虚な時間が延々と続くだけなんだからな。だからこそ全部終わらせたいんだ……」彼の話がいつものレールに乗る前に私はそれを遮り、あの晩ジュリアの家に行くことにしたとき、最初から彼女を殺す計画だったの、と尋ねた。

マーカスは激怒するかもしれない。いずれにしても、どうせ答えてくれないだろうと思っていたのだが、彼はその質問に驚き、ショックさえ受けたようだった。そして、あれは計画的な犯行じゃない、ジュリアが挑発したりしなかったら起こらなかったはずだと言い張った。彼女さえあれをしなければ、あるいはこれをしなければ、すべて順調だっただろうという、家庭内暴力にありがちな残酷な言い訳だった。悪いのはすべて被害者のほうで、それはたいてい女性だ。じつはあの晩、昔のよしみでジュリアとまた寝られるんじゃないかと期待していて、妻には帰りが遅くなると言ってあったのだという。

「ジュリアがノートパソコンを開いてサイトを見せたとき、どう感じたの?」「腹が立ったし、ほかの男と会っていることを自慢して、古傷をほじくってると思った」その悪意ある口ぶりから察するに、短かった二人の関係に終止符を打ったのはジュリアのほうだと思われ、マーカスからすると、傷に塩を擦り込まれたと感じたのかもしれない。彼女はテーブルの前に座ってサイトをスクロールし、どの男がいいと思うと彼に尋ねてきた。やっぱり私を嘲笑ってる、そうやって恥をかかせようとしてるんだ、とマーカスは思ったという。興味深いコメントだったが、彼はすでに昔語りを始めていて言葉がするすると続いたので、水を差したくなかった。

「ジュリアを止めなきゃならなかった。彼女の言葉を止めないと」殺害方法について、それで合点がいった。彼女の首を絞めて、文字どおりその声を、嘲笑う声を止めたのだ。そのとき私は思い出した。マーカスが自殺しようとしたとき、やはり喉や口、窒息にまつわる方法が数多くあったことを。私たちが彼の延々と続く不平不満にうんざりしていたとすれば、彼の中にもそういう自分がいたのではないか。自殺は、おのれの声を封じる唯一の手段だったのかもしれない。

マーカスは座ったままもぞもぞと体を動かして私から少し顔をそむけ、窓のほうを見た。私もその視線を追ったが、とくに何があるわけでもなく、フェンスの向こう側に、淡い灰色の冬空を背景に黒々とした裸の木々が立ち並ぶ荒涼《こうりょう》とした風景が見えるだけだった。

マーカスがのろのろと話し始めた。ジュリアの首にまわしたネクタイを絞め上げながら、「彼女の目から光が消える」のを眺めた。するとふいに、「子どもの頃、飼っていた犬が、死にかけたキジをこっちに持ってきたのを思い出したんだ」。感情のこもらない声で彼は言った。命の光が消えるのを見た、その二度の体験が驚くほど似通っていたので、自分でも驚いたという。

ジュリアはそんなことになるとは思ってもいなかっただろうし、それはマーカスも同じだったのではないかと今では思う。もし、彼女を殺すつもりはなく、突然怒りに駆られたせいだったという彼の言葉が本当だとしたら、ではあるが。意識が急に現実から乖離し、それが死を招く暴力に帰結する――そういう恐ろしい事態が、じつはほんのささいな行動がきっかけだったという話は、これまで何度も耳にしてきた。つまり心の〝ダイヤル錠〟の最後の番号がカチリと合ってしまったのだ。マーカスの場合のそれは、ジュリアがひらひらと手を振ったことかもしれないし、からかいや侮蔑のように聞こえた彼女の小さな笑い声だったのかもしれない。

暴力犯罪を起こした人のほうが、起こしていない人よりセラピーの進捗が遅い原因は、この現実からの乖離にあるのではないか。マーカスの場合も、その瞬間に立ち戻るために、チーム・メンバーは何か月ものあいだ、延々と続く彼の不満や癇癪、自殺の脅しに耐え続けなければならなかった。

殺人について私に話した直後、マーカスはまた自殺を試みた。今回は服を紐状にして輪を作り、部屋で首をくくろうとした。そろそろセラピーのアプローチを一新させる頃合いだった。次に会ったとき、私は彼に、これ以上病院にいる意味があるかどうか考えてほしいと投げかけた。こけおどしではない。もし治療する気がないなら、刑務所に戻るのが自然な選択だ。実際、薬を飲んでも効果がないし、自殺願望を消すのに私たちはちっとも役立っていないと彼自身が何度も言っていたのだから。

私はさらに、あなたが周囲の人間を遠ざけてばかりいることが心配だと告げた。これでは治療に必要な人間関係を構築するのが難しい。その日の朝も、病棟で介護助手をしているアマンダという若い女性がマーカスの態度に怯えて、私のところに訴えに来たところだった。助けを求めるスタッフの話を聞くのは、RCとしての私の役目でもある。アマンダは親切で、たやすく腹を立てたりする女性ではないと知っていたので、彼女の話に注意深く耳を傾けた。「あの馬鹿」が予定の作業療法に向かうため、朝食の皿を片づけずに食堂を立ち去ろうとしたので注意したのだという。患者はみな皿を片づけることが義務付けられているからだ。それなのに、マーカスの返答は信じられないほど無礼だった。いきなり彼女に悪態をつくと、おまえは役立たずだし、訓練もなってない。クビにしてやる、さもなきゃ行儀を学ぶよう上に訴えてやると言ったのだ。「分をわきまえろ」と言ったも同然だった。

あなたは正しいことをしたし、クビにもならない、と私ははっきり告げた。ただし、アマンダが彼のことを「馬鹿」と呼んだかどうかは確認しなければならなかった。それは一線を越える行為で、事実なら私としても報告しなければならない。患者に対するもっとひどい行動や罵倒はこれまでにも見聞きしてきたし、めったにないにせよ、まま起きることだ。スタッフの仕事の質を向上させるのも私の仕事だ。二人で腰を下ろし、彼女の不満についてじっくり話し合い、患者に対するそういうネガティブな気持ちは、スタッフにとってもけっして「事実」ではないということを確認した。そこにはこちらの感情だけでなく患者の感情も反映されているのだから、気持ちのままに行動してはならない、と。私たちはつねに、コミュニケーションが他者にとって何を意味するかについて考える必要がある。たとえば、自分のことが嫌いな人は他人に嫌われるようにふるまったりするが、それはなにも刑務所や警備病院に限ったことではない。

こういう会話がアマンダとできてよかった。あとで彼女とマーカスのやり取りについてまわりに確認を取ったところ、彼の無礼な態度はアマンダが訴えたとおりだった。アマンダの勤勉さや思いやりを思えば、彼の身勝手さに余計に腹が立った。次のチーム・ミーティングのとき、マーカスのセラピストにいっそこう伝えかった。「マーカス本人に、『よくもあんなひどいことができたわね？　あなたには人を批判する権利なんかない！』とぴしゃりと言ってやりたかった」と。私には彼をこてんぱんにする権利があるし、そういう立場にあると思えた。彼がアマンダやジュリアに対して感じていたように見下して当然だ、と。

でも代わりに私は、チーム・メンバーに疑問を投げかけた。「もしかすると、あなたたちみんなが無力感に苛まれているように、彼自身もそう感じているのかも」私はこの仕事を長年続けるうちに、好きになれない相手の身になって考えることほど思いやりにあふれる行動はないと何度も学んだ。彼を見下す私の感情は、マーカス自身が自分の弱さを軽蔑する気持ち、あるいは長い受刑生活への絶望感が反映されたものかもしれない。それが今、しだいにはっきりしてきた。

次に彼と面談したとき私は、あなたが若い女性をないがしろにし、罰しようとすることが興味深い、と単刀直入に告げ、アマンダと衝突したのも事件での加害性とつながりがあるのでは、と尋ねた。するとマーカスはがっくりとうつむき、両手をしきりに揉み始めた。彼にしては珍しい態度だ。「どうしてそればかりにこだわる?」あまりに小さな声で、身を乗り出さないと聞こえなかった。ここは、あなたがジュリアを殺害し、そう自白したからこそいる場所でしょう、と私ははっきり言った。マーカスはどうでもいいことだというように肩をすくめたが、私は続けた。「でも、あなたはその真実に向き合えていないようね。あなたを助けようとしている人につらく当たるほうが楽だから、そっちに逃げてるみたい」すると、彼はさっと顔を上げて言った。声に怒りと苦痛があふれている。「あの連中は、いや、あんたもだ、私が自殺しようと本当はどうでもいいんだ。誰も私を気にかけない」私は答えず、発言をそのままにした。

ふと気づくと、彼は泣いていた。マーカスが人前でわざと大声でわんわん泣いたことはこれまでにもあって、スタッフからも聞いていたが、これは無言のむせび泣きだった。肩が震え、頬を涙が濡らしている。私は慰めの声もかけず、ティッシュも渡さず、彼が泣くのを止めなかった。

やっと泣きやんだのは、丸々一〇分も経った頃だろうか。マーカスは顔を上げて言った。「そうする必要があったんだと思う」そこで私が彼と目を合わせて「何か必要なものがあるとき、それを手に入れることはとても重要よね、ときには」と言うと、彼は微笑んだ。いつもの偉そうな態度とは違う、心からの笑みだった。そして、思いがけないことを口にしたのだ。「私が望んでいたのは、美しくありたいということだけだった」あんまり意外な言葉だったので、返事に困ったくらいだ。以前、ある患者がだしぬけに「世界はグレープフルーツみたいだとずっと思っていた」と言いだしたことがあったが、ときには突拍子もない言葉や考えをただ受け入れ、それが意味を持つようになるときを待つしかない——最後まで突拍子もないままのこともあるけれど。

マーカスはもっと説明しようとしたが、いつもの饒舌さはすっかり鳴りを潜め、なかなか言葉が見つからない様子だった。「わかってる……刑務所に戻るべきだ、刑期を務めるべきだって。ただ、わからないんだ……先のことが想像できない、ほら、禿げるかもしれないし、デブになるかもしれない。みっともなくなって、誰も私など見向きもしなくなる。そんなのあんまりだ……」彼はそこで黙り込んだ。「あんまりだ?」私がくり返すと、彼が続けた。「こんなことは予想もしていなかった。こんなことが起きるとは。つまり……悪いことをしたとわかってはいるけど、私は悪い人間じゃない。だが、もう元には戻せない」

私たちはすでに一時間近く話をしていて、マーカスの心に相当な負担がかかっているとわかっていた。そろそろ休憩するべきだし、私も彼の言葉についてじっくり思考を巡らせ、スタッフやセラピストから話を聞く必要があった。部屋を出るとき、マーカスが初めて私にありがとうと言い、ドアのところで一瞬こちらを振り返った。精神科医のあいだで〝ドアノブの瞬間〟として知られているものだ——何かとても重要なことを漏らす可能性がある最後の一言。マーカスは、アマンダのような支援スタッフについて思ったことがある、と言った。「あいつらはけっして役立たずってわけじゃない。ただ若くて、それぞれのやり方があるだけだ。そうだよな？」私は、彼が他者について目配りしたことに驚いたが、それを押し殺しながら「そのとおりだと思う」と答えた。

私は彼を刑務所に送り返すのを一時棚上げにすることにした。「美しくありたい」という思いがけない言葉が何を意味するのか、もう少し探る必要があったからだ。彼の幼少時の愛着がどうだったのか疑わしくなってきたが、そのあたりの過去の情報が欠けていた。

あちこちに電話をかけ、無駄骨だったり袋小路に入り込んだ挙げ句、わがチームはついにマーカスの子どもの頃の医療記録を手に入れた。興味深い内容で、それによれば、彼は子ども時代に鬱病と診断され、何度も学校を一定期間休まなければならないほどだった。当時は「児童相談」と呼ばれ、今は児童青年精神保健サービス（CAMHS）の名で知られる機関に、彼とその家族の記録が残っていた。その頃マーカスが受けたセラピーの記録からは、家族の変化の中で彼がどんなに侘《わび》しい思いをしたかがわかる。不在のように見える父親は寡黙で、母親は三人の弟妹の世話で手いっぱいだった。私は、マーカスが一歳のときに養子になったという記録に目を留めた。その数年後、養母が不妊治療の末に子どもを授かり、男の子の双子と娘一人が生まれていた。

幼い頃に親から引き離されたり親を失ったりすることは、一般に不安定型愛着の原因となる。養子縁組もそうした原因の一つだ。とはいえ不安定型愛着自体はごくありふれた現象で、全人口の少なくとも三分の一は、幼少時に親や保護者に対してこれを経験している。マーカスが養子に出された詳しい理由はわからないが、おそらく虐待かネグレクトが原因で生みの親から引き離されたのだろう。だとすれば、愛着に関する私の研究で明らかなように、発達段階に大きな影響があったと考えられる。養父母もまた、彼が必要とした親としてのケアを与えられなかったのなら余計に。養父母は悪い人ではなかったかもしれない。ただ、次々に子どもが生まれたせいで手がまわらなくなったのか、あるいはマーカスが成人後同様、幼児期も難しい子だったのか。児童相談クリニックの記録によれば、彼の養父母はなかなか家族セラピーに応じなかったらしい。養母がかろうじて参加した数回の面談では、セラピーを今後も続けるだけの時間がないと話していたし、養父は最後まで非協力的で、やめろとさえ言っていた。マーカスの心は、ぽつんと取り残されてしまったのだ。

マーカスはまた、子どもの頃から体のささいな問題で何度も治療を受けたり、医師に相談したりしていた。病気のときは、養母も彼に気を配ってくれたらしい。最初に鬱病と診断された当時、養母は、背中やお腹、首が痛いと訴えるマーカスをくり返しかかりつけ医のところに連れていっている。こういう原因のわからない体の痛みは、気持ちをうまく表現できない人に共通する症状で、あらゆる感情は肉体から始まるという理論と一致する。暴力行為のリスク要因がある人には、つらい感情が体の痛みとなって現れることが多い。私もその例を多数見てきたが、そういう人は自分の痛みを言葉にできないせいで、他者に痛みを与えるおそれがある。彼らは、行動を通してしか自分を表現できないのだ。

ただ、だからと言って、このマーカスの養子縁組や養父母との問題が彼のその後の暴力行為につながったとは思えなかった。それはけっして〝ダイヤル錠〟のリスク要因ではない。子どものときに同じような経験をした人は無数にいるが、それで人に危害を加えたり、まして殺したりすることはほとんどない。とはいえ、子ども時代にこそ、彼にとって暴力にどんな意味があるのかを知るヒントが隠されていると思えたので、彼の過去にぽっかりと空いた空白が歯がゆかった。警察記録や医療記録、福祉サービス記録などが全部まとまったセントラルファイリングシステムなどどこにもない。小説の中の探偵とは違って、私がどんなに〝探偵ごっこ〟をしても、必要な情報がすべて手に入ることはないのだ。マーカスがどういう経緯で、〝美しさ〟が愛情や人から好かれることにつながると理解したのかをぜひ知りたかったが、それもきっと最後まで見つからない気がした。

私たちチームは、マーカスがジュリアを殺したことは、人生で初めて出会った女性である二人の母親に二重に拒絶されたことに対する、今もくすぶる怒りと関係しているのではないか、と話し合った。拒絶と敵意の関係、子どものときに拒絶されると大人になってもその影響が続くことについては、すでに幅広い研究がおこなわれている。マーカスの怒りはいわゆる休火山のようなものだったが、ジュリアを前にしたとき爆発した。彼女はたぶん、本来彼の標的だったわけではない。たまたまタイミングが悪いときに悪い場所に居合わせただけだろう。オンラインで「別の男」を彼に見せたジュリアの行動は、マーカスには嘲笑のように見え、同時に拒絶のようにも見えたのではないか。でもそれだけでは、ただ「美しくありたかった」というのがどういう意味なのかが、依然としてわからなかった。

一〇年後、ある衝撃的なニュースが世界中を揺るがした。私はそれでマーカスのことや彼の願いを思い出し、新たな側面から彼のケースを眺めることになった。

二〇一四年、大西洋の向こう側でまたしても銃の乱射事件が起きた。南カリフォルニアの平和な大学街アイラ・ヴィスタで、鬱病の病歴がある二〇歳の学生エリオット・ロジャーが、ルームメイトたちを殺害したのち、手に入れたちょっとした武器類を詰め込んだ車で陽ざしのまぶしい街に向かい、車窓から無差別に発砲して通行人を殺傷したのだ。それればかりか、ロジャーはその様子をずっと動画撮影し、視聴者に向けて実況した。そして警察に囲まれると、動画をネット投稿し、自分に銃を向けた。

のちに、彼が自分の半生をだらだらと書き綴った声明文も、複数の動画と一緒にネット上で見つかった。乱射事件に取りかかる前に投稿したものらしい。声明文でも動画でも、言わんとしていることは一緒だった——仲良くしたい、セックスしたいという彼の望みをことごとく拒んできた女たちがいるこの世界に復讐する権利が、自分にはある。自分を嫉妬させたのは彼女のほうだとジュリアに責任転嫁したマーカスと同じく、ロジャーも事件の責任は自分にはないと言い張り、こんな不本意な女っ気のない生活も暴力事件も、全部〝やつら〟のせいだと訴えていた。

大量殺人の犯人が書いた文章を読む機会などそうそうないので、私は一五〇ページに及ぶロジャーの声明文にじっくり目を通した。同じことがこまごまと長たらしくくり返されて救いがないうえ、死ぬほど退屈だったが、読んでいるうちにマーカスのとめどない苦情のことをいやでも思い出した。その繰り言は彼と彼のケア担当者の関係性を壊し、私たちは徒労感に襲われた。ロジャーにとってもマーカスにとっても、女性は生身の人間ではなく、憂鬱なドラマの脇役でしかなかった。ロジャーの声明文の中では（そして髪の色を変え、服装もあれこれ変えて本人が登場するたくさんの動画でも）、かっこよくなりたいという言葉が何度もくり返されていた。これはマーカスの言う「美しくありたい」と重なるのではないか、と私は思った。

マーカスは、本音を漏らしたあの日以来、少しずつ変わっていった。スタッフやほかの患者たちに対してあまり偉ぶらなくなり、文句も減った。自殺の脅しも少なくなった。そしてついに、あの「美しさ」についてのコメントに立ち返り、セラピーでそれについて掘り下げられるようになった。

マーカスは学校に通いだしてから体重が増え始め、きょうだいや同級生にからかわれた。それでだんだん外見に自信をなくし、自分は誰にも愛されないし求められないと思っては落ち込むようになった。実の母親も赤ん坊の頃の自分の容姿が嫌いで、大人になるのを見たくなかったから養子に出したのだと思い込んだ。不合理だがつらい話で、それは苦しかったわねとしか言えなかった。成人すると、見た目を変え、体を鍛え、食事も変えた。おかげで女性受けすると実感できるようになった。自分がどういう人間かについて嘘で固めた物語を創作した。何人もの女性と同時に付き合うことが重要だった、とマーカスは言った。一人が去っても、ほかがいれば、自分に決定権があると思えた。自分だけぽつんと置き去りになることはない、と。

皮肉にも、マーカスが過去の現実を受け入れて打ち明け始めると、病院に来て初めて、涙を流す、気分が落ち込む、不眠、体重の減少といった鬱病の症状が現れた。院内のさまざまな活動から遠ざかり、口数が少なくなり、何か訊かれても「大丈夫です」としか答えない。かつてのように自殺すると大げさに訴えることはなくなったが、昔私がまだ研修医だった頃、やはり「大丈夫です」と言い続けていた自殺傾向のある男性が、ある日突然命を絶ってしまったことを思い出した。マーカスがおとなしくなったことは、あからさまな脅しなんかよりはるかに不吉だ。その後半年かけて投薬とセラピーを続け、彼はようやく少しずつ鬱から脱け出した。

私たちが手を貸して、マーカスは心の葛藤を解決するチャンスを手に入れた。そして自分が何を必要としていたかを理解し、子どもの頃にそれを与えてくれなかった人々への怒りを打ち明けた。私たちの励ましで、自分の経験だけでなく、まわりの人々の考えや気持ちもきちんと認められるようになり、少しずつ成長していった。そうやって彼は自分が選択した行動の責任を引き受け、自分の務めはこれからも生きて刑をまっとうすること、あるいは本人の言葉を借りれば、ジュリアの命を奪った「報いを受ける」ことだと理解した。やがて、マーカスは人生を別の目で見られるようになったと話し、何かを建て直すにはまずすべてを解体しなきゃならないこともあるんだ、と言った。私たちはそれについても話し合った。

退院後は、彼の妻が住んでいる場所に近い刑務所に移されることになった。すでに離婚が成立していたものの、彼女はこれからもマーカスをサポートし、定期的に会いに来ると言ってくれた。その寛容さに彼は強く心を打たれ、心から感謝して、それを当然の権利としてではなく、思いがけない贈り物として受け入れることにした。刑務所に戻ったマーカスは、私の知る限り、それから一度も警備病院の世話にはなっていない。

思慮深きシャッド・マルナ教授は、悲劇を経験したあとのこうした創造的なプロセスを「埋め合わせ」と呼ぶ（マルナ著『犯罪からの離脱と「人生のやり直し」：元犯罪者のナラティブから学ぶ』明石書店、参照）。マーカスのような人たちが、悲劇を迎える前に心理面のサポートを求めるのが難しいことは私もわかっているが、抑鬱状態にあった太り気味の孤独なティーンエイジャーの「美しくありたい」という必死の訴えを、もっと早くに誰かが聞いてあげていれば、とつい考えてしまう。

とはいえ、たしかエリオット・ロジャーは、若い頃にセラピーや治療をずいぶん受けたのではなかったか。それでも彼の最悪の暴力行為は阻止できなかった。精神に障がいを負ったとき、簡単な答えも確かな治療法もなかなか見つからないのが実情なのだ。マーカスにしても、一〇代の頃には自分の心に関心がなく、他者を信頼することもできなかったかもしれない。そんなふうでは、セラピーをしても役に立たなかっただろう。

大人になってからマーカスがセラピーによってみずから心を開き、過去の心の傷を癒すのをじかに目撃できて本当によかったと思う。マーカスは私の我慢の限界を試し、その敵意を私にも伝染させてしまったし、チームの誰もが彼の大げさな不平不満の訴えの連続にうんざりしていた。でも、なんとかそれをくぐり抜けてよりよい場所にたどり着き、人間の心の可能性を頑固に信じ続ければ必ず前に進める、と確かめられたのだ。たとえとぼとぼとした足取りで、ときには立ち止まったり転んだりしたとしても。

シャーロット
Charlotte

刑務所はどこも騒々しいものだが、女子刑務所はちょっと違う。普通は、ゲートがぶつかり合う音や次々に現れるドアロックに挿し込まれる鍵がジャラジャラ鳴る音、それに金属製の階段やコンクリートの床を動きまわる人々の低く響く足音が加わるが、女子刑務所で私を迎えるのはもっと華やかな音だ。女子校とかしましい熱帯の鳥たちでいっぱいの鳥小屋の中間、というところだろうか。鳥たちは、四角い監房が並ぶ棟の共有部分を、一羽あるいは群れで飛びまわりながらたがいに声をかけ合い、中には私が通りかかると「ちょっと、すみません!」と甲高い声で呼びかけてくるものもいる。

イギリスでは、世界的な経済危機が起きたあとの二〇一〇年に政権交代があり、NHSをはじめあらゆる公共サービスに大鉈《おおなた》が振るわれ、そのあおりでメンタルヘルスケアの予算も大幅に削減された。ブロードムア病院では外部機関による厳しい経営審査が始まって、最終的には私もギアチェンジを余儀なくされた。NHS内で法医学関係の仕事は続けたが、病院からは去り、民間の保護観察サービスで仕事をしたり、刑務所内で勤務したりし始めたのだ。女子刑務所では、受刑者のヘルスケアチームに加わった。その仕事の一つは、治療しなければならない精神疾患を抱えた人や、精神面でなんらかのサポートが必要な人を早めに特定するため、受刑者を鑑定することだった。シャーロットと会ったときの私はちょうど、精神的な問題で刑期を延ばさざるを得なくなった女性たちを支援する特殊な活動に加わっていた。

当時、イングランドとウェールズの受刑者数は約八万四〇〇〇人で、うち女性は四三二〇人だった。〈刑務所改革トラスト〉の報告によれば、二〇一九年には、この数が倍の八〇〇〇人近くになるとされる。男性受刑者は依然として約八万人と予想されているから、伸び率がジェンダー間で大きく異なるが、これは世界的な傾向だ。

各女子刑務所の収容人数は千人単位ではなく百人単位で、八割以上が一年未満の刑期の、おもに窃盗など非暴力犯罪で有罪になった受刑者だ。そのため危険度は低いと見なされ、男子刑務所と比べると自由度が高い。ヴィクトリア朝時代に建てられた殺風景で設備も古めかしくて過密なたいていの男子刑務所とは対照的に、私が仕事で訪れた女子刑務所はどこも現代的で、ちょっとびっくりするくらい設備も充実している。

その日、最初の面談予定者と会うために廊下を歩き、スタッフ用のカフェを通りかかると、カップのぶつかり合う音にまじって、そこで働く受刑者たちの元気のいいお喋りの声が響いてきた。

さらに進むと、囚人用美容室からヘアドライヤーの轟音《ごうおん》とともに笑い声や言い合いの声が聞こえてくる。そこから颯爽《さっそう》と出てくる女性たちの凝った髪型や美しいマニキュアにはいつも驚かされ、自分のヘアスタイルがやけにやぼったく思える。

私は棟と監房番号が正しいかどうかを手元のメモで確かめながら、複雑な造りの施設の中を進んだ。先を歩く人が前方にいるのを見つけるたびに「ゲートを閉めないで！」とか「ちょっと待って！」と声をかけながら。そうすれば、刑務所内での移動を随所で遮るゲートを開け閉めする手間が省ける。患者とはいつも面会室で会うようにしていたが、その日は空いていなかったので、スタッフに安全を確認し、会わないで帰るよりはましだと心を決めて監房を訪ねたのだ。午前中だったから、受刑者たちは食事や作業、運動などに出かけ、房のほとんどは空だった。でも、私がめざした房は扉が固く閉まっていた。ノックをして待ち、時計を確かめる。約束の時間ぴったりだ。向こうもそのつもりでいてくれるといいのだけれど。

扉を開けた女性は白黒写真のようで、眉をひそめて「あんた、誰？」という不躾《ぶしつけ》な一言で私を迎えた。かつては鮮やかなとび色だったらしき髪は色褪せ、細かく縮れて、ところどころに頑固そうな白髪がまじっている。瞳は水色で、肌は土気色。ずっと屋内で過ごしてきたせいか、陽ざしにも風にもさらされた形跡のないのっぺりした顔だ。ぶかっとしたパンツもスエットシャツもやはり冴《さ》えない色で、相対的に私の服がきらきらと輝いてさえ見える。仕事のときには、威圧的に見えないよう目立たない服装を心がけているが、相手がどういう先入観を持っているかわかからないから、それが本当にふさわしい格好かどうか自信はない。「チャーリー？」彼女はそう呼ばれるのが好きだと聞いていた。「ドクター・アズヘッドです。この時間にうかがうとメッセージを送りましたよね？」

「なんの用？」彼女の声は外見と同様に平板で、特徴がなかった。私は、出所を推奨される日付けを超えて刑務所にいる人の相談に乗るのが自分の仕事で、できれば少しお話をしたいのですが、と説明した。チャーリーは一九歳のときに殺人罪で終身刑を言い渡され、最低限の拘禁期間《タリフ》を一〇年と設定された。最近は裁判官がタリフを長くする傾向があるから、もしも今彼女が判決を受けたら一五年とされただろう。

いずれにしても、私が会ったとき、チャーリーはすでに三〇年間刑務所で暮らしていた。受刑期間の延長なんておかしな話だと思うかもしれないが、さまざまなケースに関わってみると、終身刑を科されても一生刑務所暮らしをするわけではないとわかる。裁判官から申し渡されたタリフが終わり、一般市民にとってもう危険な存在ではないと見なされれば、出所を申請できる。チャーリーも一旦はそれで出所したのだが、仮釈放中の反社会的行為のせいで、これまでに三度も刑務所に逆戻りしていた。ただし、人を刑務所に入れておくにはお金がかかるから、この一〇年ほどは刑務所内の混雑解消が躍起になって進められ、こうして私のような精神保健チームを派遣する予算もついている。

チャーリーがどう応じるか予想できなかった。セラピーのために受刑者のもとを訪れたとき、邪険にされることはしょっちゅうで、「くそったれ頭医者になんかに話はないね」から「じゃあどうやってあたしの頭を治すんだよ?」まで反応はさまざまだ。だがチャーリーは、少し話をさせてもらえますかと尋ねると、肩をすくめてくるりとこちらに背を向けたものの、ドアは閉めなかった。歓待とは言いがたかったが、とりあえず中に入った。

そこはたいていの監房と同様、たぶん八フィート(約二・五メートル)四方ぐらいで狭かった。片方の壁にベッドが釘付けされ、反対側に机にもなる棚がある。それに曇り空がわずかに見える窓、衝立《ついたて》で半分隠れたトイレ(最新の刑務所と女子刑務所では〝監房内衛生施設〟が標準となっている)。全体に小ぎれいだった。当人の人となりや家族、関心事を示すたぐいの写真やら小物やらは何もない。机の上に本が積まれていたので、私はタイトルを確かめたくて横目でじろじろ見たが、読めなかった。本なんて一冊も置いていない女性が多いなか、彼女が何を読んでいるのか興味が湧いた。

チャーリーは無言でベッドに腰かけ、私には一つしかない椅子が残された。「さて、私はどこに……ああ、ここに座っていいのかしら? さて……」と独り言で沈黙を埋めようとする。彼女はぼんやりしていて、心ここにあらずに見える。私はなんとか彼女と目を合わせて、私たちのプロジェクトの内容と、仮釈放されては刑務所に戻るのがパターン化してしまった彼女のような女性を助ける目的について説明しようとした。「それで」私は、はいといいえだけでは答えられない、いつもの質問を口にする。「どう思いますか?」

「何が？」うんざりしているような声に、私はいらっとした。私がそんな気分になったのは、いきなり現れた私への彼女自身のいらだちが投影されたからだろう。私たちは二人とも中年だけれど、チャーリーを見ているうちに、そんなふうに腕組みしてベッドに座り、うつむいている一四歳だったときの自分が頭に浮かんだ。何かやりたくないことをやれと言われて、不機嫌になっている私。男の子にもないことはないが、思春期の女の子特有の、人を小馬鹿にした態度というのがある。そういう狭い場所に無言で座る気まずさが募《つの》っていくなか、私は彼女が履いている左右ちぐはぐな靴下の足先に穴が一つあいているのに気づいた。それが、絶対に治ってたまるものかという、ちっぽけだけれど頑固な主張のように思えた。

本当は彼女自身についてもう少し話を聞こうと思っていたのだが、やめにした。経験上、相手が私とのセラピーにまだ同意していない場合はとくに、まず信頼関係《ラポール》を築いたほうがいい。私の手元には、刑務所の精神衛生部の依頼書に添付されていた、チャーリーが有罪になったもともとの事件の概要があった。彼女は一九八〇年代末に起きたギャング団による恐ろしい殺人事件に加わった。再三言ってきたように、現代社会では殺人事件はそう頻繁《ひんぱん》に起きるものではない。一人の人間を何人かで寄ってたかって殺害する〝集団暴行殺人〟で、しかも被害者が加害者と面識がないとなればさらに稀だ。そのうえ、この事件では集団のメンバーがみな若く（全員二〇歳未満）、女性も何人か含まれていたことで、いっそう特異と見なされた。

殺されたエディは、チャーリーの近所にいた六〇代の路上生活者だった。いつも酔っぱらって道行く人に食べ物や煙草をせがんでいたという。ときには野良猫のように警察に追い払われることもあったが、地元の公園のお気に入りの場所にいつしか必ず戻ってきた。きっと誰もがエディのような人をどこかしらで見たことがあるだろう。ベンチで唸《うな》ったりくすくす笑ったりしている、小便とビールの臭いを漂わせた男。人に危害を加えることはないが、母親は子どもを近づけようとしないし、人々は目をそらして急いで横を通りすぎる。

よく晴れた夏のある日、それぞれ学校や仕事をさぼったチャーリーのグループは、公園の草地で寝そべり、酒を飲んだりドラッグをやったりしていた。夕方になり、腹が減ったのでよそに行こうとしたとき、公園の向こうからエディがやってきて、表通りから見えない陰になった場所でくつろぎだした。グループの少年少女たちは、通りすがりに彼を罵ったり、ビールの空き缶を投げたりし始めた。エディは逃げようとしたが、つまずいて転んだ。その瞬間、彼らはいっせいに飛びかかった。警察の報告書によれば、殴ったり蹴ったりするのに加え、割れた瓶や石も使って袋叩きにした。私はそれを読みながら、いくつもの頭をうごめかせ、その邪悪な力を恐れられたギリシア神話の怪物、ヒュドラが頭に浮かんだ。でもエディはヘラクレスではなかったから、身を守れなかった。

裁判で証言した、ジョギング中にそこを通ったという人によると、頭から血を流し、助けてくれと訴えるエディがなんとか立ち上がろうとするのを、チャーリーは阻止していた。彼女ともう一人の少女がそのとき押し倒したせいでエディは地面に倒れ、頭がアスファルトにぶつかる鈍い音がした。検死の結果、死因は「頭部および腹部の複数の打撲による内臓損傷と前頭葉の出血」とされた。さまざまな目撃情報によると、ギャング団はワーッと声をあげ、大声で笑いながら夜の街に散っていったが、すぐに警察に捕えられた。目撃者の証言からも、現場に残されたさまざまな証拠からも、犯行に疑いの余地はなかった。

集団殺人の罪が確定すると、共同被告人たちの多くはあちこちの少年矯正施設に送られた。中にはわずか一五歳の少年もいた。そういう子は一八歳に達したところで成人用施設へ移される。彼らはみな、平均すると一〇年から一五年のタリフ付き終身刑を受けていた。聞くところでは、ほかのメンバーはとうの昔に出所し、刑務所にいるのはチャーリーだけだった。

私はこれを話のきっかけにすることにした。みんながすでに出所していることは知ってる？ なぜあなただけが残ることになってしまったの？ チャーリーは「さあね」というように小さく肩をすくめた。そこで別の角度から再挑戦した。「チャーリー、見ず知らずの相手を殺すことが、とても特異な経験だということはわかっているわ。同じような事件を起こした人のセラピーも何度かしたことがあるから」彼女はこの一言に反応し、うねった前髪越しにこちらを覗き見た。

「なんで？」よし、会話のキャッチボールができた。ここがスタート地点だ。

「人の命を奪えば、自分の人生までがらりと変わってしまうものだから」私は言った。セラピーをすると、自分が人を殺せるような人間だとは思ってもみなかった、自分が赤の他人のように思える、と多くの人が話すわ。殺人を犯した人たちは考えるのが難しいことを考えなければならないから誰かの手助けが必要だし、そういう言葉にしづらい気持ちを言葉にすることがとても大事なの、とも付け加えた。ほかの人生の一大事と違って、殺人犯のための人生マニュアルも、情報源も、ガイドブックもない。だから、これからどうしたらいいのか、殺人犯という未知のアイデンティティをどう扱い、どう前に進めばいいのか、うまく対処できない人がいるのは驚くことではない。セラピーはそのための道具なのだ。

チャーリーは私の言葉を逐一《ちくいち》聞いていたが、話し終えたとき、だしぬけに言った。「あのクソみたいな出来事をもう一度振り返るなんてごめんだね。気分が悪くなっちまう」彼女は体を起こしてベッドに座り直すと監房の灰色の壁に頭をもたせ、脚を突き出して、汚い靴下の穴をこちらに向けた。世界のどこかに、足の裏を人に見せることを攻撃と見なす土地があると耳にしたことがある。でも彼女の場合、私とのあいだにもう少し距離を取りたかったのだと思う。「外に出たってあたしには何もないんだよ」チャーリーはつぶやいた。「それにあたしは人の命を奪った。なのにあたしが命を持つ権利がある？」

これはとても気になる風変わりなコメントだ。命を財産か何かみたいにたとえている。それが彼女自身から出てきた考えだということに、私は俄然励まされた。そこには、自分の経験を言葉にすることができる可能性が垣間見えた。それこそが、セラピーならではの華麗な言葉のダンスが始まる最初の一歩だ。

チャーリーは抵抗感があるふりをしていても、本当は前に進みたがっているのかもしれない。

私が立ち去る前に、彼女はまた会う約束をしてくれた。それに私が、二人で大仕事でも成し遂げたかのようにやや大げさに「大変けっこう！」と言うと、にこりと笑みまで浮かべた。私のことをお馬鹿さんだけど悪いやつじゃない、と思ってくれたみたいだし、少しは暇つぶしになると考えたのではないか。私は扉のところで足を止め、彼女の本の山のほうを示した。「読書家みたいね」そして、その中の分厚いハードカバーの本を指さし、それは何の本かと尋ねた。するとチャーリーは振り返って確認し、『『理想の花婿』だよ。インドの人が書いた本」と答えた。「へえ」私は彼女の本の選択に興味を持った。ドアのところでまた振り返ると、チャーリーは私が何に興味を持ったのか確かめようとするように、本のページを繰《く》っていた。

その本についてとくに何か匂わせるつもりはなかったのだが、実際すべてのものには意味があり、個人的空間に置こうと選んだものは必ず何かしら伝えてくれる。〝内側《インテリア》〟と呼ばれるのにはわけがあるのだ。小説家は比喩を使うものだが、それも一種の〝感情転移〟［患者が、親など重要な他者によって抑圧された感情を別の人（たとえば医師など）に向けること］だと、私の恩師マレー・コックスはよく言っていた。患者がセラピーの対話の中で比喩を使うとき、そこには重要な意味がある。また、児童文学者のE・B・ホワイトは、読書をするのは心が冴えている証拠だと言ったが、〝心が冴えている〟状態は効果的なセラピーに欠かせない。

監房を出た私は、受刑者の記録がある刑務所の保護観察部に行き、裁判記録を含めたチャーリーのファイルを求めた。しだいに彼女に興味を覚え、背景をもう少し知りたくなったのだ。でも、記録を読むうちに気持ちが沈んだ。気の滅入るようなよくある人生の物語に、むなしさと怒りを覚えた。

チャーリーは幼い頃から麻薬依存症の母親から身体的虐待やネグレクトを受けて、何度も地元自治体の保護を受けていた。ソーシャルワーカーの介入でとうとう親から引き離されたのは七歳のときだ。里親家庭でも幸せにはなれなかった。最初の里親からは言葉の虐待を受け、次の里親からは拒絶された。おそらくはそうして受け入れ先が見つからなかったせいで、結局一〇歳のときにまた母親の元に戻されたが、そこには新たな義父と二人の義兄が待っていた。バージョンアップした実家はちっとも改善されていなかった。大人たちは喧嘩ばかりして、たがいや子どもを攻撃し、兄たちは弱い義理の妹をいじめ、虐待した。チャーリーが思春期に入ると、そこに性的虐待まで加わった。あるソーシャルワーカーのメモには、兄たちが「しょっちゅう自分を捕まえて、胸や性器にさわってくる」とチャーリーが訴えていた、とある。

それと比べれば、学校は彼女にとって天国だったようだ。授業でも課外活動でも、ときには騒いだり乱暴な口をきいたりしたものの、国語と美術の成績はよかった。教師の一人に、大人になったら障がい児に関わる仕事がしたいと話していたという。だが、一〇代に入ると試験や宿題に苦労するようになり、ほかの生徒と喧嘩をした。とうとう一五歳のときに停学になって、家を飛び出し、同じような境遇の子どもたちと街で過ごすようになった。彼らは正確には〝ギャング〟

ではなく、同じ方向（おもに権威から遠ざかる方向）に動く、一まとまりの有機体だった。当時のセラピストは、自分のアイデンティティ、グループに所属している感覚、群れで行動することによる匿名性という、たがいに矛盾する組み合わせをチャーリーが心底楽しんでいたことを記し、「グループでいるといつも以上に勇敢になれると彼女は言う」と書いている。

所属する感覚は、家庭でそれを一度も経験できなかった場合はとくに貴重で、引き換えにギャング団への忠誠を強制され、犯罪行為に加担しなければならないとしても、たいしたことではない。問題は、まだ独立した個の感覚が完全に確立されていない若いときには、自分のアイデンティティとグループのアイデンティティの境界が曖昧になりかねない点だ。どこまでが自分でどこまでが他者かはっきりしないと、現実の境界を把握するのも困難になる。大人になったとき、たとえば刑務所内でも、このような個の感覚や自分独自の考えが欠けていると悲惨な結果が待っている。抑制を解放するドラッグやアルコール、そしてギャング活動によるアドレナリンの放出は、とくにこの境界消失の感覚を増長する。チャーリー自身、以前のセラピストに、グループで万引きをしたり、車を盗んで乗り回したりすると「すっごい興奮する」と話していた。

彼女はあるときソーシャルワーカーに、新入りの年下の女の子たちのことを守らなきゃならないから、あたしが姉御役になって、通りで襲われてレイプされたりするのを避ける方法を教えた、と話している。でも残念ながら、自分自身の身は守れなかった。一六歳になったばかりの頃、グループの代表として、地元の売人のところにドラッグを買いに行ったとき、彼女の二倍は年上のその男にレイプされたのだ。激怒したチャーリーは、思いがけない行動を取った。なんと地元警察に出向き、男を訴えたのだ。レイプの被害者はえてして泣き寝入りしがちだから、それだけでも驚きだが、いつもは法を破る側の彼女が訴えたのだから余計に衝撃だった。

結局、チャーリーの訴えは捜査につながらなかった。レイプ捜査や訴追手続きが大幅に改善された今ならこうはならなかっただろうが、それは三〇年も前の話だった。唯一さいわいしたのは、その訴えによってチャーリーは養護施設に連れ戻され、そこで一八歳まで過ごせたことだ。彼女は施設になじみ、態度も前向きになって、できれば障がい者と関わる仕事か、動物愛護関係の職に就きたいと職員に話していたという。とはいえ、施設にいるあいだも器物損壊や窃盗などの軽犯罪で何度か警察の世話になり、定期的にドラッグを使い、酒を飲んだ。

チャーリーの人生は、ちょっと進んでは失望や障害物に立ちはだかられる、負けてばかりの長いすごろくのようなものだ、と言ってしまうのは簡単だ。一八歳の誕生日が来ると施設を出なければならなくなった。それはつまり、大人の仲間入りをするにはまだ傷も癒えず準備もできていないのに安全な環境を失うということだった。その日が来ることは前からわかっていながら、当日チャーリーは誰にもさよならを言わず、去り際に、今までいちばん安心できた場所の玄関扉のガラスを全部叩き割った。癇癪を起こして何かをめちゃくちゃに壊す癖は受刑期間中もずっと続き、〝すごろくで前に進み損ねる〟と決まってそれは起きた。

次の面談の前にも、また破壊衝動があったと聞いた。今回は自分の監房内を荒らし、あのがんとした小さな場所で破壊できる限りあらゆるものを破壊した。突然かっとなったかと思うと、わずかな私物を部屋中に投げつけ、本のページを破り、物を壊し、刑務官たちが慌てて止めに入ると大声でわめいて抵抗し、死んじゃいたいと叫んだ。原因はほんのちょっとしたこと、たびたび起きるイライラの一種で、いつもなら平気で流せるような問題だったらしい。つまり、図書室を訪れるための申請書を提出していた彼女に、刑務所職員の一人が、許可が出るまでもう少し待ってと言ったのだ。

私との初めての面談がチャーリーの心をざわつかせ、今回のエピソードにつながったのだろうか、と考えずにはいられなかった。あの日、私が監房を立ち去るときには落ち着いて見えたが、コミュニケーションが引き起こす強い感情は表に現れるまでに時間がかかることがある。どんな人でもそうだが、とくにチャーリーのように長年自分の感情を拒絶したり避けたりしてきた人の場合は強烈な形で表出する。心はいくつもの層が重なり合う構造になっていて、一定の深度に達して初めて爆発する水中爆雷のように、どの言葉がいつどこで爆発を起こすか誰にもわからない。

私が帰り際に本について言ったことが、彼女の何かのパラノイアを刺激したのかもしれないし、準備不足のまま私が彼女の犯罪に触れたことが気に入らなかったのかもしれない。あるいは、好きなこと（図書室に行くこと）を先延ばしされたことが暴力を引き起こしたのか。私はチャーリーの保護観察官と連絡を取り、彼女の前回の仮釈放が取り消された理由を尋ねた。すると、現在の状況とほとんど瓜二つだとわかった。仮釈放中の人が暮らす中間施設のスタッフの一人に、書面できちんと許可を取ってからでないと外出はできませんよ、と止められたせいで喧嘩になったのだ。どうやらそこには一定のパターンがありそうだった。

癇癪を起こしたあと、本来は規定によって新しい監房に移るところを、チャーリーの場合はそうならなかった。損傷はたいしたことがないので、できればここにいたいと本人が望んだのだ。しかし、警告処分を下され、自殺をほのめかしたことから、ACCT登録されることになった。ACCTとは、評価《アセスメント》、ケア、監護《カストディ》、処置《トリートメント》プロトコルの略で、これに登録されると、ノートの入った派手なオレンジのファイルをつねに持ち歩き、自分には自殺の危険があるとスタッフやほかの受刑者たちに周知させなければならない。受刑者の安全を確保するためにお役所仕事として設定された〝万全の対策〟という点では名案かもしれないが、チャーリーがいやがることは最初から予想がついた。〝登録者〟はほかの受刑者からからかいの的になるだけでなく、そのオレンジ色が「この子はほかと違う」という派手なシグナルを発する。チャーリーができるだけ壁に溶け込み、誰でもない灰色の誰かになりたがっているのは明らかだった。

思ったとおり、彼女はACCTファイルを忌み嫌い、食堂その他あちこちに一度ならず「うっかり」置き忘れ、お願いだから〝登録者から解除〟してほしいと何度も訴えた。今まで自殺願望なんてなかったし、極度の興奮状態だったときに一度そうわめいただけだ、と。

マーカスの章で書いたように、刑務所や精神保健施設では自殺はつねに重大事案としてとらえられ、自殺したいと誰かが言えばけっして無視できない。スタッフがとくに敏感になったのは、ほんの一か月前に近くの刑務所で似たような脅し文句を並べた受刑者を登録しなかったところ、本当に首を吊って命を絶ってしまい、メディアから激しく非難されたからだ。一部の精神保健施設では、自殺はけっして起こしてはいけない事象とされているが、この考え方は、万が一患者や受刑者がみずから命を絶ったときには医療従事者が責任をとらされる、独断的で一方的なものだ。

そもそも現実的ではない。ケアをする人《ケアギヴァー》は失敗すると当然のように批判されるが、ケアが行き届かないのは個人だけでなくシステムの問題でもある。たとえば医師なら、治療に必要な正しい手段や訓練が与えられていなかったのかもしれない。自殺につながる自己への暴力や絶望は、血栓や心筋の壊死《えし》と同じくらい危険度が高く、進行すると医療専門家が食い止めようとしても食い止められない。どんな心臓外科医にも救えない命があると言われるように、どんな精神科医でも自殺を望むすべての人を救うことはできないのだ。

皮肉なのは、（塀の外にしろ中にしろ）精神保健サービスがこのリスクを背負わずに事業を継続したければ、自殺リスクのある人に手を差し伸べるのをやめるしかないという点だ。実際、NHSの公立病院の中には、自殺者を出したときの法的・社会的影響を避けるためにそういう決断をしたところもある。つまり、誰より治療や相談相手を求めている人の手に、それが届かないということだ。結果がどうなるかは明らかで、胸が痛む。

数週間後、チャーリーと私は初めて正式なセラピーをした。場所は、悩みを抱えた受刑者たちをサポートする善意のボランティア・グループ〈リスナーズ〉が普段使っている小部屋だ。あまり居心地のいい部屋とは言えなかった。窓もないし、薄汚れていて狭苦しい。ドアの小さなガラス窓越しにわずかに光が入り、通りがかりの人が中を覗ける。室内は細い五角形のような変わった形をしていて、本来は向かい合う椅子のあいだに広めのスペースがあるのが望ましいのだが、チャーリーの監房で会ったときのように、近距離でぎこちなく向き合うしかなかった。

チャーリーは、座るやいなや例の不快なオレンジのファイルを椅子の下に突っ込んだ。彼女が自分の弱さには触れたくないと思っていることが如実に表れた行動だ。ここを出るときにそれを忘れないでと声をかけること、と頭にメモをする。

今日のチャーリーは、体にまったく合っていないトレーニングウェアの上下を着ていて、左脚にあるビュンと飛んでいくようなメーカーの商標が、もう何年もビュンと飛ぶように走ったことなどない、刑務所の食事と運動不足のせいで太ってしまった女性には残酷すぎる皮肉に見えた。チャーリーに関するファイルで見た、ほっそりした少女だった頃の写真の片鱗はもうほとんどない。目を大きく見開き顎《あご》を突き出してこちらを睨んでいるその写真の顔は、挑戦的ながらどこか脆《もろ》そうで、私はそれを見たとき、なぜかマイラ・ヒンドリーの警察写真を思い出した。

ヒンドリーは、一九六〇年代のイギリスで子どもばかりを殺した恐ろしい連続殺人犯だ。ブリーチしたブロンドの髪がもさっとふくらみ、目にごてごてとメイクを施した、不機嫌そうなのにおどおどとこちらを見る二〇代の頃のヒンドリーの顔は、逮捕当時メディアで広く報じられた。

私自身は一度も会ったことがないが、年をとってからの受刑中の写真は見たことがある。その頃には、チャーリーと同じようにどこにも特徴のない目立たない姿になっていたが、人々に定着した彼女のイメージは、永遠にあのセピア色の写真のままだ。

私はすぐに、チャーリーの機嫌がよくないのに気づいた。まるで私がいるのに気づいていないかのように、いきなりオレンジのファイルについて「クソくだらない」と文句を並べている。続いて喧嘩をした刑務官についてべらべら喋ったが、その口調や言葉遣いは、私に同意を求めるかのようだった。「あたしに本を読ませないつもりなんだ。天才的だよね？　ほんとにくそったれだよ。そうやってみんなを思いどおりにして、お偉くなったつもりなんだ。くたばれって感じ」

私は無表情を保ち、もちろん肯定も否定もするつもりはなかった。メディアは刑務官をステレオタイプに描くし、実際、矯正施設は他者を虐《しいた》げるのが好きな人間を引き寄せがちではあるが、私の経験では、刑務官はみな熱心で、仕事が思うようにいかなければ憤るような、人情味のある人たちだ。少人数で大人数を管理しなければならない場では、恐ろしい思いをするだろうし、仕事もきついに違いない。

実際、受刑者は増加しているというのに、一〇年前と比べて約三割も人員が削減され、厳しさはいよいよ増している。その結果、過去五年間だけでも刑務官への暴力は三倍になった。刑務所の各棟には翼《よく》があり、それがさらにブロックに分かれて、各ブロックには最大で二五人の受刑者が暮らしているが、ブロック一つを管理する刑務官は通常たった一人だ。精神疾患患者、性悪、嘘つき、臆病者、悩める者、自己破壊傾向のある者、ときにはそれらを全部一人で抱えている者さえいるのに、刑務官はそんな彼らを一手に引き受けなければならない。相当粘り強い性格で、人間を信用していないとできない仕事だと思う。最近出会ったある刑務官から、「どんなに狂暴な受刑者でも、その内側には善人がいて、必死に外に出てこようとしている」という考えを聞いたときには、とても感銘を受けた。

とはいえ、私は長年にわたって男女どちらの刑務所でも大勢の刑務官と身近に接してきて、ヒエラルキーのあるどんな施設にも、いや、その意味で言えばどんな社会階級にも、いい人間もいれば大バカ者もいると知っている。地元で仕事を探さなければならなかっただけ、というケースも多く、総じて刑務官は若くて訓練不足だ。受刑者たちに刑務官との関係について話を聞くと、毒親と子どものような間柄から相互に敬意を払い協力し合う関係まで、さまざまだ。問題は刑務官の定着率で、最近の調査によると、刑務官の約三分の一が二年未満の経験しかないという。

私はチャーリーに、あなたとトラブルになっている刑務官は、刑務所のルールは絶対だというところを示したかったんじゃないかな、と尋ねてみた。これは、彼女が自分自身と同様に他者の心で起きていることを推し量れるかどうか、「考えることを考えられる」かどうかを調べる質問だった。そんなこと誰でもできると人は考えがちだが、中にはそれが難しく、問題行動を起こしてしまう人もいるのだ。

反発を食らうかもと思っていたが、返ってきたのは意外な反応だった。「そうだね」チャーリーはため息をつき、椅子に体を預けたのだ。私は心強く思った。他者の見方について考えさせたとたん、彼女は怒りを収め、室内の緊張感も明らかにやわらいだからだ。「彼を誤解したみたいだ。あたし、急に何を思ったんだか」チャーリーはそう言った。よく聞く一言だ。私はそれを聞くたびに、急にそう思ったわけではなく、たぶん前から思うところがあったのだろうと感じる。その点については、いずれもう少しゆっくり探っていけばいい。

でも、面談のあいだ彼女の不満の訴えは続いた。話は「くそったれ」な刑務官から図書室の本の「最低なラインナップ」まであちこちに飛んだが、私はずっとただうなずいていた。時間の終わり間近になってようやく、ここまでの話題はあなたの外側のことばかりだったと思うけど、あなたの頭の中、あなたの内面の話も聞きたいな、と告げた。チャーリーは面食らって、しばらく考え込んでいたが、やがてうなずき、自分の中の怒りをコントロールする方法を身につけるべきなのはわかってると言った。「あなたにとって、怒りはどんなもの？」と尋ねると、彼女はすぐさま答えた。「すごく熱い。まるでドラゴンの息みたい」とても意味深な言葉だった。あとでメモし、じっくり考えなければならない。彼女のドラゴンは誰か？　内側にいるのか、それとも外側か？

翌週、チャーリーは約束の時間に現れたものの、また自分の殻にこもり、暗い顔でスリッパを履いた足に目を落としていた。席についてからもずっと黙り込み、結局、その様子では自分から話をする気はなさそうね、と私が沈黙を破った。彼女はさっと顔を上げて言った。「こんなの馬鹿げてる。頭の医者《シュリンクス》なんて役に立ったためしがないんだ」私を試そうとしている、と思った。〝シュリンクス〟という呼び方を誉め言葉として使う人間などいないし、そう呼ばれたらどんな精神科医でも、拒絶されたか見下されたと思うだろう。その単語の語源は知らないが、戦利品としてのさらし首のイメージと結びつけられるのは気持ちのいいものではない〔「ヘッドシュリンカー」には切り取った頭をさらして保存する首狩り部族の意味がある〕。チャーリーがわざわざそんな言葉を使ったのは、彼女が精神科医を敵視しているからだろう。このこともドラゴンと一緒に頭にメモしておこう。精神科医を弁護するのは私の役目じゃないし、私は、彼女を担当したこれまでの精神科医たちが「役に立ったためしがない」と見なされた理由を知りたかった。

シュリンクスという言葉を使ったのは、希望がないってこと？ 私がそう尋ねると、チャーリーが疑わしげに目を細めた。「どうしてあたしが希望を持たなきゃいけないの？ 希望を持ってほしいわけ？」彼女がこちらの意図を読もうとしたのは興味深かった。「あんたたちが何を望んでるのかよくわかってる……良心の呵責《かしゃく》を感じてほしいんだろ？ 悪いけど、そんな気持ちはこれっぽっちもない。あの頃は若かったんだ、事件が起きたときのあたしは。今のあたしは別人だし、事件のことを悲しんでもいない。悪いね。責任を感じてるふりなんかする気はないよ」

これは複雑だ。チャーリーは聡明だし、刑務所生活も長い。だから、司法や刑務所の専門家たちは、罪の意識を持つことが再犯のリスク減少のサインと考えると知っている。実際「受刑者が良心の呵責を訴えた」という項目が、リスク低下の指標として仮釈放認可チェックリストに存在する。もっともな話だ――もしそれが事実なら。問題は、その裏付けはほとんどなく、むしろ研究データによれば、罪の意識は再犯リスクの減少とはほとんど関係ないことがわかる。そう知ったときは私も驚いたが、長年観察していると、ポジティブな要因（たとえば向社会的態度、人に積極的に協力やケアを求める、人生を変えるには気持ちを変えるべきと理解しているなど）のほうが、リスクを軽減させるものだ。私の経験から言うと、犯罪者は、後悔の気持ちなら比較的持ちやすい。良心の呵責に比べれば自分を責めずにすむし、感情への影響も少ない。また後悔は、別の選択肢を選ぼうとする変化を促す言葉であり、変わろうとすることは新たな考えや行動に欠かせない。

私は〝良心の呵責〟みたいな言葉をチャーリーに対して使ったことはなかったので、チャーリーが私の考えであるかのように言うのは興味深かった。それが当然のことなので、本当は罪の意識を感じたい、とどこかで思っているふしがあった。また、チャーリーの怒りは、私が見ているのは過去の彼女だけ、つまり色褪せた警察写真の中の一〇代だった彼女のことだけで、大人になった今の自分ではないのでは、という不安から来ているのかもしれなかった。良心の呵責には賞味期限がある、という考えもなかなか面白く、それについてはあとで掘り下げようと思ったが、今は彼女の考え方を確認するのが先だった。「わかった。今のあなたには罪の意識はない、それが正直な気持ちってことね。じゃあ後悔は？　自分のしたことを後悔はしてる？」

「当然だよ！」チャーリーはまだ怒っていたが、私に対する怒りではないと思えた。「今も、なんであんなことになったのかわからない」そして突然、彼女は私を事件の夜に招いた。私は彼女と一緒に夜の公園にいた。腹を空かせ、酩酊して、仲間たちを追いかけて裸足で草の上を走りまわった。チャーリーの話を聞いていると、光景がありありと浮かんだ。渾然一体となったギャングたちの、年老いたホームレスへの集団的な怒りと嫌悪感に、彼女は「いつしか巻き込まれ」、男を追いかけるみんなに仲間入りしていた。誰かが男の酒をつかみ、やめてくれと助けを乞う男から寝袋を奪った。そして、彼女と、彼女が尊敬していた年上の少女が男を押し倒した。地面に頭がぶつかるぞっとするような音が聞こえ、耳から血が流れ出すのを見たが、「写真か何かみたいに」全部自分とは無関係なことに思えたという。

記憶をたぐり寄せるチャーリーのまなざしも表情もぼんやりしていた。「あの人はただそこに横たわってた……少しぴくぴく痙攣《けいれん》してたけど……それで死んだ。そうやってあたしはそこに加わったし、すごく後悔してるよ。でも後戻りはできない。二度と、絶対に」そうくり返すのを聞いていると、リア王が哀れなコーデリアを腕に抱いて苦しみ嘆く、「二度と、二度と、二度と、二度と、二度と……」という台詞が思い出された。単純な反復で表現する苦悩。リア王は、今チャーリーがつぶやいたのと同じ、絶望的な真実を目の当たりにしていた――死は取り返しがつかない。

そのとき私たちは、チャーリーの混沌とした内面世界を探り始めようとしていると感じていた。彼女が、自分が出来事や感情に影響を与えるには暴力に訴えるしかなかったという開き直りと、素直な無力感と絶望とのあいだで揺れ動いているのがわかった。子どもの頃に強烈なトラウマや不幸に見舞われた患者にはこういう迷いがよく見られ、この手の極端な暴力性と受動性というのは、便利に使い分ける別々のペルソナなのだと私は考えるようになった。ペルソナとは、古代ギリシアの〝仮面〟を意味する言葉で、私たちの心がまわりの状況に応じてどう動くか考えるのに役立つ。つまり、そのときの感情をきっかけに、心は異なる人格をつけたりはずしたりするのだ。シェイクスピアが人生を芝居になぞらえ、そこで「大みえを切ったり悩んだり」している男も女も「ただの役者にすぎぬ」とみごとに表現したのもうなずける。

私には〝乱暴なチャーリー〟のペルソナが、一九六〇年代にアメリカ人心理学者のメルヴィン・ラーナーが考えだした〝公正世界仮説〟を反映しているように思えた。ラーナーは、広範な調査の結果、世間には「成功者は恵みを受ける資格を持ち、犠牲者が苦しむのは何かの報いだ」と考える傾向が広く存在していることを発見した。簡単に言うと、良いことは良い人に起き、悪いことは悪い人に起きる、ということだ。こういう〝当然の報い〟的な考え方は今も世の中にはびこっている。だからこそ、すでに見てきたように、ときに被害者が加害者になるケースがあり、それは私たち司法精神医学や司法心理学に携わる者がくり返し直面するテーマでもある。

チャーリーや彼女と似た境遇の人々は、虐待やトラウマの記憶を心に取り込み、良いことが起きる世界から排除されるなら、そういう喪失や拒絶、嫉妬心が自分をさらなる〝悪いこと〟に向かわせるのは仕方がない、と信じるようになる。彼らはまた、人生に起きる悪いことや〝良い人々〟から言い渡される罰から身を守るため、他者をもっとコントロールしなければという切迫感にも駆られる。

だがその一方、彼女のもう一つのペルソナである〝受け身のチャーリー〟は、自分よりまわりにいる人々のほうが力が強く、すぐれた手段を持っていると信じている。そういう心理状態にあれば、何に対しても責任をとる必要がなくなる。彼女が事件について話してくれたときも、「今も、なんであんなことになったのかわからない」と最初に言った。本人の表現を借りるなら、自分はただ「いつしか巻き込まれ」ただけで、みずから選択したことは一つもない。やったのはギャングたち、仲間の年上の少女であり、すべては「写真みたい」で現実感がない。そういう筋書きのおかげで恥じる必要がなくなり、生きることにようやく耐えられたのだろう。刑務官に対して自殺をほのめかしたのはけっして根拠のないことではなかったのだと私は思い始めていた。今までは自分にそう言い聞かせて、死にたくなる気持ちを抑え込み、身を守っていたに違いない。

さらに数か月間セラピーを続けるうちに、チャーリーは気持ちや過去についてしだいに話せるようになっていった。彼女の気分は週ごとに揺れ続けてはいたが、日によってどちらの仮面をつけているかが以前よりわかるようになり、チャーリーが部屋に入ってくるとすぐそれについて話し合った。また、彼女の人生のほかの出来事についても話し、彼女がどんな小説を読み、どんな話が好きかも尋ねた。

ある面談で私は、初めて彼女の独房を訪ねたとき、ヴィクラム・セスの小説について問いかけたことを持ち出してみた。あなたはどうしてその小説を選んだと思う？　でもその日は〝受け身のチャーリー〟だったので、彼女は肩をすくめ、その本を選んだのは自分だということさえ認めようとしなかった。そこで私はウィリアム・ゴールディングの『蝿の王』を勧めてみた。ひょっとすると彼女を動揺させるかもしれない、とわかってはいた。集団で殺人を犯す少年たちのことが描かれているのだから。でも、それが私たちのセラピーに何か影響を与えてくれそうな気がしていた。チャーリーは提案に対して何も言わなかったが、私も無理強いはしなかった。

　次の面談に現れた彼女は元気モードで、今朝、同じ棟の別の受刑者が刑務官と喧嘩騒ぎを起こし、そのせいでいろいろな権利を取り上げられてしまったことを面白おかしく話した。気づいたらとんでもないことになっていたその受刑者が怒り狂い、芝居がかった様子で「あんまりだよ！」と泣きわめくのを真似ながら、チャーリーはくすくす笑った。でも、それに対して私は笑いもせず、言葉もかけなかったから、ぎこちない沈黙が下りた。

「どうしたのさ？」チャーリーが問いかけてきたので私は言った。「あなたは笑ってるけど、それってつらいし、ぞっとする出来事でもあるわよね？」するとチャーリーは顔を紅潮させ、目をそらして言った。「わかってる」さらに、「その光景を見ながら、何かわかったことがあるんじゃない？」と訊くと、彼女は深いため息をつき、私と目を合わせた。「ほかの人たちはそういう目で見てるってことでしょ？　刑務官相手に腹を立ててるとき、あたしのことをそんなふうに見てる。つまり、ちっとも笑えない」チャーリーがこの新たな気づきについて考え始めるのを、私は感心しながら見守った。「彼女が物を投げたり、吠えたり、刑務官を蹴とばそうとしたりするのを見て思ってた。『あんた、あんなふうだったんだよ？　大人のくせに馬鹿みたいに癇癪を起こして！』それからこうも思った。『癇癪を起こすのは子どもだ。ガキだよ』だから……」チャーリーの声が小さくなって消えた。「だから？」私は先を促した。

「それでふと思ったんだよ……だけどあたしは子どもじゃない、って。だって、見てよ。あたし、もうすぐ五〇なんだよ？」彼女は椅子を後ろに押しのけて立ち上がった。自分が大人だと気づいたことにショックを受けたかのようにふらついている。「あたしの本当の名前はシャーロットだけど、子どものときからずっとチャーリーって呼ばれてた。それって大人の名前じゃないよね？あたしが自分の独房をめちゃくちゃにしたとき喧嘩したあの刑務官もさ、あたしをチャーリーって呼ぶ。いや、もっとひどい。『チャーリーちゃん』って言うんだ。『落ち着いて、チャーリーちゃん』みたいに。それが胸にぐさりと刺さった」

「ドラゴンが飛び出す？」私は言った。出会ったばかりの頃に使ったドラゴンの比喩は、〝これは重要な話題だ〟ということを意味する暗号になった。「あたしに勧めてくれた、あの離れ小島の子どもたちの本だけどさ、あの子たちのそばにはコントロールしてくれる大人がいなかった。問題はそこだよ。それで考えたんだ、あたしだって大人じゃないか、って。うん、大人だよ！　かっとなったとき、自分をコントロールすればいい。今朝のあの馬鹿女みたいに、自分を見失っちゃだめなんだ……それじゃガキだよ」

これはちょっとしたブレイクスルーだった。そこにあいた小さな穴を、彼女にもっと押し広げてほしかった。「自分をコントロールしてもっと大人になるにはどうすればいいと思う？　何か思いつく？」彼女はすぐに答えた。「あたし、自分のこと本当の名前で呼ぼうと思う。チャーリーじゃなくて、シャーロットって。みんなにもそうしてと言おうと思う。それって、役に立つよね？」これは私も思いつかなかったし、鋭い洞察の結果だと思えた。私はにっこり笑って、私もそう呼ぶわ、と告げた。ところが、すべてが晴れ渡ったようなその瞬間、彼女は激しく首を横に振った。「だめだめ、あなたはやめて。あたしはここではチャーリーとシャーロット、両方でありたい。いいでしょ？」「もちろん」私はすっかり感動していた。「全然かまわないわ」

その後の面談で、私たちはまた『蠅の王』の話題に戻り、彼女は読むのがつらかったと自分から感想を言った。殺人の場面の少年たちの熱狂について持ち出すと、彼女は涙ぐみ、自分や仲間たちがエディを襲ったときに感じた〝興奮〟について詳しく話し始めた。小説に描かれていた感情が真に迫っていたおかげで、彼女は後悔に近い言葉を口にすることができたようだった。それに、当時は仲間の集合意思を拒否するのが難しかったこと、そんなことをすれば自分の身が危なかったことも打ち明けられた。

私は最初にチャーリー（あるいはシャーロット）と会ったあと、彼女が読書家だと知って、彼女と関連付けて『蠅の王』について考察してみたのだ。彼女を動揺させるリスクを冒してでも読んでみたらと言うべきか、しばらくは悩んだ。だから、今とても喜んでいた。ポーランド人の偉大な詩人ヴィスワヴァ・シンボルスカは、詩とは「贖《あがな》いのための手すり」だと書いたが、このすてきな考え方はすべての書物や物語に当てはまると思う。シャーロットがそれを実際に体験するのを、私はこの目で目撃した。

彼女は小説の主要登場人物のあだ名〝ピギー（豚ちゃん）〟に、明らかに憤慨しているようだった。「作者はどうしてこんなことしたのかな」シャーロットは私に尋ねた。「なぜこの子の本名が書いてないの？　ひどいよ。何考えてんだろう、作者は」どうしてそこまで非難するのかわからず私は戸惑ったが、シャーロットが文句を言い続けるのを聞くうちに、その怒りには実感がこもっていることに気づいた。私はとっさに尋ねた。「あなたはどうしてチャーリーって呼ばれるようになったの？　きっかけは？」すると彼女の目にみるみる涙があふれ、答える前にまず落ち着きを取り戻さなければならなかった。

小さいときはずっとシャーロットと呼ばれてたの、と彼女は言った。でも思春期に入ると、義兄たちがチャーリーと呼んでいじめるようになった。おまえは女じゃない、だっておっぱいがないんだから、まるで男だ、だから男の名前で呼んでやろう……「それからあたしにさわり始めた……」シャーロットは口ごもり、先を続けづらそうな様子で言葉を呑み込んだ。彼女が私の目の前で〝受け身のチャーリー〟に逆戻りするのがはっきりわかり、それから？　と促しても、ぶっきらぼうに「それだけ。それ以来、あたしはずっとチャーリーだった」と言って、軽く肩をすくめた。「でも今のあなたには選択肢があるわ」私は告げた。あなたの選ぶ権利はもう誰にも奪えないし、あなたが自分で選ばなければならない、とわかってほしかったのだ。シャーロットは驚いたように顔を上げて私を見、そのとおりだと認めた。彼女はすでに自力で本名を取り戻したのだ。

『ロミオとジュリエット』の中で、ジュリエットは言った。「名前がなんだっていうの?」だが、他人に自分をどういう形で認識してほしいかを含め、みずからを表現する言葉はとても重要で、私は仕事を続ける中で何度もこのテーマに引き戻される。彼女の子ども時代は〝チャーリー〟という名前と結びついていて、その名によって彼女はトラウマから脱け出せずにいた。チャーリーとしての彼女は他者の思惑のもとに置かれ、おとなしく従うか、反抗するしかなかったのだ。

　時とともに、彼女の言葉遣いにもう一つ変化が現れた。どんな用途にも使える便利な罵倒語を用いる頻度が減り、言葉をもっと慎重に選ぶようになったのだ。口に出す前に、彼女はできるだけしっくりくる表現を探そうと試みていた。ある日、またエディの事件について話をしていたとき、私は彼女に、自分の言葉で感情を表すよう促した。「正解も間違いもないから大丈夫よ」シャーロットはしばらく考えていたが、やがて、エディを殺したことを思うと「心が黒くなる」と答えた。暗澹《あんたん》とする答えだったが、彼女がそんなふうに表現できたのは明るい兆《きざ》しだった。「胸が痛む」みたいな慣用句では本当の気持ちが表されているとは言えなかったかもしれないが、シャーロットは内面が腐敗するたとえをみずから編み出した。これは、彼女が真摯に物事を考えていること、創造性が生まれ、変身しつつあることの証だろう。

私たちの当初の目的は、シャーロットが刑務所システムから〝脱却〟できるかどうか確かめることだったが、長らくセラピーを続けてきて、それには彼女が自分の一部を切り離すこと、もはや必要のない古いペルソナから脱け出すことが肝心だと知った。その日私はこれならうまくいきそうだと思い、明るい気持ちで彼女と別れた。シャーロットは自分の心象風景を刷新して、大人になった彼女には役に立たない昔の自分とさよならできるだろう。

間もなく、シャーロットはまた仮釈放の資格を得ることになった。そこで私たちの最後の面談は、審問の席で彼女が何を言うか、そして、私が仮釈放委員会に呼ばれてフィードバックをするとき、このセラピーについてどう伝えてほしいかを話し合うことにした。シャーロットは、セラピーのおかげで「大人になった」と言ってもらうのがいちばんだと言い、私も賛成した。また、もし社会復帰が許されるなら、「外でもうまくやっていけるように」出所後もセラピーを続けたいと話した。私たちはにっこり笑みを交わした。つまり、彼女は私と会ってよかったと思ってくれているということだ。

もっと大事なのは、まわりに助けを求めてもそれは弱さではない、と考えられるようになったことだ。彼女の中でそれだけ安心感が強まった証拠だった。シャーロットが前に進めなかった、あるいは刑務所システムから脱却できなかった理由は、刑務所以外に安心できる場所がなかったからではないか、と私は考えるようになっていた。幼い頃、そこが安息地だと思うたび、じつは危険だらけだったという経験が何度もくり返されるうちに、どこか一か所に留まって暮らす能力を破壊された、あるいはその能力の成長を遮断されたのだろう。仮釈放になってもすぐに刑務所に舞い戻っていたのも、私たちが初めて会った直後に起きた独房内での騒ぎも、当初は彼女が当局とぶつかるせいだと思っていたが、原因はそれだったのかもしれない。セラピーをして刑務所システムから脱却したら自分は自由の身になってしまう、そう思うと恐ろしくて、パニックを起こしたのだ。

シャーロットは、もし可能なら、障がい者や高齢者に関わる仕事に就きたいと言い、それはある意味で「エディを殺したこと」への償いになると考えていた。責任を取ることを、そんな能動的な言葉で伝えられるとは。「心が黒くなる」という表現を聞いたときと同じくらい、私は嬉しくなった。償いという考えが生まれ、そうしようという意志を持つことは、実際に行動することと同じくらい重要だ。もちろん、いつの日か彼女が本当に行動してくれることを願っているけれど。

別れるとき、私は彼女の幸運を祈り、意識してこう言った。「さよなら、シャーロット」そのときの輝くような彼女の笑顔が忘れられない。

ザーラ
Zahra

それは新年のことで、休暇のあとまた女子刑務所に戻ってきた私はすがすがしい気持ちだった。精神保健対策外部チームの一員としてセキュリティチェックを受け、いつものエアロックと長い廊下を縫って進んだ。そのあいだ、私の革ベルトでは重いキーリングがガチャガチャ鳴り続けていた。途中、同僚のオフィスを見つけては挨拶に立ち寄った。どの部屋もまだきらきら光るモールやクリスマスカードで飾られている。日誌によれば、私のその日最初の予定は、中央棟のヘルスケアユニット（HCU）にいるザーラという女性との面談だった。

両開きのドアに近づくと、中から聞こえる騒がしい声が私を迎えた。腹立たしげな大声の悪態にまじり、それより少し遠くから、通夜の未亡人のような甲高い泣き声も響いている。さらには、おそらく人々を落ち着かせようとするスタッフの、急ぎ足の足音や怒鳴り声。誰かの切羽詰まった途切れ途切れのすすり泣きまで聞こえる。私は地獄にたどり着いたダンテを（門の上に「一切の望みを捨てよ　汝ら　われをくぐる者」と記されている）、そして彼を迎えた「聞き慣れぬ言語」や「恐ろしい叫び」の不協和音のことを思った。こんな状況に直面した訪問者は、誰もが圧倒されるだろう。長年この仕事を続けてきた私でさえ、スタッフと受刑者の両方が漏らす苦しみの声には慣れないし、できればずっと慣れたくない。でも、冥界《めいかい》を進むあいだ耳を覆ってすすり泣いていたダンテのように、ユニットに入っていく私がおいおい泣いてもどうにもならないとわかっていた。

HCUは、病気のため監房内で過ごせない受刑者に基本的な治療を施す場所だ。身体的疾病で収容される者もいるが、刑務所における精神疾患の罹患《りかん》率の高さを考えれば、そのケアもここでおこなうほかない。患者の多くは重警備精神科病院への移送を何週間も、ときには何か月も待つことになる。HCUの負担は尋常ではなく、スタッフはみな、一度に大勢の子どもの面倒を見ている母親みたいにげっそりした顔をしている。でも、その日私を迎えた刑務官はにこやかで、優秀だった。彼はテリーと名乗り、受付にいた私をどうにか確保した面接室へ案内した。

テリーは、書類やら段ボール箱やらを無理やりどかしてスペースを作ると、「あなたに来てもらえて、みんな心からほっとしているんです」と言った。私がこれから会う患者は自殺のリスクがあり、誰もが心配していた。シャーロットと同様、彼女も例の〝登録者〟で、常時監視される対象になっていた。刑務官は、ザーラの名前が書かれたオレンジ色のボール紙のファイルを私に渡した。彼女と会うたびにそこに診察記録を書き込み、彼女が自分の監房に戻るときには、まわりの人間に危険性を知らせるためにそのファイルを持ち歩くのがルールだった。「彼女があなたに話をしてくれるといいんですがね。僕ら相手には、めったに口を開かないので」テリーが言った。

数分後に部屋に現れた女性は、一見すると落ち込んでいるようには見えなかった。「こんにちは」と挨拶すると、小声で返事をし、私が差し出した握手の手をそっけなく握り返した。正面の椅子に座るとき、テーブルの上の自分の名前が書かれたオレンジ色のファイルをちらりと確認したのがわかった。でもシャーロットとは違って、それをいやがるそぶりはない。

外見はいたって普通だ。ほっそりして、黒髪を長いおさげにしている。ただ、ぶかっとしたカーディガンの片方の袖口から、真っ白な包帯が覗いているのが見えた。膝下までのスカートにバレエシューズを履き、全身にあきらめが漂っている。銀行で列に並んでいるときに誰かが横入りしてきても、彼女なら絶対に文句を言わないだろう。

最初に腰を下ろしたときにアイコンタクトをしたが、まなざしがぼんやりしていて何の光もない。私は心配になった。重度の鬱で自殺リスクが高い人は、心境を訊かれると、強い悲しみを感じているというより、むしろ心が麻痺し、何に対しても感情が動かされないと話す。この女性を監視しようと考えたスタッフは正しかった。その一方で、このわずかのあいだに彼女から審判を受けたような、ひそかに批判されたような感じもした。

私はいつものように親しみやすい笑顔で、自分には守秘義務があることと、精神保健対策チームでの自分の役割について説明した。ザーラはほとんど反応を示さなかった。あなたに手を貸すためにここにいる私が見えてないの？　私がこんなふうに一瞬でもいらっとするなんて、めったにないことだった。しかも、相手は穏やかな様子なのに。

研修中、このたぐいのネガティブな気持ちとはよく格闘した。何度も失敗しながら指導役の助けを借りて、本当にのろのろと、そういう気持ちや患者と折り合っていくことを学んだものだ。〝調律《アチューンメント》〟スキルとは、注意深く耳を澄ますことを基本としたスキルで、楽器の調律とも似ている。このスキルによって、室内に感情のしこりが侵入してきたときに気づくことができ、すぐに捨てられる。今ザーラは感情らしい感情を見せていない。なのに、そのふるまいを見ていると、なぜかむくむくと反感が湧いた。彼女が隠し持っている敵意が私に反映されているのだろうか？

そこで、単刀直入に問題と向き合うことにした。「一つ訊いてもいいかしら？　あなた、この面談のこと、なんだか嫌だなと思ってる？」ザーラは何も言わずに目を伏せると、イエスもノーもうっかり口にするまいとばかりに、口をぎゅっと結んだ。私はいよいよいらだち、大声を出して彼女の眠った心を目覚めさせたくなった。「じゃあ、いやなわけじゃないのね。それとも、心底頭に来ている？」彼女は激しく首を横に振った。まあ、何の反応もないよりはましだ。少なくとも彼女の感情が垣間見えた。続いて、私と会うことは強制ではないし、そうしたければ面談を取りやめにしてもべつにかまわないのだと説明した。ここに来たのは、彼女に何かを無理強いするためではない、と。

ザーラはやっぱり反応しなかった。私の言ったことが聞こえていないかのようだ。自殺の兆候はないかとずっと監視されていたとしたら、協力的になれないのもわかる。「ザーラ?」私が声をかけると彼女は一瞬顔を上げたが、すぐにまたうつむいた。続けて、見ず知らずの相手に話をするのは簡単なことじゃないわよねと告げると、彼女はようやくもごもごと何か言った。「ごめんなさい、もう一度言ってくれる?」彼女が声を大きくした。「あたしはただ、死にたいだけ」

ザーラはクリスマスシーズンの数週間前、独房に火をつけた。さいわい煙で火災報知器が鳴り、死なずにすんだ。彼女を担当する刑務所内観察官によれば、今回の出来事は、彼女のもともとの加害行動がそのままくり返されたものだという。その二年前、やはりクリスマスシーズン直前に、自宅アパートで起きた火事から危うく救い出されている。前回も今回も母親宛てに遺書を残しており、どちらのケースでも発見が早かったおかげで、軽い火傷と煙の吸引ですんだ。しかしアパートの火事では部屋の損傷が激しく、消火活動に当たりながら彼女を救出した消防士が重傷を負った。イギリスでは、たとえ死者がいなくても放火罪には重罰が科せられ、場合によっては終身刑となる。ザーラは一五年の禁固刑で、タリフは少なくとも一〇年とされた。これまでのところは受刑者として模範的な態度だった。ところが先日突然、自分の独房に放火したのだ。

金銭目的あるいは政治目的を除けば、放火は、とくに女性によるものの場合、原因があまりよくわかっていない。それでも近年はしだいに研究が進められている。ザーラの放火癖が始まったのは一七歳のときで、自宅の寝室でベッドに火をつけようとしたのが最初らしい。たいした被害はなかったが、母親は警察に通報し、娘を家から追い出した。それから一八歳になるまで養護施設で暮らし、そのあと自活を余儀なくされた。あるソーシャルワーカーの記録によれば、彼女はそのとき両親と連絡を取ろうとしたが、母親は、癌と診断された父親の見舞いを望んだ彼女を拒んだ。兄たちは彼女に気持ちだけ送金したものの、忙しい毎日とまだ幼かった自分の子どもたちを優先させ、妹とは距離を取った。

いきなり社会に放り出されたザーラは、生まれ故郷のレスターを離れ、仕事を求めてロンドンに向かった。その頃からたびたび小規模な放火をするようになった。公園、病院の近く、警察署、まるですぐに火を消し止めてもらえるように選んだかのような場所ばかりだった。自分の行動を隠そうともせず、くり返し現行犯で捕まった。しかし火をつけるだけなら、警察が事件化しない限り放火罪とは見なされない。そうこうするうちに、二度罪に問われることになったが、いずれも刑期は短く、すぐに出所した。仮釈放記録によれば、その後は品行方正に暮らし、適当なアパートを見つけ、園芸センターで働き始めた。真面目に勤務し、親切な上司とも馬が合った。二年近くのあいだ、ザーラの放火癖はやんでいたようだ。

放火魔、あるいはほかのタイプの犯罪者でも、こうした中断期間があるのは珍しいことではなく、依存症にも同じようなパターンがある。犯罪に手を染めたばかりで、反社会的傾向のない人なら、ストレスを感じていない期間や、さまざまな理由で問題なく暮らせているときには、犯罪から手を切っていられるのだ。だが、ある日何かきっかけとなるようなことが起きると、とたんにまた犯罪癖が始まる。ザーラにとってその二年間には大事な意味があると思われ、私としては、彼女が向社会的になれる希望が持てた。

担当観察官の話では、ザーラには自傷癖もあり、刑務所に来てからもそれが続いて、腕や脚を傷つけていたという。これも珍しいことではなかった。イギリスの女子刑務所では自傷の発生率が高く、全受刑者のうち三分の一から四分の一に自傷傾向があると報告されている（男性受刑者の五倍）。最近の司法省の報告では、この数値は年々増えていて、過去一〇年で三倍にもなった。

ザーラの腕の包帯は自傷によるものかもしれないが、監房の火事で火傷を負ったとも考えられる。まだ会ったばかりなので、今はそれに触れるつもりはないが、彼女の過去には何か〝口にできない〟ことがあったのかもしれない。自分の感情を持て余す人は、苦痛を内在化させると体に痛みを感じたり抑鬱状態になったりする。反対に外在化させると、自分を傷つけたり、放火したりする。どちらもSOSのサインで、早急に介入する必要がある。習慣化すると断ち切るのが難しくなり、とても危険になる。自傷行為をするのは人に注目されたいだけだと、まるで悪癖か何かみたいに軽んじるのは大きな間違いだ。

とにかく、その朝私は、あからさまに自殺を望むザーラの言葉と、それとは裏腹な感情のこもらない平板な声にショックを受けた。HCUに来てからも彼女の自殺願望がやわらがなかったことは明らかだった。スタッフと同僚精神科医たちによく注意を促し、予防策を徹底させなければならない。それに、彼女の治療経過をたどれるよう、ACCTファイルに記入フォームを作って、スタッフが記録を残すようにしたほうがいい。それがザーラを守ると同時に、万が一のことがあったとき、スタッフがきちんと彼女の話を聞き、適切なケアと対応をしていた証拠にもなる。

これだけ自殺願望が強烈だと、今すぐ対応しないとますますその気持ちが強まると思ったものの、ザーラは床に視線を落としておとなしく座っている。どんな言葉をかけたらいいか、私はじっくり考えた。悲しみや心配など、こちらの一方的な感情を押しつけてしまうのは、初心者が陥りやすい失敗だ。私は口出しをせず、彼女が自由に感情をふくらませて思考する時間を与えることにした。

数分経つと、ザーラは顔を上げた。私が黙りこくっていることに少々戸惑っているようだった。そこで彼女の視線をとらえて言った。「いつ頃からそんなふうに感じているの、ザーラ?」彼女は迷わず答えた。「生まれたときからずっと」殺伐《さつばつ》とした小声の返答は、凍《い》てつくようだった。ふと、キーツの詩の一節が浮かんだ——「いくたびこれまで　安らかな死に半ば恋したことか」でも、みずから命を絶つのはけっして安らかではない。その気持ちをどうやって受け入れ、今まで生きてきたの?　そう尋ねる私に、ザーラは肩をすくめた。

そろそろ話題を変える頃合いだ。私は仕事について訊こうと考えていたのを思い出した。「以前の上司はあなたを支えてくれていたようね。彼のことや仕事について教えてくれるかな」すると、ザーラの顔が一瞬ぱっと明るくなり、すぐに話しだした。園芸センターについて語り、植物のディスプレーを考えたり、客の求めに応じたりすることにやりがいを感じていたという。あのときのことが恋しい、と彼女は言った。「優秀な店員だったのよ。ここを出たとき、またあそこで働けたらと思う」将来の展望や、死なずに刑務所を出所したいという気持ちがあることを知って、私はほっとした。

それと同時にこう思った。ザーラは、自分のやりたい仕事を失ったときがいちばん危険なのではないか。仕事を楽しんでいた人は誰でも、失業すると、自分には家庭や暇な時間しか残されていないと気づく。そして、そこに問題があったり、何もない空っぽな空間しかなかったりすると、その真空地帯にどっと鬱が入り込んで埋め尽くす。ザーラの最近の自殺未遂や、刑に服すること《インデックス・》になった事件《オフェンス》も、休暇シーズンのせいでルーティンや仕事が中断する期間と関係していたのかもしれない。

ご存じのように、クリスマスが近づくと世間では、どこを見渡しても幸せいっぱいの理想の家族によるお祝い風景ばかりになる（しかも、毎年その開始時期が早まっているように見える）。受刑者たちも、否応なくそういう幸せの押し売りに遭う。テレビのスペシャル番組、クリスマスキャロルやクリスマスソングをがなりたてるラジオ（「毎日がクリスマスならいいのに」）、絵に描いたようなお祝いや幸福であふれる雑誌や新聞、オンラインの投稿（インターネットにアクセスできる者限定だが）。刑務所で刑に服するということは、まさに社会から爪はじきにされることだといやでも思い知らされる。だから重警備病院や刑務所では、〝祝祭ケアプラン〟という（無意識に皮肉がこもった）プログラムがおこなわれる決まりになっている。過去のクリスマスの記憶に動揺したり、暗い将来を考えて落ち込んだりする受刑者の心を少しでも慰めるために。

新年前後や誕生日、何かの記念日にまつわるお祝いごとも、同じように問題だ。とくに刑期が長い受刑者は、そういう年に一度の記念日で、この先の長い単調な一年を、孤独で退屈な暗い道のりを、また一つ乗り越えなければならないと思い知らされる。精神的な問題を抱える受刑者にとってはことにつらい。それが心を蝕《むしば》み、恐怖やパラノイア、不安といった困難な気持ちをかきたてると同時に、悪夢を引き起こし、喪失の記憶あるいは幸福だった頃の記憶を呼び覚ます。古代ローマの哲学者ボエティウスはこれをみごとに言い表した。「逆境にあるとき何が不幸かといって、かつて幸福だったことだ」

クリスマスシーズンがザーラにとってどういう意味があるのか、なぜ火を使って死ぬことが自分にふさわしいと思うのか、その答えを見つけたかった。でも面談の終了時間が迫っていた。それらを探るのも次回以降になるだろう。まずは、彼女の自殺願望について話し合わなければ。

「刑務官たちも心配しているし、あなたがここにいるあいだは、死なせたくないとみんなが思っているの」と私は告げた。あえて、彼女が刑務所にいるのは一時的なことだと強調したつもりだった。あなたはいつかはここを出る、あなたには未来が待っている、と。でもザーラは「あたしが死にたがってることは、みんな知ってるよ」と言い、オレンジ色のファイルのほうに目をやった。まわりが心配していたとしても、それが何？　と言わんばかりだった。死ぬことに何か不安があるとしても、その不安に気づいていないようだった。

刑務所も私も、彼女を死なせないという厳しい使命を果たさなければならない。なんとか無事に刑務所を出所できたとしても、彼女はそのあとの生活にまた苦労するはずだ。それに、もし放火の衝動が収まらなければ、彼女の刑期が長引くおそれもあった。「来週も会えるかしら」と彼女に尋ねた。「何か意味ある？」ザーラのそれはいい質問だったし、答えは用意してあった。あなたはさっき将来への希望を口にした。私はその気持ちを応援したい。どうかな、セラピーをあなたの仕事だと考えてみたら、と提案したのだ。「もしあなたにその気があるなら、私はあなたと取り組んでみたいわ」すると驚いたことに、ザーラは「わかった」と言った。


翌週、面談のために刑務所を訪れた私は、どこに行けばザーラが見つかるかわからなかった。まだHCUにいるとばかり思っていたのに、自殺のリスクが減ったと見なされたらしく、すでに自分の監房に戻されていた。もっと精神状態のよくない女性たちのためにさっさとユニットのベッドを空けろと、スタッフも上からせっつかれているのだろう。予算に限りのある刑務所システムでは、スタッフはつねに危なっかしくジャグリングをしている。誰もがベストを尽くし、あとはボールが落ちないことを祈るだけだ。ザーラから自殺願望が消えたとはとても思えなかったから、そのうち前向きになれるだろうと思いきって賭けてみたのかもしれない。

聞けば、彼女は監房にこもっているのではなく仕事に出ているという。いい兆候だと思った。

ザーラはもともと刑務所の宗教施設で礼拝室の掃除をしたり、礼拝の手伝いをしたりしていた。そこで面談をしてもいいだろう。

イギリスの刑務所には、異教徒や不可知論者、無神論者を含む、あらゆる宗教や信仰心を網羅する宗教施設がある。自称無神論者が最も多いが、信心深い受刑者もいる。ときどき訪れる聖職者（牧師、ユダヤ教の聖職者ラビ、イスラム教の導師イマームなど）が、施設に足りないところを補う。こうして受刑者を個人として扱い、人間としての尊厳を尊重すれば、それが刑務官と受刑者のよりよい関係構築に役立つ。また、スピリチュアリティを大事にすると、人は向社会的になり、出所後の再犯率が下がることもわかっている。

宗教施設は刑務所ごとに違うが、どこも静謐《せいひつ》な雰囲気で、ほっとできる空間だという点では共通している。この日、ドアに近づくと、静かな会話の声や鐘の音が聞こえてきた。鐘の音といっても教会の鐘ではない。仏僧が瞑想の始まりと終わりを知らせるために使うティンシャというシンバルの音だ。中では、牧師を待っている二人の女性と刑務官がお喋りをしていた。大自然を撮った写真がいくつか壁に貼られ、人の覚醒を促す警句が添えられている。たとえば、オークの木のトンネルの写真の上には、アメリカの詩人ロバート・フロストの名言「苦境を脱け出す最善の方法は、つねにやり抜くことだ」が重ねられている。法廷で言い渡された刑罰にもとづいてここで生きる人々にとって、誰にも裁かれない、希望に満ちたこういう場所がどれほど大切かに気づき、胸を打たれた。この部屋の中では、悲しみも許しも充分に理解してもらえる。

私は、ザーラのことを好ましく思い、高く評価しているらしい牧師と少しだけ話をした。ザーラの精神状態は今のところ安定していて、今朝はイスラム教導師《イマーム》と会っていたという。嬉しいニュースだった。彼女がじっくりと物事を考え始め、人に助けを求められるようになったということだから。このままセラピーを続けていけば、たぶんザーラがそれを遮断するために放火をするようになった、つらい思い出が表面化するだろう。インターネットでは、苦痛と対面する恐ろしさをうまくとらえたこんなアニメーションが拡散されている。家にいた男の人が玄関のドアを開けると、そこには中にどやどやと入ってこようとする陽気なモンスターの一団がいる。彼はこうつぶやく。「おやおや、どいつもこいつも、僕がずっと避けていた感情じゃないか……」ザーラは私を信用して、二人で一緒にそのドアを開けなければならない。だけど、そうなれば彼女が苦しむのは避けられない。

ザーラは数分後に現れて、私の正面の椅子に腰を下ろし、軽く会釈をした。前回に比べれば目に光が宿り、まったくの無表情というわけではないものの、話をするあいだ、まだ左腕に巻いている包帯を引っぱったり皺を伸ばしたりしている。また会えて嬉しいわと私は言い、牧師様はあなたのことをとても褒めていたと話した。ザーラはにこりと笑って一瞬表情がやわらいだが、その笑みはすぐに消えた。まるで灯りのスイッチをつけたり消したりしているみたいだ。続いて彼女に、セラピーというのは一種の作業——彼女の心について真剣に考える作業——で、あなたの過去の経験や選択について話すことになると告げると、ザーラは顔をしかめ、そんなことできるかどうかわからないと言った。「過去のつらかったこと」なんて考えたくないから不安なのだ。

　つらい話はあとでかまわない、と私は言った。簡単な話から始めましょう。「たとえば？」「じゃあ、家族のことを少し聞かせてくれる？」ザーラは、とてもさばききれない仕事をまかされたかのようにため息をついたが、とりあえず挑戦した。あとから考えると、悪く言わないように気をつけて話したのだと思う。本心は追々わかるだろう。

　父親は、彼女が最初に刑務所に入っていたときに癌で亡くなった。「父は善良でまっとうな人だった」その口調は、追悼記事か何かを読んでいるように淡々としていた。「お母さんは？」「まだ生きてる」感情のこもらないぶっきらぼうな言い方だ。「忙しい人なの。七人も孫がいるから」また記事でも読んでいるような口調で、母親の言葉をそのまままくり返しているのかもしれないと私は思った。「ここに面会に来たことは？」「まさか。実家はすごく遠いし」ザーラの声の調子から、この話はもうおしまいと言われた気がした。

「セラピストは必ず患者に両親のことを尋ね、必ず患者の問題をその両親のせいにしようとする」というフロイトの時代にさかのぼるお決まりの考え方がある。フロイトやその学派の諸説にもとづいた、子ども時代の愛着についての研究は、この数十年で「幼少期の両親との関係性とその子の心の発達には相関関係がある」ということを、実体験をもとに明らかにした。これがひいては成人後の人格にも影響し、たとえば、人が自分自身や身近な人々についてどう語るかというところにも見て取れる。ある研究によれば、子どもの頃に何度も虐待されたりネグレクトを受けたりすると、脳の感情をコントロールする領域と内省を促す領域のあいだの神経連絡の発達が阻害されるおそれがあるという。

ザーラと出会ったとき私はすでに、ほかの司法精神科医たちとの共著で、子ども時代の愛着不安をそのまま抱えていると暴力のリスクが増すと論じる論文を発表していたが、ザーラはその典型例なのではないかと直感した。自分について話すその語り口にも、存在の見えない家族のことが変に引っかかっているように感じられた。

優秀なセラピストは、患者に虐待やトラウマの証拠はないかと探るようなことはせず、相手の言うことにも言わないことにも注意深く耳を傾け、言葉の合間にある重要な空白を見逃さない。そして、両親あるいは保護者とのポジティブな経験、とくにその人物と一緒に何かをした、自分だけが知っている記憶を引き出していく。そういう記憶は逆境のつらさを中和し、回復力《レジリエンス》を生み、セラピーを成功に導く。早合点は禁物だが、ザーラの言葉はあまりにも無味乾燥で、家族との関係について本当のところを話すのを避けているように思えた。

ザーラが自分自身のことや経験について話すのに慣れていないのは、すぐにわかった。セラピー開始当初に無口になるのは珍しくないが、彼女の場合、もっと深い原因がありそうだ。私が普段セラピーをする多くの患者と比べれば、ザーラは教育を受けているし、考えを伝える語彙も持っているはずなのに、気持ちや経験をなかなか言葉にできないのはなぜなのか。

何回か面談を重ねたあげく、イングランド中部地方で生まれ育った日々についてわかったのはほんの少しだった。それでも、患者の過去については、報告書や書類で知るよりじかに話を聞いたほうがはるかにいい。患者の使う言葉で感情経験が甦るからだ。たとえば、ザーラが生まれたとき、すでに一〇代になっている二人の兄がいた。彼女は、自分を〝レイト・チャイルド（遅くに生まれた子）〟と表現した。ここには複数の意味がある。〝レイト〟には「時期が遅い」のほか、「死んだ」や「行動がのろい」のような好ましくない意味もある。ザーラは幼い頃にこの言葉を知り、自分が生まれてきたのは間違いだったと思うようになったのかもしれない。

私たちは会うたびに、彼女が依然として持ち歩いていた例のオレンジ色のACCTファイルについて話題にしたが、あるとき、「このファイルに記録する感想を一緒に考えてみない？」と提案してみた。ちょうど宿題の課題みたいに。やがて、ザーラは自殺願望を、自殺などしたくないと考えている別の自分にとって一種のお荷物だと考え始めた。これについては彼女も隠す必要がなかったから、二人でいろいろと考えることができた。そうして、私たちは少しずつたがいのあいだに橋を築いていった。

ザーラの自殺願望について一緒に話し合ううちに、彼女はついに監房での出来事と自宅の放火を少しずつ結びつけていった。そして、最初はたどたどしく、やがて滔々《とうとう》と、言葉の媒介力を受け入れたことがわかる力強さで、事件の話を始めた。私は、運命の日についての彼女の細かい描写を通じて、その光景を鮮明に思い描くことができた。特別感動したりショックを受けたりした映画を観るといつまでも頭から離れないように、その光景は何年も脳裏に残った。今でもふとした瞬間にイメージがフラッシュバックする。

その一一月の夕方、ザーラのショッピングリストはそれほど長くなかった。さっそく買い物に取りかかったが、いくつか店を梯子《はしご》しなければならなかった。「かなり寒い日だった」と彼女は言った。自宅に向かって目抜き通りを歩くザーラが、襟元のスカーフをかき合わせる姿が目に浮かんだ。

買い物客や通行人で混み合うなか、彼女はカーンのベーカリーの前にさしかかり、そのまま通り過ぎようとしたものの、思い直して中に入った。そういうアジア系のベーカリーのことは私もよく知っている。ザーラがドア上部の真鍮《しんちゅう》製のベルをカランカランと鳴らして開けると、カルダモンの香りがたち込める、店内のむわっとした熱気の中に足を踏み入れる様子が想像できた。

店内はほとんど女性客ばかり。ザーラは甲高いお喋りの声に辟易《へきえき》しながら、延々と列に並ばなければならなかった。カウンターのガラスのショーウィンドウ越しに、大好きなお菓子、グラブ・ジャムンがあるのを見つけた。砕いたピスタチオをまぶした黄金色のスポンジボールだ。店員の女の子は、注文を受けながらあくびをした。「口を閉じなさい、お馬鹿さん。さもないと蝿が飛び込むわよ」頭の中で母の声が響いた。すぐそこにいるみたいに。でもママは遠く離れたレスターの実家にいる。ザーラが生まれ育った、今では歓迎されない家に。

ザーラはベーカリーを出て、自宅アパートへ向かった。もしかしたら、いくつもの買い物袋を右手に左手に持ち換えながら、お菓子をつまみ食いしたかもしれない。趣味のいいコートを着た、地味ながら身なりのきちんとした三〇代と思《おぼ》しきインド人女性——そんな彼女は、交差点で青信号を待つ誰が見ても、危険人物には見えなかったはずだ。

帰宅すると、まず母にメッセージを送ったが、「送信済み」のみで反応はない。またただ。ヒンドゥー教の灯明《とうみょう》の祭り〈ディワーリー〉が始まった初日の夜からもう何度も「ディワーリーおめでとう」というメッセージを送り、電話をちょうだいとお願いし続けている。たぶんママはみんなのために食事を準備している最中で、メッセージはあとで読もうと思っているんだ、とザーラは思った。

今朝ベッドの下の埃まみれの箱の中から取り出しておいた、テラコッタの口つきランプがテーブルの上にあった。さっき買ってきた油の大瓶からそこに油を注いだ。コートを掛けに行こうとして、肘掛け椅子のそばの床に放った。掛けてなんの意味がある？　そのとき携帯電話がブーッと鳴った。メッセージだ！　「一〇ポンドの金券提供。不要の場合は送信停止の返信を」

外で花火が始まった。私は、最初のシューッという音のあとパンと夜空に大音響が響くのを耳にした彼女が、キッチンの窓から外を覗く様子を想像した。隣室の子どもたちの歓声が窓から漏れ聞こえてくる。「火をつけようと思ったとき、その子たちのことは考えなかったの？」「考えたくなかった」大丈夫だろうと思ったという。「だってあの建物、大部分がレンガでできてたから」

その日はディワーリーの三日目だった。表の通りでは大勢の人が繰り出して、踊ったり笑ったたりして祭りを楽しんでいる。部屋はどこも花綱で飾られ、窓には色とりどりの豆電球やキャンドルがきらめいている。彼女の話の流れに水を差したくなかったけれど、つい考えてしまった。彼女の家はイスラム教だったはず。でもディワーリーはヒンドゥー教のお祭りよね？　すると、ザーラは私の心を読んだかのように言った。「今では誰もがディワーリーを祝うの。パーティをするためなら、どんな口実でも使うのよ」

五日間続くディワーリーだが、その年は暦の関係で普段より開始が少し遅くなり、クリスマスに近くなった。「ディワーリーもクリスマスもたいして違わないでしょ？」ザーラは言った。どういう意味かと尋ねると、子どもの頃から両方を祝ってきたし、どちらの祭りも新しい始まりを表し、善が悪に勝ち、闇に光が灯ることだから、と答えた。私は、ディワーリーの灯明がクリスマスのカラフルな電飾とまじり合うさまを思い描き、ヨハネの福音書にある「光は暗闇の中で輝いている。暗闇は光を理解しなかった」という一節を思い出した。

ディワーリーの三日目には寺院を訪ねることになっているのだが、それはしなかった。家族や友人と過ごすのもその日だが、それもしなかった。いつもどおりに園芸センターへ仕事に行き、入荷したばかりのクリスマス商品の陳列をした。数週間前、彼女は上司に、ディワーリーのディスプレーも自分がやっていいかと尋ねた。自分なら、ティーキャンドルを並べたり花綱をきれいに下げたり、全体をバランスよく装飾できる。蓮の花の上にのった女神ラクシュミーが、通路の反対側にいるサンタクロースとトナカイを眺めていた、という彼女の描写を聞いて、私は思わず笑みを漏らした。帰りに社員割引カードで購入するため、ザーラはティーキャンドルを一箱よけておいた。「同僚たちの中には、こっそりポケットに突っ込むような人もいたけれど、あたしは絶対にやらなかった」

あれはあたしが唯一気に入っていた仕事だった、とザーラは言った。裏手にできたばかりのカフェから、ジンジャーとコーヒーのすてきな香りが漂ってきた。客たちは、ポインセチアやらぴかぴかのモールやらでカートをいっぱいにして、あらこんにちは、とたがいにハグをして笑い合い、こぢんまりした家族や友人のグループで湯気のたつマグカップとミンスパイを囲んだ。「でも、見てるとなんだか悲しくなったの、なぜかわからないけど」自分の家族がそばにいないからじゃない？　私がそう示唆すると、彼女は首を振った。兄は二人とも、その週、家でするお祝いのパーティに彼女を招待してくれたのだという。それは毎年のことだったが断った。彼女は自分を恥じていたし、兄たちに対する言葉にできない怒りもあった。当時はそういうことを打ち明けられる相手が誰もいなかった。私はうなずいて先を促し、よくここまで話せたねと励ました。

そのときザーラが言ったのだ。本当は、兄やその家族の集まりの場で母と顔を合わせるのが怖かったの。母からのメッセージを心待ちにし、せめて娘の生存確認ぐらいはしてよと願う気持ちと同じくらいに。最後に母とやり取りをしたのは三年前のことで、しかもたった一度電話をしただけ。それも母のほうから一方的に切られた。その前は、さらに五年前に母が刑務所に面会しに来たきりだ。大昔のことのように思えた。またいけないことばかり考えてしまう。ここまで落ち込んだのは久しぶりだった。それでも、仕事中はいつもどおりにふるまえた。誰にも気づかれなかった。前日の晩、みんなが仕事をあがったあと、上司が彼女に「いい休暇を」と言い、「家族に会いに行くのかい？」と尋ねたときは、「ええ、ママのところにね！」わざとらしいくらいにっこりと笑ってみせたっけ。どんなふうに嘘をついたかを思い出しながら、ザーラは言った。「上司もきっと信じてくれただろう、と思うと少しは明るい気分になった」

でも薄暗い地下にあるアパートに帰ると、またどっと落ち込んで、電気ストーブのそばにある椅子で体を丸めることしかできなかった。なんとか立ち上がらなくちゃ。それから、もしやと思って携帯電話を確認する。母親からの返事はやっぱりなかった。ブラウザを開いて、昨夜検索したマニュアルを再確認する。準備はできた。ザーラはキッチンにある火災報知器までスツールを移動させ、そこにのって背伸びし、必死に手を伸ばしたすえ、やっとスイッチを切った。

それから、翌日何が起きるか想像した、とザーラは話した。「見ず知らずの誰かからママのところに電話が行ったとき、もし出てくれたらの話だけど、ママはどうするだろうって考えた」そこで突然彼女は口をつぐみ、暗いムードで黙り込んだ。私はしばらく待ったが、やがて「お母さんはどう反応すると思ったの」と先を促した。「わからない……。でもショックを受けるだろうと思った。だけどそれは、ひどい母親だと人に後ろ指をさされるからで。……ママは他人にどう思われるかってことしか頭にないの」

ザーラの頭を占めていたのは、自分が死んでも誰も気にしない、ということだった。親しい友人もいない。家族すら、彼女が死んだことにずっと気づかないかもしれない。兄たちは、知らない番号からかかってきた電話はまず取らないし。それに知ったとしても「いないほうが楽だ、年に一度パーティに招いたり、丸々とよく太ったかわいい赤ちゃんがまた一人生まれたときに写真を送ったりする、ほとほとうんざりな義務から解放される」と思うかも。「ママ、返事ちょうだい」ザーラは最後にもう一度メッセージを打ち込み、躊躇する前に〈送信〉を押した。一瞬のち、〈送信済み〉という文字を目にする。この最後のメッセージを読んだら、さすがの母も切迫感に気づいてくれるんじゃないかと祈った。そう話すザーラの声は平板で、絶望がひしひしと迫る言葉だというのに、事実を淡々と報告しているだけのように聞こえる。その不協和音が私の胸を揺さぶり、痛むほど締めつけ、涙をこらえるのに思った以上に苦労した。

さらに三〇分かそこら携帯電話をじっと見つめて、メッセージの到着を知らせるブーッという音を念力で鳴らそうとしたが、ふと気づいた。返事なんて来やしないんだ。時間切れだった。ザーラは母宛てにごめんなさいとさよならを告げる遺書を書き、ちゃんとした人が拾ってくれることを祈りながら玄関のドアの下から外に押しやった。キッチンからトレーを持ってきて、園芸センターで買ったティーキャンドルを四、五列並べ、横にマッチ箱を置いた。普段はマッチ箱など家に置かない。キッチンにあるのは電気コンロだし、そもそも自分がマッチを持つのは危ない。その自覚はあった。でも今日は特別に買ってきた。それから甘めのワインの栓を開けた。これもまた珍しい。基本的にお酒は飲んじゃダメだけど、と彼女は説明した。でもあの晩は……。ザーラの声が小さくなって消えた。私はうなずいた。言い訳なんていらないと思う。

彼女は買ってきたお菓子を急いで口に詰め込み、ワインで流し込んだ。吐きそうになってふいに立ち上がったことを覚えているという。次に、計画した儀式の一環として、テラコッタのランプを手に取り、アパートの二つの部屋を順に巡って、壁に沿って中の油を丁寧に注いでいった。それが空になると、今度は油の大瓶を持って残った中身を撒《ま》いていき、絨毯やベッドのまわりにてかてか光る濡れた線を描いた。私は、ベッドにのぼり、その悲しみの島で丸くなっているザーラを想像した。誰も助けに来ない、誰も知らない場所で。

ザーラはマッチ箱を手に取り、マッチを擦った。とたんに胸が高鳴った。その魅惑の音を初めて耳にしたときのことを思い出す。小さな木の棒にはパワーがあった。「誕生日のケーキみたいに」トレーの上のキャンドルに慎重に火をつけていく。外で響くボリウッド・ミュージックが大きくなるにつれて、壁から音が浸み込んできて、遠い昔のディワーリーの夜に見たティーキャンドルのことを思い出した。実家の家には友人やら親戚やら友人の親戚やらがあふれていた。ザーラはそのときのことを話すうちに、当時を思い出していった。一〇歳か一一歳の頃、自分の部屋から踊り場を覗いて、誰かが階段に並べた光の列を眺めた。小さな炎は、居間から響いてくる音楽に合わせて踊っているみたいに見えた。「でもあたしは二階で勉強していなきゃいけなかったの。いい子になって、学校でいい成績を取るのがあたしの仕事。そうすれば大人になってからお金を稼ぎ、家の役に立てる。でも兄たちはパーティに参加することを許されていた。ちやほやされ、甘やかされていたから」

じゃあ、ずっといい子でいたの？　と尋ねると、ザーラは首を振り、一〇代になると、本当は部屋で宿題をしてなきゃいけないときも窓から脱け出して、公園でたむろする地元の子たちとお酒を飲んだり煙草を吸ったりしてた、と言った。「親に反抗するためにね」捕まるたびに父親に殴られる覚悟でやったことだった。一六歳になるとこっそり自傷を始め、腕や脚をナイフで傷つけた。そうすると気分がよくなり、「何も感じずにすんだ」。痛々しいミミズ腫れは長袖で隠し、ズボンしか穿《は》かなかった。誰にも知られぬように。

ザーラはまた火事を起こした日に話を戻した。どうしてもそうせずにはいられず、マッチを擦る前にもう一度だけ電話をちらりと見たという。画面にメッセージが一つあったが、それはただの〈バッテリー低下〉の警告だった。それが何？　ザーラは最初のティーキャンドルをトレーから取り、カーテンに向かって放り投げた。それから次の一つ、また一つ。全部なくなるまで四方八方に投げた。炎が飛んでいくのを見ながら、ワインのせいで頭がくらくらし、煙で目に涙が滲《にじ》みだす。ぼうっという大きな音とともに燃え上がった炎がカーテンを一気に食い尽くし、壁紙を舐めた。そのとき初めて、ザーラはパニックになった。あたし、なんてことしてしまったの？　記憶にあるのはそれが最後で、気づいたら病院のベッドだった。

裁判記録によれば、ザーラも近所の人々も信じられないくらい運がよかったのだ。部屋の外の廊下にある火災報知器が即座に作動し、ディワーリー週間のためもともと警戒を強めていた消防隊がすでに近くにいた。隣の部屋の子どもたちはすぐに避難させられた。ザーラ自身も煙を吸ってはいたが奇跡的に火傷を数か所負っただけだった。ただ残念ながら、部屋のドアを壊して彼女を救出した消防士は重傷を負った。翌日ザーラは病院で逮捕され、女子刑務所に送られて、二年後こうしてその刑務所のＨＣＵで私と出会ったのだ。

彼女が事件の夜のことを思い出しているとき、私は、孤独な人、愛されない人、歓迎してもらえる場のない人にとって、クリスマスシーズンほどつらい時期はないことを改めて思った。仕事に打ち込んで、社会が無理強いするハッピーな空気から無理に逃げる人もいるだろう。この時期、忙しいのは目抜き通りのお店やアマゾンだけではない。英国の自殺防止ボランティア団体〈サマリタンズ〉では、一年を締めくくる三か月間に最も多くの電話を受ける。

私がどうしても考えずにいられないのは、ザーラが何度も母親に送りながら無視されたメッセージのこと、そして、なんとかして母親と連絡を取りたい、ほんの数語でいいから母の心に自分が存在しているちっぽけな証拠が欲しい、という彼女の願いの切実さだ。もしクリスマス期間のザーラのつらさに共感できるなら、愛する人に連絡を取っても返事が来ないときの不安や疎外感もわかるだろう。こんなに何度も拒絶されても、なぜまたメッセージを送るのか？　もしかすると、まわりにあふれる母親像と希望の象徴に、駆り立てられたのだろうか？　赤子のわが子をやさしく抱く聖母マリア、愛と光に包まれた聖家族。愛する両親に見守られてクリスマスツリーのまわりに座る子どもたち。面談のあと私は、ディワーリーのイメージ画像を探し、乳の海に立つ、胸も腰も豊満な幸運の女神ラクシュミー像を見つけた。

話し終えたとき、ザーラは両手を握って、何かご託宣《たくせん》でも期待するかのような目でこちらを見上げた。私はまだ話を咀嚼《そしゃく》するので精一杯だった。まるで衝撃的な映画を観たあと、次々と流れるエンドロールも、出口へ向かうまわりの観客も目に入らずに、呆然としている人のように。頭の中では、向かい合って飾られたラクシュミーとサンタクロースが見え、インドのお菓子のねっとりとした甘さが広がり、通りにも彼女の心の中にも打ち上げられた花火の爆音が聞こえ、とうとうメッセージの返事が来なかったことへの刺すような痛みを感じていた。

ザーラに、彼女の強烈な孤独に、深い同情を覚えた。でもどんなに孤独でも、たいていの人は、人の命を脅かすような放火をしたりはしない。思ったことをすべてザーラに伝えたわけではないが、あなたの話を聞いて心底悲しい気持ちになったこと、あなたは本当にもう少しで命を落とすところだったのだと実感したことを話した。するとザーラは「どうしてそんなこと気にするの?」と訊いてきた。反発心から出た言葉ではなく、本気で戸惑っているようだ。

慎重に答える必要があった。大事なのは私の気持ちではなく、彼女が死にたがっているという事実なのだ。「あなたがこうしてここで私と会い、話をすることができてよかった。それができなかった可能性だってあったんだもの。あなたは本気で死のうとしたんだから。だけど、つい最近もあなたはそういう気分になった。自分の監房に火をつけたときのことよ」彼女は、ほとんどそうとわからないぐらいかすかにうなずいた。「どちらのときも、お母さんからの連絡を待っていたのよね？　違う？」

ザーラは答えなかった。私は会話の流れを妨げてしまったかと思い心配になったが、やがて彼女が囁くような声で言った。「あたしがずっと望んでたのは……おまえが大事だよってママに話しかけてもらうこと、ただそれだけ」そのあとは黙り込み、その沈黙が私には永遠にも思えた。息を詰めて待ち続けたので、息を吐くのを忘れそうになったくらいだ。「あたし、思うの」ついに彼女がまた口を開いたとき、その口調は今までになくきっぱりとしていた。「ママはあたしのことが嫌いなんだって。一度だって好きだったことなんかないのよ」

でもそのあと、そんなことを言ってしまった自分が恥ずかしいとこぼした。理由を尋ねると、彼女の文化圏でも家族の中でも、両親を敬うことが大事だからと答えた。ザーラは、母が彼女をないがしろにするのは、自分のせいなのだとずっと思っていたとも言った。私は、〝レイト・チャイルド〟というレッテルのこと、生まれてきたのが間違いだった、家族にとっていなくてもいい存在だった、と彼女が話していたことを思い出した。

次の面談でも、私たちは同じ話題に戻った。一〇代の頃は家族からまた別のレッテルを貼られた、と彼女は言った――「悪い子」。そして、一七歳で初めて放火で自殺を試みたときのことに話が及んだ。

ほかの二度の放火自殺事件のときと同じで、その日もザーラは母に拒絶されていた。そして、やはりクリスマスが近い年末のことだった。まわりはすっかりお祭り気分だったが、彼女は一人ぼっちで、心の痛みを打ち明けられる人が誰もいなかった。寝室で一人でいると疎外感に耐えられなくなり、もう死ぬしかないと思えてきた。話を聞きながら、私は当時の彼女を想像した。手首を傷だらけにした、あまりにも若く脆《もろ》い少女が、通学用のバックパックの中を引っかきまわし、その手がマッチ箱をつかむ。振ると音が鳴る。カサコソ。小さな木の棒が、彼女にとっては、そのちっぽけさに似合わないパワーを感じさせた。マットレスがくすぶりだし、部屋に煙が充満すると、パニックが襲いかかってきて咳き込み、母親の金切り声が耳元で響く。「この馬鹿！　本当になんて馬鹿な娘だろう！　いったいどういうつもり？」

ザーラは、私と同様、その記憶に動揺していたが、面談の終了時間は否応なく近づいていた。監房へ帰らせる前に彼女を少しでも落ち着かせたい。もう落ち込ませたくなかった。そこでまず彼女を近くに座らせ、オレンジ色のファイルにどんなふうに記録するか一緒に考えた。それから、彼女が今動揺しているということを知らせておける、万が一のときにケアしてくれそうなスタッフを二人で選んだ。そして最後に、そんなふうに母親との難しい関係について打ち明けてくれたのはあなたが初めてじゃないのよ、と伝えた。

その後も何週間かのあいだ、母親とのこじれた関係について話し合った。そういう関係は自分だけじゃなかったと知って、ザーラは驚いた。母娘問題は、けっして特定の文化や民族特有のものではないということにも驚いたようだった。多くの女性たちがさまざまな意味で母親との関係や母親《マザーリング》になることに悩んでいるし、私たちは必ずしも最初から子どもを持つ準備ができているわけではない、私はそう話した。もし母親という役目に難しさを感じているとしたら、その人も子ども時代に大事にされなかったか、未解決のトラウマを抱えていて、その痛みを自分の子どもに伝えてしまっているのかもしれない。

セラピーが進むにつれ、私は、彼女の母親が子ども時代や若い頃にどんな経験をしたか想像してみるようザーラに促した。母親は、自分よりはるかに年上の、見ず知らずの男のもとに嫁ぐため、インドからイギリスにやってきた。だがその男は彼女や子どもたちに暴力を振るい、思いやりあるパートナーとはとても言えなかった。だからといって娘に冷たくする言い訳にはならないが、彼女の欠点の原因も多少は理解できそうだった。それでザーラは母親のつらい仕打ちを許せるだろうか？　みずからを傷つけようとしてしまう自分自身を許せるだろうか？　そしてまた、母親でなく兄たちから助けてもらうことを、自分に許せるだろうか？　問題を掘り下げるにつれ、ザーラは泣きじゃくった。

たとえ暴力は受けていなくても、ネグレクトされたり、親に冷たくされたりした子どもがどれほど恐怖を感じるかということも、私の大事な研究テーマだった。怒ってばかりいる親は子どもに恐怖を植えつけ、それが長年続くと、子どもの自尊心や自己肯定感、気分をコントロールする力を奪う。ザーラの両親は彼女に、家にしろ食料にしろ服にしろ、物質的には充分なものを与えた。なのにザーラはつねに拒絶され、断罪され、憎まれていると感じていた。彼女の自傷行為は、愛情を望んでもけっして得られなかった苦しみに対する反応であり、それがやがて放火へとエスカレートした。少なくとも彼女の中では、激しい炎によって〝かわいそうな自分〟は消えた。ザーラがこれほど親から拒絶や嫌悪を受けてもなんとか生き延びてきたのは驚くべきことだし、彼女の回復力の証明だと思う。実際、こういう過去を持つ人は、もっとひどいことになっているケースが多い。

でももちろん、ザーラは一人の大人として、自分のしてきた選択やその責任を自覚していかなければならない。ある日、彼女が家族のひどい仕打ちについてまた話し始めたので、私は思いきって言った。「実家にいたときあなたのほうが家族を困らせたことはなかったか、考えてみて」ザーラがむっとしたのも無理はない。彼女はすっくと椅子から立ち上がると、私にわめきたて始めた。「あんたもあたしのことを何とも思ってないんだ。なんにも知らないくせに、このくそ女。このセラピーだって、どうせ金のためにやってるだけなんだろ」怒り方があまりに唐突だったし、彼女らしくない言動だったので、さすがの私も驚いた。埋もれていた地雷を踏んだ気分だった。ザーラはそのまま部屋を飛び出し、戸枠が揺れるほど力まかせにドアを叩きつけた。私は一瞬呆気に取られたあと、急いで追いかけた。彼女がＡＣＣＴファイルを忘れていったからだ。

やっと追いついたとき、ザーラはこちらを見ようとしなかった。私は怒らせてしまったことを謝ったけれど、彼女はむっつりとした顔で、口論についてファイルに書き込む私を無言で見ていた。「今日の出来事について来週もっと話しましょう」そう告げたが、彼女が面談に現れるかどうか自信がなかった。すでにガブリエルやトニーのような患者と接して、こういう〝動揺〟が起きてもセラピーは意外にうまくいくと知ってはいたけれど、自分がどうふるまうべきかは、もう少し慎重に考えようと思った。

そのあと、経験豊富な先輩たちと今回の出来事について話し合い、じっくり分析することにした。何か見落としていて、あんなふうに藪《やぶ》から棒に持ち出す話題ではなかったのかもしれない、そう話した私は、口にしたそばから気づいた。私はザーラの唯々諾々《いいだくだく》としたおとなしい態度を当たり前だと考えすぎていたのではないか。私のイメージする、年長者を敬《うやま》う従順なアジア人女性のステレオタイプに合わせ、彼女はいつも受け身でいる〝よい子〟だという先入観があったのだろう。恥ずべきことだった。そんなふうに人を「額面どおりに」受け取ったのはそれが最後だ、と言いたいところだが、私はその後も同じことを何度も学び直さなければならなかった。「額面どおり」という言葉は金融界から生まれたもので、イスラエル人経済学者で心理学者でもあるダニエル・カーネマンが研究したように、表面だけで判断したほうがずっと楽なのだ（カーネマン著『ファスト&スロー：あなたの意思はどのように決まるか？』ハヤカワ文庫、参照）。奥深い意味を探るのは、心にも負担が大きい。

先輩医師は、あなただって家族を苦しめたのではという私の質問で、ザーラは非難されたと感じたのかもしれないと指摘した。この人も母親みたいに平気で私を傷つけるんだ、と思ったのだろう、と。興奮状態の中で母親への鬱屈《うっくつ》した怒りが私にぶつけられたのだ、とふいに気づいた。

このように患者が自分の気持ちをセラピストに〝転移〟するという考え方は昔からある。それは、愛情、依存心、怒り、不信など、ポジティブな感情でもネガティブな感情でも等しく起きる。

このことをザーラに説明すれば本人の理解に役立つはずだ。少なくとも彼女が自分の怒りに今までとは別のやり方で対処したことには希望が持てた。みずからの体や燃えそうな物に向けるのではなく、怒りを外在化させて、私たちみんなが普段そうするように、自分を傷つけた相手に言葉で抗議したのだから。人に悪態をついたりドアを叩きつけたりするのが最善の方法とは言えないが、怒りを正直に受け入れたのは健全な行動だ。だからこそ、セラピーをここでやめてしまわないことが肝心だった。さいわい、スタッフもザーラも継続に同意してくれた。

私が監房を訪ね、セラピーに戻ってほしいと頼んだとき、ザーラは戸惑った様子だった。私が謝り、起きたことについて話し合いたいと言っても、こちらを見ようとしなかった。彼女がそんなに困惑しているのは、人とのぶつかり合いに対処し、仲直りする方法を知らないからだ。でもこれは身近な人とのあいだに信頼を築くのに必要なツールなので、彼女が次の面談を承諾してくれて本当によかったと思った。

部屋を飛び出した日のことを振り返ったとき、頭の中で過去と現在がごっちゃになっていた、とザーラは認めた。それに、また面談を始めることができたという成功体験から、身近な間柄なら相手に怒りをぶつけても大丈夫なんだとわかったようでもあった。遠回りはしたものの、あなたも家族に迷惑をかけていたのでは？　という私の質問に立ち戻った。いやな思いをさせていたと思う、と彼女はすぐに認めた。

私たちはまた、放火や自傷に頼らずつらさをコントロールするにはどうすればいいか、ということも話した。どこから見てもちっとも似ていないけれど、かっとなると危険な存在になるマーベル・コミックの〝ハルク〟とザーラには共通点が多いことに私は気づいた。あるときなど、彼女は映画の台詞そのままに、「あたしを怒らせないで、あたしが怒ったら嫌いになると思う」と無意識に言ったことさえあった。女子刑務所の真ん中で、一見おとなしくて温和に見えるこの女性がいきなり筋肉ムキムキの怪物に変身したらどんな大騒ぎになるだろう。私はそんな想像をして、笑いをこらえた。


セラピーを九か月間続けたのち、ザーラの自殺リスクはなくなったと見なされ、ACCTプログラムも終了になった。残りの刑期は別の女子刑務所で務めることになったので、その移送前に、私たちは締めくくりの面談を何度かおこなった。もう放火はしないと思うけれど、怒ったら大声で悪態をついたり、ドアを力まかせに閉めたりはするかもしれない、とザーラは言った。私はザーラの観察官に、これから行く刑務所でも精神保健チームのサポートを受けさせるべきだと勧め、一対一のセラピーができれば申し分ないと伝えた。

アンガー・マネージメントのグループセラピーに参加できればきっと役立つとわかってはいたけれど、それが女子刑務所でおこなわれることはめったになく、グループセラピーがあるとしてもトラウマや喪失感の克服を目的としたものがせいぜいだ。これは約一〇年前の話だが、今も状況は変わらない。彼女たちが刑務所に送られることになったのは、怒りや絶望に暴力で対処したせいなのに、女性のそういう一面はセラピーの対象からそっと除外されている。これは女性加害者に対しても、世間一般に対しても、誠実な態度とは言えないのではないだろうか。

読者の中には、ザーラは基本的には犠牲者であって、殺人や性犯罪で有罪になったほかの受刑者とは比べられない、と思う人もいるかもしれない。たしかにそういう一面もあるが、改めて強調したいのは、同じような過去を持ち犯罪に手を染めた男性についても、人は必ずしもそう考えない、という点だ。男性犯罪者の怒りや暴力は深刻にとらえられる一方で、女性の場合、怒りが暴力に結びつくことが珍しいので、危険視されづらい。女性は自傷に向かう場合が多いが、ザーラのように他者に危害が及ぶ行為をくり返すこともある。同じ犯罪者でも私たちが彼女につい同情するのは、男性の暴力は女性のそれとは根本的に異なるというジェンダーバイアスがある証拠であり、これは誰にとってもプラスにならない。逆に、男が暴力的で破壊的なのはある意味〝普通〟で、女は本質的に被害者である、という危険な考えを補強することにもなる。

私は長年、女性の暴力犯罪者のセラピー経験を積んできたが、それでもザーラとのセラピーではこのバイアスに目を曇らされた。相手は一度ならず自分や他者の命を奪いかけた人物なのに、客観的な目で見るのは簡単ではなかった。同じことをしたとしても、相手が男性だったら、〝内気な子羊〟と見なしたとは思えない。でも、結局のところ重要だったのは、私にしろ誰にしろ、他者が彼女をどういう目で見るかではなく、本人が「レイト・チャイルド」や「悪い子」といったレッテルを自分で剝《は》がせるかどうかだった。今すぐに取り組まなければならない課題は、司法システムや社会にはびこる一方的な偏見を見つけ出し、排除することだ。さもないと、ザーラのような女性はこの先も、いよいよ〝火がついた〟ときにしか手を差し伸べられないまま放置されてしまうだろう。

イアン
Ian

「目的地に到着しました」とカーナビが告げた。私は味気ない郊外の通りから車を脇道に入れ、色褪せた番地表示をしげしげと見た。ここだ。突き当たりにある二階建てのレンガ造りの家。仮釈放中の人々が住む中間施設は、看板も標識もなく、ひっそりと目立たないものでなければならない。玄関で申し訳程度のセキュリティチェックがあり、職員に身分証の提示を求められる。呼ばれて階段を下りてきた男は、このあたりの風景と同じように、これといって何の特徴もない。ただ、長年刑務所にいた者がたいていそうであるように、ある種の用心深さと悲哀が感じられた。

イアンは中年男性で、幼い二人の息子への性的虐待によって長期刑を務めたあと、一週間前に刑務所を出所した。肩幅が狭く細身で、灰色がかった赤毛を短く刈り込み、鋭く尖った鼻の周囲にはそばかすがある。襟のあるシャツの上に無地のスエットシャツを重ね、ジーンズを穿いていた。何年か前、刑務所で小児性愛者のセラピーをしたとき、刑務官に「典型的な変態って顔をしてますよ」と言われたことがある。まったく意味がわからなかった。テロリストに典型的な顔などないように、性犯罪者ならではの顔なんてあるはずがないということを、身の安全のためにも誰もが知っておく必要がある。「こざっぱりしていて、なんの変哲もない」というのがイアンの第一印象だった。彼のような立場の人はたいていそういう雰囲気だ。刑務所の中でも外でも目立ちたくないからだろう。

私が差し出した身分証をちらりと見た彼は、ご多分に漏れず、アズヘッドという名字をアドシェッドと読んだ。お茶をいかがですか、という言葉をありがたく受け、彼の案内で玄関ホールを抜けると、二人で話ができる部屋へ向かった。室内には小型テレビのまわりにちぐはぐな印象の家具が配置されている。私はドア近くの肘掛け椅子を選んだ。横には、読み古されたペーパーバックの並ぶ本棚があった。タイトルを眺めると、その多くがノンフィクションの犯罪物や探偵小説だったので、つい口元を緩めてしまった。

「砂糖はいりますか?」イアンが湯気のたつマグを二つ持って戻ってきた。面談の目的は茶飲み話とは程遠いものの、それはごく普通の世間話のようなやり取りで始まった。お天気の話題が続かないなら、次は食べ物について何か一言あるはず。思ったとおり、イアンはこう続けた。「すみません、ビスケットは切れていて」

当時の私は、刑務所の仕事も続けてはいたが、保護観察サービスと連携している精神保健チームにも加わって、イアンのように刑務所から出所したばかりの元受刑者をサポートしていた。その頃、仮釈放中の人々の自殺リスクが高まっているという懸念が広がっていて、私がイアンとの面談を依頼された理由の一つもそれだった。刑務所にいるあいだ、彼はずっと鬱病の治療を受けており、一〇年の刑期を終えて社会復帰しようとしていた。そういう疾患がなくても、社会復帰はそもそも難しい。彼は私との面談を躊躇なく承諾したらしく、つまりセラピーを受け入れる用意があるということだ。とはいえ、それは長年刑務所で暮らすうちに、人に従うことにすっかり慣れてしまっているせいかもしれなかった。

私たちは木製のコーヒーテーブルを真ん中にして向かい合って座った。テーブルの上は、煙草の焦げ痕《あと》やコップの底の跡などで汚れている。家の中はしんとしていた。保護観察下の人々の宿舎はつねに足りないので、ここもおそらく定員いっぱいなのだろうが、日中は職探しをしたり保護観察官や住宅斡旋サービス担当者と会ったりするため、住人はだいたい出かけている。

私は当たり障《さわ》りのない質問から始めた。家は気に入りましたか？（はい、問題ありません。）よく出かけますか？（ええ、この道の先から市内行きのバスが出てるんです。）どういう種類の仕事を探すつもりですか？（建築関係ですかね。でも今は冬なので、あまり……。）イアンの声は小さくなって消え、茶葉が彼の今後の見通しを教えてくれるかのように、マグの中を見つめている。こんな陳腐な話を続けていたら面談時間はすぐに終了してしまう。本題に入らなければならないとわかってはいたが、二人ともそれに躊躇していることにも気づいていた。イアンは今崖っぷちに立ち、自分を恥辱《ちじょく》にまみれた谷底に突き落とす私の一言を待っている、そんな気がした。

さらにそっと前に歩を進めた。「このあたりは以前住んでいたときとだいぶ変わりましたか？」

出所するとき、元受刑者たちは、何か制限や反対意見がない限り、自宅がある地域で社会復帰する。ここはイアンの昔の家から数キロしか離れていない。とはいえ、家族はずいぶん前に引っ越してしまったので、〝立ち入り禁止区域〟は設定されていなかった。イアンの首に血がのぼり、黄ばんだ頬が紅潮して、その手がソファのアームをぎゅっとつかんだ。「雰囲気はあまり変わってません」そして肩をすくめた。「でも知っている人はもういないし、家族もずいぶん前に出ていってしまいましたから……行先は知りませんが」ここでごくりと唾を呑み込み、続けた。「返信用の住所はなかったので……例の手紙に」

その手紙が、イアンとの面談を依頼されたもう一つの理由だった。最近保護観察サービスに、すでに一九歳になった彼の息子の一人から、父親と会えないかという手紙が来たのだ。丁寧だが短い手紙で、本人の気持ちや意図はいっさい明かされていなかった。こういうケースで家族のほうから接触してくることは稀なので、保護観察チームは不安になった。

息子はもう成人だし、一般人だ。彼の行動に疑問を突きつけたり、制限したりする権利は誰にもないし、彼を保護する義務もない。それでも、彼らにはイアンをサポートする責任がある。イアンはただでさえ傷つきやすい状態にある。チームは、息子の手紙についてイアンに伝えるのを、彼が落ち着くまで数か月間だけ遅らせようかと話し合ったが、結局、そういう不誠実なことをすればチームに不信感を持たれるだろうと考えた。それで数日前に、保護観察官との週に一度の面談の際に、イアンに手紙を見せたという。彼はショックを受けると同時に怯えを見せたらしい。

だから私は、できるだけいい方向に行くようにと思って来たのだと伝え、彼を安心させようとした。「もし気が進まないなら、今日は手紙の話はしなくてもかまわないですよ」

でもイアンは「したいです」と慎重に言った。「なんというか、みんな嫌がってる」「誰が何を嫌がっているの？」「すべてですよ」私はさらに尋ねた。「どうしてみんなが嫌がってると思うの？　あなたが会うことを……」彼の息子の名前を口に出そうとしたとき、こんな形で若者をこの部屋に招いてしまっていいのか、一瞬躊躇した。「ヘイミッシュ君に」イアンは少したじろいだ。その無意識の反応に、過去は今も生々しく、触れれば痛むのだと二人とも気づいた。この頃には、こういう体のサインを読むこと、そして話を深く掘り下げる前に信頼関係《ラポール》を築くことが重要だとわかっていたが、今回は難儀しそうだと直感した。

評価のために過去の話を聞かなければならないが、それは今日でなくてもいいのだとイアンに告げると、彼はかなりほっとしたようだった。「息子さんの手紙について、どう感じましたか？」イアンは少しは元気が出た様子で、身を乗り出した。「返事を出してもらっては困る、彼らはそう思ってるんですよね。もし地元紙に話が漏れたらどうなる、と」面白い反応だった。自分がどう感じているかではなく、保護観察チームの気持ちを考えている。これは希望が持てそうだった。だとすれば、被害者の身になって考えることもできるかもしれないからだ。でも同時に、自己中心的な動機で、他者を気遣っているふりをしている可能性もある。話がおおやけになったときに、自分自身に降りかかる影響を心配しているのかもしれない。苦々しさが滲んでいたイアンの声が、唸り声に近くなった。「《地元の小児性愛者《ペド》、息子を訪問》ってところだ。きっとそんな見出しがでかでかと出ますよ」

　事件の背景については、保護観察チームからすでに聞かされていた。イアンは二〇年の刑期のうち一〇年を務めたところで、仮釈放委員会の許可を得て出所した。保護観察つきの釈放だから、刑務所の外に出ても完全な自由の身ではない。いわば刑務所の延長のようなもので、厳格な規則と相互報告システムのもとに管理され、もしなんらかのリスクが生じた場合にはすぐに刑務所に逆戻りする。イアンの罪状は、二人の息子、当時九歳だったヘイミッシュと一一歳の兄アンドリューに対する性的虐待だった。警察に通報したのは妻のシーラで、勾留中イアンは罪状を否認していたが、最終的には認めた。私の知る限り、イアンは逮捕された夜以来、家族とはいっさい接触しておらず、受刑中にシーラとの離婚が成立した。

　こういう身近な犯罪にまつわる出来事を地元紙が放っておくわけがない。情報が漏れればおそらく警察写真とともに一面を飾ることになるだろう。こんにち、さまざまな年齢や階層の人々に、犯罪者の中でもとくに最低なのは誰か、と尋ねれば、たぶんそのトップは〝小児性愛者《ペド》〟あるいは小児性犯罪者（ＣＳＯ）だろう。悪に順位をつけるのはどうかと思うが、ＣＳＯへの注目度の高さは執着に近いとさえ言える。私が精神医学の仕事を始めた当初はこれほどではなかったと思う。近年、子どもの性的虐待が増加しているのも、それが原因だと一概には言えない。この三〇年、そうした犯罪の件数はほぼ横ばいなのだから。実際より報告が少ない可能性を加味しても、子どもの性的虐待はほかの種類の児童虐待ほど頻度は高くない。

では、なぜCSOがこれほど注目を浴びているのか？　理由の一つとして考えられるのはインターネットとSNSだ。それらによって、身近なものにしろそうでないにしろ、子どものさまざまな性的虐待行為の存在や、児童ポルノ（子どもの性的虐待の一種）の制作および利用の広がりが認知されるようになった。また、暴力によるあらゆる形の虐待行為が、この五〇年間で初めて増加傾向にあることもわかっている。ジェームズ・ギリガン教授を含むアメリカの精神科医たちの興味深い研究によれば、社会不安や富の不均衡が増加すると、とくに男性のあいだで、〝恥をかくこと〟と暴力の発生率のあいだに相関関係が見られるという。

〝悪魔のペド〟に対する反応は、国や共同体によって社会的にも法的にも異なる。イギリスはアメリカとだいたい同じで、前科のあるCSOが居住地を移すときは、引っ越し先の地域共同体に報告の義務がある。すると地方メディアや共同体で、ある意味での自警行為のように、ひと騒動が起きる。地域によっては、刑期や保護観察期間を終えてかなりの時間が経ったあとでも登録され続け（地元当局に登録され、子どもと関わる仕事を制限されるなど）、ときには生涯それが続く。これはほかの重大犯罪では（殺人でさえ）ないことだ。こうしたことが背景になって、小児性犯罪は〝最低の〟犯罪という考えがさらに強化される。子どもの性的虐待がここまで人々の関心を呼び、忌み嫌われるのは、口に出すのが憚《はばか》られる犯罪だからでもあるだろう。C・S・ルイスは、禁じられているからこそ〝刺激〟をかきたてられるものを好む人間の「よこしま」について語っている。

じつは、CSOを「あいつらは敵だ」と簡単に決めつけられるわけではない。ギリシア語を語源とする〝ペドファイル〟は、「子どもに性的に惹きつけられる人」という意味なのに、「子どもに性的虐待をおこなう人」と誤って使われている。本来は、おもに子どもに性的魅力を感じることを示し、それに当てはまる人すべてが欲求を実行に移すわけではない。実際、多くの人は「非接触」型だと自分を規定している。さらに複雑なのは、実際に犯罪行為をおこなう人の大部分は単純なペドファイルではなく、既婚者だったり恋人がいたりして、大人にも通常の性的関心を持ちながら息子や娘を虐待したりすることだ。

子どもの性的虐待は太古からあったものの、前世紀になるまでほとんど認識されず、表立って語られてもこなかった。それが一九六〇年代の人権運動や社会革命を経て、ようやくあらゆる場所で、被害者が最低限の法的保護下に置かれるようになった。今では、ほとんどの国の法律で、子どもの性的虐待の被害者は一八歳未満の子どもと規定されている。

とはいえこうした保護措置も、世界規模で増加している別の社会的傾向には適用されない。つまり、性的同意年齢（英国、および米国の多くの地域では一六歳）が一八歳より低いため、一八歳未満の〝子ども〟が性的関係を持っても、有効な法的保護ができないのだ。セックスが存在していれば、えてして性的暴行も横行する。性的暴行の大部分は、恋愛関係の中で起きることは周知の事実だ。被害者が通報するのを怖がる、あるいはためらうため、正確なデータを集めるのは難しいが、二〇一七年と一八年にロンドンで起きた未成年の性的虐待の規模と性質に関する調査では、一五歳から一七歳の少女に性加害が発生する割合が最も高かった。スコットランドの慈善団体〈ブレイク・ザ・ザイレンス〉が二〇一五年におこなった調査によれば、一〇代の少女の三人に一人が同意のない性交を経験している。

また、この分野の第一人者であるアメリカ人社会学者、デヴィッド・フィンケラーの最近の研究によると、一四歳から一七歳の範疇では、「性暴力の加害者は子どもであることがほとんどで（男性の場合七六・七パーセント、女性の場合七〇・一パーセント）、とくに顔見知りの犯行が多く」、女子が被害者になる件数は男子の四倍にのぼる。つまり、メディアや一般大衆は、「典型的な」CSOは思春期前の子どもを標的にした赤の他人である変態の大人、というイメージに執着しているが、実際には、子どもの性暴力被害者はティーンエイジャーの女子が最も多く、加害者はティーンエイジャーの男子なのだ。

さらには、〝欲望〟が何を意味するかという問題もある。伝統的な科学による性的欲求の研究では、欲望の基盤として視覚的要素の重要性が強調され、対象が手に入らないともっと欲しくなるものだとされた。だが、何人もの性犯罪者たちと面談を重ねてきた私の経験では、この考え方は単純すぎると思う。現実には、何かを見ることで性的に興奮する人ばかりではない。怒りや嫉妬のような別の動機からヘテロセクシャルな既婚男性が息子を性的虐待したりもする。私はしだいに、欲望という概念を三つに分けるとわかりやすいことに気づいた。その三つとは、性愛的、官能的、肉欲的である。一人の中にすべてが共存することもあるが、それぞれが違う意味合いを持つ。

「性愛的」は理解しやすいだろう。これはセックスによって親密さや愛着を表現しようとするもので、たがいに戯《たわむ》れながら深く求め合い、「君として君が欲しい。君と私で私たちになろう」というメッセージを伝える。一方、「官能的」というのはもう少し浅い欲求で、相互に存在やつながりを求める感じはほとんどないが、触れることで「そばにいる」というメッセージを伝えるという意味では、たがいに心が慰められる。ヘテロセクシャルな受刑者の多くが、刑務所内で同性愛関係を持つとき、こういう感覚を描写する。

問題は最後の「肉欲的」だ。この関係に戯れはなく、行為の中で協力したり交互に何かをしたりすることはいっさいない。あるのは単に生理的欲求だけ。欲望の対象を自分のものにすることだけが目的で、メッセージは単に「おまえを犯す」、「おまえをものにする」だ。子どもへの性犯罪は（ほかの性犯罪もそうだが）暴力であり、肉欲的である。ＣＳＯの被害者の体験は性愛的でも官能的でもなく、利用された、支配された、消費されたという感覚だけが残る。

でも私としては、イアンが自分の経験をこのどれかで説明できるとは思えなかった。もし父親にまた会いたいと考えているのだとしたら、息子さんも同じなのではないか。

収監されて数年経ったとき、イアンは性犯罪者治療プログラム（SOTP）に参加した。これは、自分が相手にどんな被害を与えたかを考えさせ、自覚を促すことで、性犯罪のリスクを軽減することを目的に、二〇年かけてイギリスで構築されたものだ。アメリカでは、連邦刑務所局が有罪になった性犯罪者に同様のプログラムを提供しているが、あまり広まっていない。州ごとに事情が異なり、イギリスと同様に、社会復帰教育やセラピーよりリスク管理を重視しているからだ。対照的に、二〇一一年に欧州議会で出された指示では、子どもの性的虐待を減らすには、CSOの犯行予防や阻止を目的としたプログラムが重要だとされた。スカンジナビアやドイツの精神科医たちは、リスクのある人が実際に性犯罪をおこなう前に手を差し伸べるよう、積極的に活動している。おもに若者をターゲットにし、物質乱用や社会的疎外など犯罪に手を染めるリスク要因が多い場合はとくに、ブレーキが利かなくなる前段階で犯罪パターンを食い止める努力をしているのだ。

イギリスの刑務所でのSOTPでは、性的虐待を受けたことがある成人に過去の経験を話してもらうケースもある。性犯罪者に自分の加害の重大さを理解させることが目的だ。イアンは、親類に虐待を受けていた若者の話に強く心を動かされたらしく、担当観察官に、息子がどんな経験をしたか今になってようやく理解した、自分の責任を完全に認めたいと伝えた。抑鬱状態になったのはそのあとで、何度か希死念慮《きしねんりょ》について口にした。自分の罪に向き合い、現実に目覚めると、しばしば起きることだ。私との初めての面談では、処方された抗鬱剤をこれからも飲み続けたい、そのほうが過ごしやすいので、と話した。いい兆候だと思った。自分をケアしようと考えることは他者をケアする気持ちにつながるからだ。

私はイアンと六回の面談を予定していた。それは、息子と接触するという切迫した問題を前に、リスクについてアドバイスし、仮釈放中という立場で何をどう考えるか手伝うという限定的で特殊なタスクだった。息子と会うことについては倫理的にも実務的にも慎重に考えなければならないので、私たちはチームで話し合いをした。ヘイミッシュは復讐をもくろんでいるのかも、と考える者もいれば、もしイアンがまた息子の〝グルーミング〟「子どもや未成年者を、性的虐待などのために洗脳したり、手なずけたりすること」をしようとしたら、と発言する者もいた。

私はグルーミングという言葉が嫌いだ。安易に使われすぎているし、加害者が被害者を従わせる複雑な手法の存在が無視されているから。それに、虐待者との関係で被害者が感じるジレンマや、愛し信頼している相手を拒むことの難しさも、この言葉からは感じられない。

すでに成人した息子に対してイアンがそんなことをするとは思えないし、今は息子と会うことを承諾さえしないかもしれない、と私は告げた。イアンの上級保護観察官であるピーターは、まずはこちらでヘイミッシュと予備面談をしたらどうかと提案し、私に立ち会ってもらえないかと言ってきた。イアンについて具体的な話はせず、ヘイミッシュのセラピストという立場も取らず、ただCSOやその扱いに関する一般的な疑問に答えてほしい、と。普通なら担当患者の被害者に会うことはまずないが、地域社会で仕事をしているとまったくありえないことではなく、もしこの件に関わる人々みんなの役に立つなら喜んで面会するつもりだった。ただし、隠し事をするのは好ましくないので、事前にイアンには話しておくことにした。

　ところが、次に会ったときに予備面会のことを切り出すと、イアンは腹を立てた。「僕について息子に警告か何かするつもりなんですか？　あなたに話したことをヘイミッシュに伝えるとか？」「まさか、そんなことは絶対にしないから安心して」私がそう言うとほっとしたらしく、イアンの口調がやわらいだ。「あなたが立ち会うのは、あの子がすっかり……強くなっているかどうか……確かめるためですか？」いいえ、と私は答えた。「ヘイミッシュのセラピストとして会うわけではないの。私が担当しているのはあなただから、あなたが優先。今の言葉からすると、息子さんについて、大人になった彼が今どんな様子なのか、やっぱり気になるみたいね」イアンは両手で顔を覆い、その声がくぐもった。「わからない……本当にわからないんです」私にも彼の絶望感や喪失感が伝わってきて、二人のあいだの空間に悲しみが満ちた気がした。

　私はこれを書きながら、読者はこのときの光景を想像して強い不快感を覚えるだろうな、と思っている。子どもを食い物にしたやつが、よくも悲しそうなふりをしたり、弱音を吐いたりできるものだ。あなたも、よくこんな男に同情して話に耳を貸し、理解しようとできるな。性的虐待を受けた被害者のほうは、そういうサポートを望んでも得られないことが多いのに。だいたい、そいつによくしてやって、それが何の役に立つ？　子どもを傷つけ、純粋な信頼感を利用した人間を前にすれば、こんなふうに怒りが湧くのは人として当然だし、よく理解できる。

私自身、同じ疑問をつねに自分に投げかけている。でも、イアンのような人を拒んだら、けっして被害者のためにはならない。もし加害者に更生する機会を与えなかったら、新たな被害者が生まれ、事態は悪化する一方だろう。それに、医師である私は、いざＣＳＯのセラピーを始めれば、それが自分の責務だと自覚している。呼吸器科病棟に来た肺の専門家が、患者の咳を最初から念頭に置いているように。「自分も母親なのに」どうしてそんなケースに取り組もうと思うのか、ともよく訊かれる。そういうときは、私が初めてＣＳＯと関わったのは一九九〇年代半ばで、その頃は子どもはいなかったし、結婚さえしていなかった、と説明する。当時、私は上級研修生で、セラピストとしてできるだけ経験を積もうとしていた。ちょうどそのとき保護観察サービスで、性犯罪者のグループセラピーが試験的におこなわれ、男性ＣＳＯたちをグループでセラピーする機会が巡ってきたのだった。

そのグループセラピーでは、犯罪学者のあいだで〝中立話法〟と呼ばれる物言いがくり返し登場した。これは自分の責任をできるだけ減らそうとする言葉で、自己防衛本能がはたらくと大人でも子どもでも使う。「悪いのは俺じゃない」、「始めたのは向こうだ」などが典型例だ。また、虐待を合意だったかのように丁寧に組み立てた話も耳にした。「彼女のほうから誘ってきた」とか、「彼女は一度もノーと言わなかった」とか。「僕は彼女を愛していた……これは僕らがたがいへの愛を表現するやり方だったんだ」なんて言い草さえあった。さらには、愛情を人質にする重複表現（おまえはおまえの父親を愛してないのか？）やオブラートにくるんだ脅迫（俺たちのこと知ったら、ママは怒るぞ）もよく聞いた。

ほとんどすべてのケースで、被害者は顔見知りの子どもたちで、加害者は父親、祖父、義父、いとこ、教師、家族の友人など、その子を保護する立場にあった。データを見ても、CSOの圧倒的多数がこのタイプだとわかる。この種の犯罪の多くは既存の関係の中で起こるのだ。ところが、メディアはルールの例外に目をつける。赤の他人に子どもが拉致される事件にニュースバリューがあるのはわかるが、その報道の仕方が誤解を招く。アメリカで起きたジェイシー・デュガード誘拐事件［当時一一歳の少女が白昼自宅近くで誘拐され、一八年後に保護された］や、オーストリアのナターシャ・カンプッシュ誘拐監禁事件［当時一〇歳だった少女が誘拐され、八年間監禁されたのち保護された］のようなショッキングなケースこそ世間の標準だとでも言いたげだ。残念ながら、こういう赤の他人による誘拐事件が起きる確率は、飛行機事故と同じようなものだ。危険なのは見知らぬ邪悪な悪魔だ、と思い込むと方向を見誤ってしまう。もしかしたら、じつは脅威は身近にこそあると考えるのはあまりにも恐ろしいので、こういう意見がまかりとおっているのかもしれないが。

煽情的《せんじょうてき》な記事のグロテスクな犯人とは対照的に、CSOグループの男性たちの大半は冷酷でもサイコパスでもなく、普通に共感できるような人だ。セラピーでは、まずそれぞれが自分の加害状況について書き記すことを求められ、そのあと〝証人席〟で全員の前でそれを読む。これはそう簡単なことではない。そのあと、ほかの参加者たちが、どういうところが歪んでいるかを次々に指摘する。〝おたがい様〟なので、彼らにはすぐにわかるのだ。このプロセスがうまく進むと、劇的な効果が現れる。私はこのとき、たとえばグループを率いるときには繊細な注意深さや正確さが必要とされることなど、本当に多くを学んだ。きちんと資格を持った人間が慎重にグループセラピーを進めれば、CSOたちは恥ずかしがらずに正直に気持ちを打ち明けるという綱渡りをみごとにやり通せるのだ。

その後、ブロードムア病院で勤務を始め、CSOと関わる機会は減った。そこに来るCSOはごく少数だったし、保護観察グループにいた人たちと違って、ブロードムアのCSOのほぼ全員が被害者を殺害していた。これは統計的にはかなりの例外だ。それなのに何十年も経って、私はまた保護観察サービスでCSOたちと作業をすることになったわけだ。

この頃には、私も自分で子どもを産み育てていて、CSOとの仕事は難しくもなり、楽にもなった。わが子を自分の延長、場合によっては自分が支配できるものだとさえ考えそうになる気持ちも理解できるようになった。この手のことは、セラピーグループで発表される〝手記〟に頻繁に書かれていた。苦しんでいる子どものことを想像するとやはりつらいが、子どもを持つ前と比べて心痛が強くなったかというとそうでもなく、ほかの暴力の被害者について考えるときと変わらない。ただ、子どもを虐待していたCSOの妻には、同情心がふくらんだ。出来事を知ったときのショックと恐怖はどれほどだったか、そして、子どもを守るのは母親の役目という今の社会の圧力を考えれば、どんなに恥じ入り、悪いのは私だと自分を責めたか、想像するのも忍びない。

イアンとの初めてのセラピーの直後、私は町の冴えない典型的な公共オフィスビルの会議室で、保護観察官のピーターとヘイミッシュを待っていた。ピーターは、リスクマネージメントがおもな役割となっている最近の傾向とは対照的に、元受刑者に寄り添い、回復を主眼としていた古いタイプの保護観察官を思い出させた。柔らかい物腰の大男で、うっすらとイングランド南西部の訛りがある。彼の落ち着いた雰囲気には安心感が持てた。彼が担当する元受刑者たちもきっと同じ気持ちだろう。元受刑者たちは、どちらかというと厳格で人を管理しようとすることが多い若い保護観察官より、年配者のほうがありがたいとよく言う。その気持ちは充分理解できる。私も若い頃は、自信のなさをカバーするために高圧的な態度をとることがあった。今考えてみれば、親の介護や子育て、ときにはペットの飼育さえ、ケアをする役割には経験がものを言うとわかる。こちらを全面的に頼り、いろいろと要求の多い相手ならなおさらだ。

私は長方形のテーブルの奥に座った。そこなら、テニスの試合の観客みたいに首をいちいち左右に振らずに、二人の男性を見ることができる。緊張しているのがわかったが、理由ははっきりしない。私はただ立会人としてそこにいるだけだ、と自分に言い聞かせた。

案内されて部屋に入ってきたヘイミッシュは、一九歳より幼く見えた。丸顔で、髭はきれいに剃られ、髪はブロンド、ほっそりした体型をしていた。遅れてもいないのに遅刻を詫び、私としっかり目を合わせて固く握手をした。彼の父親と初めて会ったときと同じだ。たがいに短く自己紹介したあと、ピーターがヘイミッシュにここまで来てくれたことに感謝を述べ、あなたが父親と会いたいと言ってきたことについて、もう少し事情を知りたいと切り出した。

若者はため息をついた。「みんなが反対するんだ」父親も同じようなことを言ったっけ、と私は思った。「ただ答えが欲しいだけなんです」ヘイミッシュは続けた。「母も兄も……会わないほうがいいと思ってる。過去は忘れるのがいちばんだと母は言う。父がいなくても長年うまくやってきたんだし、と。たしかにそのとおりです。僕らは父なしでちゃんと暮らしてきました」ここで彼は私からピーターに目を移した。冷静なまなざしだった。「そもそも、アンディのほうが僕よりひどい目に遭ったんです。それで僕らはすぐにセラピーを受けた。そう長いあいだじゃなかったけど。母には経済的な余裕がなかったから。でも、セラピストは僕に、起きたことにはゆく幕を下ろしたほうがいい、と言ったんです」

「幕を下ろす？」ピーターは眉を片方吊り上げて問い返した。「つまり、それ以前の父の思い出が僕にはある。いい思い出も。サッカーをしたり、一緒に休暇を過ごしたり。普通の父親だったところがあれが起きて、シューッと一夜のうちに変わってしまった。もうパパじゃなくなってしまったんです。でも、じゃあ今は誰なのか？　そして、あの人が出所した今、何が起きるのか？通りでばったり鉢合わせする可能性だってあるから」

私は尋ねずにいられなかった。「お父さんが怖いの？」ピーターがこちらをさっと見た。ヘイミッシュは、何馬鹿なことを訊くんだとばかりに顔をしかめた。「いいえ、まったく……あの人に対して何か感情があるのかどうかもわからない。ただ会ってみたいだけなんだ……この一〇年、話題にすることさえ許されなかった怪物に。だって、今も血のつながりはあるんですよ。そうでしょう?」今にも爆発しそうな怒りが感じられた。ヘイミッシュは私の心を読んだかのように、復讐したいとか、そんな気持ちはありませんと慌てて付け加えた。

私は、こんなに難しいことにあえて挑戦しようとしている若者に、少しずつ感心し始めていた。ピーターも私も、二人が会うことにすぐには賛成するつもりがなかったので、ヘイミッシュは訴えるような口調になっていた。「何かのプロセスみたいなものを、ここでは始められないんですか? 読んだことがあるんです。被害者と加害者が一つの部屋に集まって、みたいな……。僕が望んでいるのはそれだけです。一度だけ会って、一言尋ねたい……」

ヘイミッシュが話しているのは修復的司法のことだった。一九七〇年代にカナダで始まった和解のためのプロセスで、たとえば軽犯罪の加害者が被害者にじかに謝罪の言葉を述べるというような実験的プログラムが含まれる。最終的には、一九九〇年代に被害者-加害者間の調停をおこなう際の基本原則が正式に制定され、国連や欧州評議会をはじめ、アメリカ法曹協会を含むその他の組織もこれを採用し、推奨した。私がイアンや保護観察サービスと協力することになったこの頃には、イギリスでもしだいに認知されつつあったのだ。だが、これによって被害者が必ずしも慰められるとは限らなかった。苦しめられたのは被害者のほうだというのに、加害者側は、理由は何であれ、この要請を拒む権利があるからだ。

「もしお父さんと会ったら、何を訊きたいのかな」ピーターの声は冷静で、やさしかった。ヘイミッシュが顔を紅潮させた。それを見た私は一瞬、施設で会ったときの父親の顔をそこに見た気がした。「わかりません。今は悪かったと思ってるのかどうか知りたい？　それから……なぜあんなことをしたのか。いったいなぜ？」そのわずか二文字に、長年の苦しみが重くのしかかっていた。ピーターはうなずいた。「わかった。この件についてはわれわれのほうでもう少し話し合わなきゃならない。でも、ちゃんと考えるよ。約束する」ヘイミッシュはがっかりしたようだった。この会合で結論に近いものが出ると思っていたのだろう。

　彼が父親に危害を加えることはまずない、と私には思えた。でも、まだ大人になりきれていないし、これほど久しぶりに父親と会えば、自分だけでなく母親や兄にもどんな影響を与えることになるか、考えが至っていないのも確かだった。最悪の場合、家族の関係に思いがけずひびが入るかもしれない。それに、イアン自身への影響も心配だった。彼が鬱病のリスクを抱えていることを考えればなおさらだ。イアンがあのでこぼこしたソファに座って頭を抱えている姿が目に浮かぶ。私が彼なら、ヘイミッシュと会えば胸が引き裂かれそうになるだろう。

　一晩考えれば解決できるような問題ではなかった。通常どおりチームで情報共有するプロセスを経ることになるだろうし、そこで私は見解を求められるだろう。ヘイミッシュが帰ったあと、私はピーターに修復的司法についてどう思うか尋ねた。「ほんのわずかでも可能性はあると思う？」ピーターは懐疑的だった。「理論上は可能だろうけど、こういうケースで試した人の話は聞いたことがない。強盗や窃盗なんかの事件で、被害者と負傷させた加害者が一堂に会すという場合がほとんどだ。実現したとして、まとめ役ができる適任者も思いつかないよ」私がそういう訓練を受けていないのは確かだった。それに、適任者が見つかったとしても、ヘイミッシュの「なぜ？」という巨大な疑問にイアンがどう答えるというのか？

次にイアンと会ったとき、前回よりは元気そうだった。落ち込んでいるようには見えなかったし、食欲もあり、よく眠れていると言った。出所後の生活を楽しめているようね、と言うと、彼は「はい」と答えた。

テレビ室に落ち着くとすぐ、イアンがヘイミッシュとの会合について尋ねてきたので、私は経過を伝えた。「僕に訊きたいことがある？　何をです？」私は質問をそのまま返した。「あなたがヘイミッシュなら、何を訊きたい？」イアンはすぐに首を横に振った。答えられないし、答えたくないという意思表示だ。彼は窓のほうに顔をそらし、涙をこらえるかのように目に手のひらの付け根を押しつけた。

少し時間を置いてから、彼がこちらの話に集中してくれることを願いながら、私は口を開いた。「はっきりとは言えないけど、彼の頭の中にあるあなたという人に、ちゃんと名前と顔を与えたいんじゃないかな。今のあなたの名前と顔を。そうすれば、ヘイミッシュもあなたを怖がらずにすむ」

「あの子が僕を怖がる？」私はこれにどう答えるか少し考えたあと、ヘイミッシュの心の中のあなたは、彼には理解できない人生の特定の時間とリンクしているんだと思う、と答えた。つまり、彼が恐怖を感じていた時間と。「ああ」驚いているような口調だった。だから私は、そう指摘されてショックだったのか、それとも、自分を怖がっているというのにそれでも会いたがる息子の気持ちがわからないということか、と尋ねた。「僕はあの子にあんなことをしたんだ。怖がって当然ですよ」

「イアン」私は彼と目を合わせながら静かに言った。「そのときのこと、私に話すことはできる？　今になって見通せるようになったことを」加害について話すのは簡単ではないとわかっているが、これまでも、警察や弁護士、セラピストなどさまざまな人の前で何度も話さなければならなかったはずだ。私が評価をするうえで、彼が今どう考えているのかを知る必要があった。一部始終を話すのを聞けば、言葉の端々《はしばし》に現れる〝小さな棘〟に気づけるかもしれない。たとえば、何も悪くないと今も思っているとか、自分にはその権利があったと考えているとか、不当な目に遭ったという不満とか、法に対して抵抗感があるとか。どれも、今もまだリスクがあるという兆しだ。

彼は子ども時代の話から始めた。たぶん加害時から距離を取りたかったのだろう。両親とは昔からうまくいっていなかったという。母親はアルコール依存症で、彼が子どもの頃はリハビリ施設や病院にずっと出たり入ったりしていた。両親が離婚したとき、イアンは父と暮らすことになった。彼はまだ一三歳、弟は一二歳だった。父親はいつもよそよそしく、やさしい素振りなど見せたことがなかった。「氷山みたいに冷たかった」と言い、「死ぬほど怖かった」と続けた。それに対して私は何も言わなかったが、今の言葉に私が気を留めたのに気づいたのか、父からは身体的にも性的にも虐待を受けたことはないと急いで言った。その言葉を信じない理由はなかった。

CSOの中には、子どものときに受けた虐待をわが子に対しておこなうケースがあるのは事実だが、それはリスク要因の一つに過ぎない。子どものときにそういう経験があることは、被害者から加害者に転換する必要条件でも十分条件でもないのだ。

イアンは独り立ちできる年齢になるとすぐに学校を退学し、家を出て、一七歳のときによその町で大工に弟子入りした。前科を調べたところ、警察の世話になったことが一度だけあり、一九歳のときに公然わいせつ罪で注意を受けていた。それについて触れなかったので私が口を挟むと恥じ入った様子を見せ、たいしたことじゃないんですと言った。酔っぱらって、人のいる夜の公園で小便をしているところを見つかってしまって。刑務所にいるときにSOTPのグループセラピーで話したら、同じことがあったという人が大勢いました。だから、べつに意味はないんです。

本当にそうなのか、私にはわからなかった。公然わいせつ罪を犯した人の多くがほかの性犯罪にも手を染めているのは事実だが、逆に、公然わいせつ行為をしても人に危害を加えるとは限らないのも事実だ。それについて掘り下げる時間はなかったが、アルコールが抑制を解いた可能性については記憶に留めた。これまでで私が気づいた限り、アルコールはイアンのダイヤル錠を開ける〝数字〟候補の数少ない一つになりそうだった。ただし、リスクを評価するうえでダイヤル錠のたとえは確かにとても便利だが、はっきりしたリスク要因が見当たらないこともやはり示唆に富むということを、私は長年のあいだに理解していた。たとえばザーラのケースがそうだ。逆にガブリエルやシャーロットの人生には、暴力の誘因になりそうな不幸が山のようにあった。イアンと私は、ここでいったん面談をやめることにした。続きは次回にしよう。

翌週、面談を再開した私は、土曜の夜勤に向かう救急医のように、何かが待ちかまえていることを予感していた。イアンは、二〇代半ばに、当時高校で教師をしていたシーラと出会ったところから話を始めた。彼は簡潔に、二人の付き合いも結婚も「ノーマル」だったと言った。だが「彼女について話してくれる?」と私が頼むと、あっさり拒否した。いきなり胸で腕を組み、きかん坊の子どものように顎を突き出して、断固拒絶の意志を示したのだ。「言うことは何もありません」「何も?」と私はそっと促したが、彼はきっぱりと首を横に振った。結婚生活についてはいっさい話さないつもりらしい。少しして、イアンはぼそりと言った。「僕は彼女を失望させてしまった」それから急ぎ足で話を先に進めた。結婚当初、二人が最初の家をリフォームしたり、子どもを作ろうと計画したりした、ありきたりな毎日について。

ぺらぺらと上っ面だけ話していたわけでも、自己正当化したり自己憐憫《れんびん》に陥ったりしたわけでもない。むしろ、まるで他人ごとのように客観的な話しぶりだった。父親が亡くなったとき、ちょっとした遺産が転がり込んできた。さらにはシーラが職場で昇進し、週に何晩か遅くまで残業をしなければならなくなったので、当分イアンが専業主夫をすることになった。私は彼に、奥さんとそんなふうに離れ離れになって、つらかったかと尋ねた。するとイアンは、思いがけないことを訊かれたかのようにきょとんとした。「僕はまったくかまわなかったし、妻にとってはいい仕事で収入も増えたから、頑張れと応援したくらいです。妻を誇りに思っていました」

でも、時とともに、自分ばかり子育ての負担が重くなったことにいらだちを感じるようになったと認めた。一緒にサッカーをしたり、夕食を作ったりするのは楽しかったが、もともと勉強は苦手だったから、宿題を手伝ったりするのが重荷だった。それに、テレビを観たりパソコンをしたりする時間をもっと増やしてほしいと子どもたちが言いだし、彼としても妻が決めた厳しいルールを守らせるのが面倒で、ずるずると許した。自分が「悪いお巡り役」になって「何もかもやらなければならない」ことに不満が募った。これじゃまるでシングルファーザーだと思った。私はうなずき、簡単な役割ではなかったことはよくわかるわと理解を示した。

「始まったのはその頃だと思います」イアンはまたしばらく黙り込み、私は、時計の刻む音や、雨の降る外の通りを水しぶきをあげて走り去る車の音を聞きながら、辛抱強く待った。彼が大きく深呼吸したあと再び話し始めたときは、これから断崖絶壁に近づいてその深淵を覗き込もうとしている彼に付き添って、ともに一歩ずつ歩いているような気がした。それ以降、私は彼の話にいっさい口を挟まなかった。先を続ける勇気をなくしたイアンを励ます言葉をかける以外には。

始まりは、当時一一歳だった兄のアンディからだった。息子に触れたいという気持ちがいつ始まったのかはわからないが、ある日ふと、アンディのペニスに手を置いているイメージが浮かんだのだという。もちろん、そんなことは今まで一度もしたことがなかった。熱い興奮が「ぴくっと」急上昇した。遠くに見えていたものがふいに近づいてきて、実行可能になったかのように。遠くにあるそれをめざしてわくわくしながらそろりそろりと距離を詰めていく、性的レーダーが発動したかのようだった。私はイーヴリン・ウォーの「私にしか聞こえない、肉欲の蝙蝠《こうもり》のか細い鳴き声」という表現〔『回想のブライズヘッド』（岩波文庫）の中の一節〕を思い出した。

最初はそのイメージを頭から押しのけていたが、それは何度も舞い戻ってきて、しだいに鮮明さを増していった。ある晩、子どもたちが寝静まり、シーラはまた残業で家におらず、彼一人で部屋にいるときに、こちらにやさしく微笑みかけるアンディを思い浮かべながらマスターベーションをした。それから九歳だったヘイミッシュも空想に登場させ、全員でさわりっこをしているところを想像するうちに興奮していった。実行できるんじゃないか、そうとも、偶然触れてしまっただけだとアンディは思うだろう、と考え始めた。

風呂に入る子どもたちを見守らなくなってもう何年も経っていたのに、寝る前の入浴時、イアンも一緒に入るようになった。水のかけあいっこを始めると、子どもたちもおおいに楽しんだ。ママなら絶対に許してくれないはずだ。イアンは「潜水艦とサメ」ごっこをしないかと提案した。子どもたちがお湯に潜るあいだ、彼はバスタブの縁に座っていた。子どもたちはこの遊びを心底気に入り、ママがいないときの習慣になった。浴室中をお湯と泡でびしゃびしゃにして、大声で笑い、髪も洗わなければ歯磨きもしなかった。このあたりになってくると、話の中の彼が言わなかった空白箇所を、私は自分で埋めることができた（口には出さず、頭の中だけで）。裁判記録でも何度も目にしたし、ほかのケースでも同じようないきさつをたくさん耳にしてきた。台本はもはや否応なく最悪の結末に向かって突き進んでいく。

アンディは、子どもと話をする訓練を積んだ専門の警官に対し、バスタブの中で父が最初にペニスに触れてきたときは、ただの偶然だと思ったと話した。忘れようとはしたが、同じことが何度も何度も起きた。そのうち、なんだか「おかしい」と思い始め、「変だし」、恥ずかしかった。学校や友人からセックスだの何だのについては聞いたことがあったし、親友の家のパソコンでポルノまがいの映像を観たことさえあったから、パパはゲイなのかなと不安になった。あるいは自分も。でも父親なんだし、そんなことはありえない。やがて、パパが弟のヘイミッシュにも同じことをしているのを見た。兄弟は、夜遅くに二段ベッドに横たわりながら、それについて少し話した。私は想像する――少年たちが暗闇の中でそれぞれ天井を見ながら、口にしにくい言葉や考えをなんとか絞り出す様子を。二人ともどうしていいかわからなかった。きっとママはかんかんになるだろう――そしてパパも。これはパパと彼らとのあいだの秘密だ。だから二人とも何も言わなかった。

イアンは二人にご褒美をあげると約束した。今度ママが出かけるときに、新しいスーパーヒーローものの映画をみんなで観に行こう。彼は息子たちのあいだに座り、子どもたちが映画を観ているあいだそれぞれのズボンの中に手を入れた。子どもたちはびっくりしたと話した。そして、誰かに見られたらと思うと怖かったと言った。イアンとしては、息子たちは同意したのだと思ったという。結局のところ二人は動かず、拒絶もせず、ただ映画を観ていたのだ。帰宅すると彼は息子たちを寝かしつけ、空想どおりに自分の勃起したペニスを二人にさわらせた。二人は文句も言わずに指示通りにした。ヘイミッシュとアンディは、その晩のあと、父が二人にお小遣いその他のご褒美をくれて、「いい子だ」と言ったと回想する。これも私が何度も耳にした話だ。

母親の証言も、ほかのケースと同じだった。シーラは問題が山積みになった新しい仕事のことで頭がいっぱいだったので、夫が子煩悩だったのはラッキーだと思っていた。あとから考えてみれば、その時期、息子たちは今までになくおとなしかったし、いらいらしていた。ある晩、「ママはなんにもしてくれない！」と言って、アンディがものすごい癇癪を起こし、父からもらったばかりの新しいおもちゃをこなごなに壊した。これにはとても驚いた。アンディはいつだって弟よりお行儀がよく、責任感のあるお兄ちゃんだったから。のちにシーラが警察に話したところでは、その晩のイアンはとても頼りになったという。事態を収め、部屋をきれいに掃除し、「ホルモンのせい」だろうと言ってシーラを安心させた。「男の子は男の子になるんだよ」僕もずいぶん荒れたものさ。でもアンディはまだ一一歳なのだから、ティーンエイジャーとは言えない。その出来事のあと、シーラはなるべく残業を減らそうとしたが、難しかった。国の教育水準監査局の監査が入る予定があり、誰もが仕事に追われていた。

そして問題の夜が来た。シーラが会議のために出張に出かけたとき、イアンがアンディとアナルセックスをしようとしたのだ。それもヘイミッシュが見ている前で。イアンはこの部分については駆け足で話したが、私も無理強いはしなかった。子どもたちの証言を事前に読んでいたので、おおよその顚末はわかっていた。二人の言葉は簡潔なだけに多くを物語っていた。父に襲われたあと、アンディは弟と二人で寝室に閉じこもった。イアンは、自分が一線を越えてしまったことはわかったし、すっかりパニックに陥ってしまった。これからどうなる？　彼はその晩一睡もできなかった。ところが翌朝、子どもたちは普通に起き出してきて、学校に向かった。昨夜のことについては一言もなかった。数日後、シーラは子どもたちの学校から緊急呼び出しされた。アンディは自宅で起きたことを信頼できる教師に打ち明けたのだ。ヘイミッシュもそこに呼ばれ、話を裏づけた。

イアンは、かつて住んでいた家で過ごした最後の一日について話し、それがどんなに長くつらい夜になったか描写し始めた。シーラはその日も残業らしかった。子どもたちもなかなか学校から帰宅しなかったが、最初のうちは友人の家で遊んでいるのだろうと思った。そのまま時間ばかりが経ち、だんだん不安がふくらみ、心臓がどきどきし始めた。シーラの様子を確かめたくて電話をしたが、彼女は出なかった。何度も試したが、応答がない。とりあえず家の中を掃除し、夕食の準備を始めた。今にも玄関のドアがバンと開き、子どもたちがお喋りしながら中に飛び込んできて、玄関ホールのベンチにスクールバッグをドスンと置く音が響くかもしれない。だが時間は過ぎ、それはもうありえないと思い知った。

終わりだとわかった、と彼は言った。「終わったって、何が?」私は静かに尋ねた。それは、彼の話のこの痛切な部分が始まってから初めて私が発した質問だった。「人生が」イアンは言った。自殺しようと思ったのはそのときで、最初は、サセックスの海岸の自殺の名所、ビーチー・ヘッドまで一心不乱に車を飛ばそうと考えた。でも、鎮痛剤のパラセタモールをウィスキーで流し込んだほうがはるかに楽だと考え直した。彼は薬棚を引っかきまわし、薬をざっと手に空けると、コーヒーマグにシングルモルト・ウィスキーを注ぎ、すべて一度に飲み干した。そのとき呼び鈴が鳴った。警察だった。ドアが開いたとき、イアンは明らかに酩酊していたという。薬を過剰摂取したと告げ、「すぐに死ぬから心配ない」と言った。妙な言い方だと思い、私は気になった。心配いらないって、何が? それ以上子どもに危害を加えることはないってこと? どうせ抵抗しないってこと? 警官たちは彼をすぐにパトカーに押し込み、病院へ連れていった。

イアンの保護観察記録には、警察の報告書や裁判の記録謄本《とうほん》が含まれていて、シーラがいっさいいためらわず、子どもたちの話を疑いもしなかったことがわかった。すぐに警察を呼び、子どもたちを両親のところへ連れていくと、自分も家には帰らず、イアンとも接触しなかった。二人は以来、一度も話していない。同じような経験をしたほかの母親たちと同様、彼女は自分を責め、「絶対に自分が許せない」と警察で語った。イアンの逮捕のあと、子どもを守れなかったかわいそうなその女性は、当然の措置として、福祉局から徹底的な事情聴取を受けた。非情に聞こえるかもしれないが、かつて私が一九九〇年代に協力したグループでも、その後に関わったグループでも、わが子だけでなく孫まで虐待していた既婚のCSOの中には、妻がそれを了承し、協力さえしていたケースが数多くあった。こういう夫婦は、夫が小児性愛者だという考えを拒否するばかりか、彼の行動は性的虐待には当たらないと考えていた。夫も妻も、家長はパートナーや子どもを好きにしていいと見なしている。また、児童ポルノを多数ダウンロードしておきながら、それを異常な行為だとは思わず、わが子に対してリスクがあると言われて戸惑う親も大勢見てきた。自分たちは親なのだから、わが子は性的対象にならない、というわけだ。

イアンとの最後の面談で、私たちは、会いたいというヘイミッシュからの手紙にどう返事をするかという問題に戻った。最初のうち、イアンは迷っていた。そのチャンスがあるなら息子に許してもらいたいと言いながら、それでも自分にとっては幕引きにはならないと話した。たとえヘイミッシュが許してくれたとしても、どうして自分を許せる？　だとすれば、二人が会う意味は？　「ヘイミッシュを虐待の共犯にした時点で、二人の未来を破壊したんです。むしろアンディのように拒絶されたほうがわかる」と彼は言った。アンディの身になれば、父親との関係をいっさい断って当然だ。

しばらく話し合ったあと、やはりヘイミッシュと会うのは荷が重すぎるとイアンは結論した。少なくとも今は、息子が求めているものを与えてやれない。私は彼の決心をピーターに伝えた。

彼はほっとした様子で、イアンのケースに関わった専門家チーム全員が、そのほうがいいと感じていたと話した。ヘイミッシュはがっかりするだろう（でも、これまでだってもっとつらいことを乗り越えてきたのだ、と誰もが心の中で言った）。「いつかイアンが新しい人生を始めたあかつきには、状況が変わるかもしれないしね」と私は言い添えた。そう、息子と会うことを前向きに考えられる日が来るかもしれない。ピーターは私をじっと見て言った。「かもしれない」現実を見据える彼の人情味の深さは、長年の経験から生まれたものだった。

その後も、イアンが窓辺のソファにうなだれて座り、恥辱と闘っている姿が何度も甦ってきた。私は許すという概念の複雑さを思い、司法システムにはその概念が入り込む余地がほとんどないこと、修復的司法のこと、イアンとヘイミッシュにもしそれを適用したら機能したかどうか、などについて考えた。

そもそも、イアンを収監したことにどんな意味があったのだろう？　彼に、そして世の中に、社会がどれだけ子どもへの性的虐待という罪を嫌悪しているか思い知らせたことは確かだ。でも、一〇年間の刑務所生活には五〇万ポンド［約九五〇〇万円］近くの税金が使われる。イアンに電子タグをつけさせて、性犯罪者用の施設で生活させたほうがいい結果が出たのでは？　同じお金をかけるなら、彼と彼の家族両方に、別々にしろ一緒にしろ、セラピーの時間を提供してもよかったのでは？　それによって彼らは家族の安らぎと愛を揺るがしたこの悲劇的な事件を振り返り、癒されたかもしれない。もちろん、セラピーで彼らがまた家族に戻れるわけではないし、許しさえ得られるとは限らない。それでも、父親も息子たちも、必要としていた精神的支えを手に入れられたかもしれない。刑務所生活はこれからもイアンを支配し、自分の行動を社会がいかに非難したか思い出させるだろう。私はどうしても、一〇年間の受刑期間こそが、この物語をあんなふうに終わらせた原因ではないかと考えてしまう。

「すぐに死ぬから心配ない」一〇年前、逮捕された夜に警官にそう言ったイアンは、私たちの最後の面談から半年後、この約束を遂行した。イアンは住む部屋を見つけ、夜勤の仕事に就いた。よかったと誰もが思った。同じような状況にあって、過去を乗り越えて新しい生活に足を踏み出す人を、私も大勢見てきた。でも、彼はソローの言う「静かなる絶望」を抱えていた。ある朝、明け方に仕事を終えたあと駅に向かい、やってきた列車に身を投げたのだ。知らせを受けたピーターはすぐに連絡をくれた。彼がヘイミッシュにも知らせることになるのだろう。でも彼なら、持ち前のやさしさや長年の経験を活かして、若者の不安を上手に収めてくれるはずだ。ヘイミッシュは自分が会いたいと言ったから父を自殺に追い込んだのではないか、それで父は死をもってあらゆる会話を拒絶したのでは、と悩むかもしれないのだから。あの真摯で内省的な若者が、父親を失い、永遠に〝幕を下ろす〟ことができなくなってしまったことは心から残念に思う。

この仕事をしていると、患者が何を考えているかちゃんと把握できている、というファンタジーに目をくらまされる危険がつねにつきまとう。今回の悲劇を経て、保護観察サービスと精神保健サービスは、何か見落としはなかったか精査されることになるだろう。だが、たとえイアンの自殺願望をうすうす感じていたとしても、彼をサポートしたり、自殺を食い止めたりする方法の選択肢はあまりなかった。たとえば、彼の身を守るために「強制収容する《セクショニング》」［精神科の閉鎖病棟に強制入院させることを意味するスラング］措置を取ろうとしても、そして、たとえ奇跡的にベッドが空いていたとしても、地域の精神科施設は受け入れを拒むだろう。あの程度の精神状態なら、精神保健法の定める強制収容を適用するわけにはいかないからだ。

　実務的な面から見れば、私たちは、刑務所を出所してからのイアンの暮らしを最大限サポートしていたと思う。住む場所も仕事も見つかり、保護観察チームも私も彼を支援をした。メンタルヘルスの面でも、これ以上のサポートは難しかった。結果的に、イアンは自分自身と折り合いをつけることができず、彼の心の中で死ぬことが最善の、あるいは唯一の選択肢になってしまった。ヘイミッシュから手紙をもらおうともらうまいと、イアンは自分を恥じていたし、以前も言ったように、恥辱というのは暴力をもたらす強力な動機となり、その暴力は自分自身にも向かう。

　ずいぶん前に、私は近親相姦や児童虐待の影響についてモートン・シャッツが書いた『魂の殺人者：教育における愛という名の迫害』（草思社）という印象的なタイトルの本を読んだ。実際、これまで性的虐待のサバイバーたちから、虐待によって自分の一部が死んだという話を聞かされてきた。同じことを加害者にも当てはめようとしたら、読者は違和感を覚えるかもしれないが、それでもイアンのようなCSOのセラピーに長年携わり、彼／彼女たちをこの目で観察してきた私としては、彼らの多くが同じ感覚を持つと考えている。

彼らは子どもを虐待したあと、すぐに自殺を試みようとする。恥辱という感情は、それほど魂を蝕むのだ。

リディア
Lydia

あの日、刑務所の面会室の前を通りかかり、ガラス窓から中を覗いた人がいたとしたら、私たち二人のどちらがセラピストで、どちらが出所間近の受刑者か、見分けがつかなかったのではないだろうか。どちらも中年女性で、どちらも髪はブロンド。どちらも握手をしたあと、小さなテーブルの両側にある、タイルの床に鋲《びょう》止めされた、お尻の痛くなりそうな金属製の椅子に腰かけた。どちらもシンプルなイヤリングと細身の腕時計をつけ、目立たない服装をして、普通さを周囲にこっそりアピールしている。一方は髪をござっぱりとした短めのボブにカットし、生え際には白いものが見え、セーターもスリムパンツも黒だ。もう少し髪が長く、高い位置で雑に束ねているほうが私で、いつものように相手に警戒感を与えないような着心地のいい服を着ている。一つだけ二人の違いを明かしている要素があるとすれば、それは私の椅子の背に掛けられたグレーの分厚いコートだろうが、一見しただけでは見逃す可能性が高い。私はここを訪れるために二月の寒空の下を歩いてきたが、もう一方の女性リディアは、このあと自分の監房に戻ることになる。

じつは、この通りすがりの通行人のたとえ話こそ、リディアがそうだったように、表面的なものに注視して大事なものを見逃す典型的なパターンである。ザーラの章でも話したが、人を上っ面だけで判断しないためには長い経験が必要で、少なくとも私の場合はそうだった。前にも言ったとおり、私は人の心をよくサンゴ礁にたとえる。それはつねに新陳代謝し、美しいものや危険なものに満ちている。

アメリカ心理学の父、ウィリアム・ジェイムズが編み出した有名な概念「意識の流れ」もまた水にまつわる表現だが、こちらは人間の妄執《もうしゅう》について論じるときによく用いられる。さまざまな思考の揚げ荷や漂流物でいっぱいの水の流れを想像してみてほしい。落ちてきた枯れ木や、誰かがうっかり捨てたゴミで一時的に流れが滞り、あちこちに小さな渦もできている。この渦はいわば、考えが生まれたときにそのまわりにできる心のさざ波だ。誰でも身に覚えがあると思う。たとえば、耳について離れない曲。頭の中でくり返し鳴り響く流行りのポップソングやCMのジングルのたぐいだ。ただし、これは不快ではあっても一時的なもので害はない。頭に引っかかっていたものはすぐにはずれて、流れに乗って消えてしまう。

問題は、不安の大岩が流れの中にどっかり居座ったときだ。小さな渦は大渦と化し、心の中に漂っていたほかの考えや気持ちを引き寄せ、巻き込んで、やがて妄想が生まれる。その変化は徐々に進み、依存症とよく似ている。最初は、初めてのマリファナの一服や、一〇代の頃にパブで飲んだ一杯みたいな小さな出来事から始まり、しだいにそれが自己を支配するようになるのだ。

妄執や依存症で最初に犠牲になるのは〝真実〟で、人は、いつでもやめられるという危険なファンタジーに屈服する。

〝ストーキング〟と呼ばれる行動パターンの根底にあるのも、そういう凝り固まった考え、あるいはノイローゼだ。ストーキングの定義には、「執着的尾行」、「望ましくない監視および追跡行為」、あるいは米司法省による「脅迫行為および脅迫行為がおこなわれそうな前哨《ぜんしょう》行動による、人に恐怖を抱かせる犯罪」などいろいろある。二〇一九年の英国犯罪調査によれば、イギリス全人口の一、二割がストーキング行動をおこなったことがあるとされる。しかもそこには〝フェイスブック・ストーキング〟の名で一般に知られる、恋人と別れたあとや就職の面接前に誰もがよくやる追跡行為は含まれていない。執着的ストーキングは平均して一年から一年半続くが、ストーカーの約一〇人に一人は五年以上相手をつけまわし、何十年も続くケースもある。調査によると、イギリスでは男性が女性に被害を加えるほうがその逆より多いが、男性も一〇人に一人は女性にストーキングされたと通報している。そして私は、保護観察サービスに協力する仕事の一環として、まもなく仮釈放されるそういう女性を評価することになったのだ。

初めてリディアを訪ねたときは、ちょっと挨拶しようと思っただけだった。彼女はすでに仮釈放を許可され、まもなく刑務所を出所する予定だという。保護観察チームからの要請で、出所後に五、六回面談をおこなうことになっていたので、その前に自己紹介でもしようと立ち寄ったのだ。依頼された内容についてリディアに手紙を書いたとき、自分の役割も説明しておいた。本人にどれくらいリスクがあるか評価し、加害の原因を探る（彼女の過去、人格、ストレスの対処法）ことで、彼女が無事に暮らせるようサポートをするのが面談の目的だ。リディアのチームの面々は、彼女が一般人に対して危害を加えるおそれはまずないと考えているようだった。もっとも、リディアの視野に入っていたのはもともとただ一人だけだったのだが。

二年前、それまで犯罪とはいっさい関係ない日々を過ごしていたリディアは、突然かかりつけセラピストのW先生に嫌がらせを始めた。本人や家族、その私有地に張りつくようになったのだ。それで警察から注意を受け、W先生も次から次へと接近禁止命令を要請した。これは裁判所が出す保護命令で、暴力の加害者が被害者に近づくことを禁じる。DV被害で使われることが最も多く、破った場合は、状況や地域によって罰金などの罰則が適用される。それでも行為が継続される場合は刑事罰に問われ、刑罰が科される。

ストーカーのご多分に漏れず、リディアは裁判所命令を無視して脅迫を続け、とうとう逮捕されて、迷惑行為によって有罪となった。イギリスではこの一〇年で、ストーキングに対する刑罰がかなり厳しくなったが、約一〇年前の当時、リディアは禁固三年を言い渡された。そして二年受刑したところで仮釈放の許可が出て、残りの刑期は保護観察を受けながら社会復帰することになった。私に依頼が来たのは、彼女に対するさらなるサポートが目的だった。つまり、彼女が社会に再順応できるように手伝うのだ。セラピーは強制ではなかったが、その機会を提示されると、リディアは二つ返事で承諾したという。だから、彼女が私のサポートを前向きに受け入れ、信頼してくれることを期待した。

簡単な紹介状によると、リディアは刑務所内でいくつかの研修やグループプログラムを修了したらしい。イアンが参加していた性犯罪者のためのSOTPグループと似て、被害者の経験を理解することに焦点を絞った内容だ。私との面談は、有罪判決後初めてのセラピーというわけではないが、私の知る限り、一対一でセラピストと向き合うのはこれが最初だ。あるいは、彼女の被害者となった男性セラピストとの面談以来初めてと言うべきか。

法的機関に身柄を預けられたどんな人を相手にするときも、私はつねに先入観を持たないよう努めている。そのためには、ポジティブなものもネガティブなものも、どんなに細かいことであれ、第一印象に目を光らせる必要がある。初めて会ったときのリディアはとても穏やかで、落ち着いていて、この女性が誰かを脅かし、接近禁止命令が出されるほど怯えさせたなんて信じられなかった。こちらに警戒心を抱かせるようなところなど、どこにも見当たらない。たとえ彼女の執着の対象がセラピストだったにせよ、相手は男性だし、恋愛感情が高じてのことだ。暴力犯罪者の大部分がそうであるように、誰を選ぶかについてはたいてい明確な根拠がある。イアンが子ども全般に性的関心があったわけではないのと同様に、リディアもセラピスト全員に関心があるわけではないだろう。

のちに、このときのリディアの言葉に練習したような形跡があったかどうかを思い出そうとしたが、あの時点では、彼女が進んで話をしようとしてくれたことが単純に嬉しいとしか思わなかった。私は、彼女のおこなった加害や目前に迫った釈放について、ありきたりな質問をしながら話を始めた。たしかに裁判で罪を認めました。でも今はもう、過去に自分がしてしまったことが「恐ろしい過ち」だったとわかります。リディアの言葉は、まるで何かのエチケット違反か駐車違反についてお喋りしているかのような軽さだった。被害者の名前を出して、彼女の口調が変わるかどうか確かめてみようかとも思った。W先生について何がしか考え、出所したらまた接触するつもりなのだろうか？　でも、私が切り出す前にリディアのほうが、そんなこと考えないでと言わんばかりに、私を押し留めるようなしぐさをした。彼女の声が悲しげで重々しいものになった。「彼のことですよね。もちろん接触する気はありません。当然です。許されないことだと承知しています。先生、セラピーを引き受けてくださること、感謝しています。正直、ここには二度と戻ってきたくない、そう思ってるんです。永遠に」

そこで、彼女に今後の予定を尋ねてみた。「仮釈放された人が一時的に入る中間施設に住むんですか？」じつはアパートメントを所有しているのだ、とリディアは答えた。受刑中は友人に管理を頼んでいたが、今の店子《たなこ》が出ていったらすぐにそこに引っ越すのだという。それは運がいい、と私は思った。出所する女性の半数はその後の行き場がなく、結局ホームレスになるしかない。だから釈放されるのは気が進まないという人が多いのだ。さまざまな軽犯罪に手を染めては刑務所に出たり入ったりをくり返していたある女性受刑者は、「ここは今までいちばん住み心地がいい場所なの」と私に言った。でも、リディアは家に帰れる日が待ち遠しいと話し、落ち着いたら猫を飼おうと思いますと続けた。とにかく動物が好きで、ペットのいない毎日は寂しかった。こうなる前は事務弁護士だったが、まずは犬の散歩のアルバイトでもしたらどうかと勧められたという。そうやってゆっくりと社会復帰すればいい、と。「毎日公園を散歩するなんて、想像するだけですてき。待ちきれません」私はうなずいた。まったく正常に思えた。

別れ際に一度だけ緊張が走ったのは、過去に私のような精神科医と会ったことがあるかと尋ねたときだった。答えは最初からわかっていた。準備として、私はリディアの保護観察官であるジェーンに電話をし、少し話をしていたからだ。そのとき、彼女はリディアのファイルにアクセスするためシステムにログインしようとしたが、なぜかシステムがダウンしていた。それで、刑務所の観察官ユニットで尋ねてみて、と言われたのだった。

ただしジェーンは、リディアの裁判中に検察側から精神鑑定の報告書が提出されたことは覚えていて、それには「リディアは被害者に対して敵意を持ち、ひどく執着していて、ある専門家は偏執症のおそれがあると述べた」と書かれていたと言った。でも、ジェーンは見間違えたのかもしれない。それとも、私が彼女の言葉を誤解したのか。なぜなら、リディアはきっぱりと、自分は今まで一度も精神科医の診察を受けたことがない、と否定したからだ。「そんな必要ないですから!」彼女が嘘をついているのか、それとも受けたことがないと思い込んでいるのか、あるいは裁判のときに精神科医の鑑定を受けたとわかっているが、数に入らないと見なしているのか。

こちらをまっすぐ見つめる目は今や挑戦的で、姿勢もどこかこわばっている気がした。

彼女と言い争いをするのは私の仕事ではないので、話題を変えて、私との面談をどう感じている？　やりにくい？　と尋ねてみた。「そんなことまったくありませんよ、アズヘッド先生。逆です。だって、これは私のためなんですよね？　担当保護観察官のジェーンも、セラピーを受けるべきだと勧めてくれました。こうして話しているとストレスを感じるのは事実です。私が最初のうち自殺をほのめかしていたことは、ご存じのとおりです。でも、ようやく家に帰れる。夢のようです！　立ち上がってまた走り出す——新しいスタート。よく言うように、〝初めの一歩〟です」

ポジティブで申し分のないその答えに、私はなんとなく戸惑いを感じた。さっきちらりと見えたネガティブな印象はきれいに消えている。精神科医についての疑問はとりあえず棚上げすることにした。今は二人のあいだにしっかりと信頼関係《ラポール》を築き、次回会ったときにすぐに心理的につながり合えるようにすることが大切だ。別れの挨拶をし、彼女を監房へ連れ戻す刑務官が現れたので、私は重いコートを羽織った。リディアは部屋を出るときに軽く手を振り、「じゃあまた！」と親しみをこめて軽快に言った。彼女の姿が見えなくなると、なんとなくほっとして、自分がずっと緊張していたことに気づいた。どうしてだろう？

ここまで見る限りでは、リディアは〝典型的なストーカー〟のイメージとはかけ離れている。

だが実際のところ、どんな暴力犯罪者にも典型などないに等しい。かつては、動物が獲物にこっそり忍び寄って狩りをするという意味だった〝ストーキング〟は、比較的最近生まれた犯罪カテゴリーだ。一九八〇年代に初めてメディアがこの言葉を使い、とくにハリウッドのスターたちに執着するファンにまつわる、いやでも衆目を集めた忌まわしい殺人事件の数々で見出しを飾った。そのせいもあって、反ストーキング法が世界で最初に成立したのはカリフォルニア州で、その後の五年間にほかのほとんどの州もこれに続いた。それ以前、アメリカでは、そうした不当な監視やつきまといは悪質な嫌がらせとして罪に問うか、殺人未遂や謀殺として処理されていた。有名なケースとして、ロナルド・レーガン暗殺未遂事件やジョン・レノン殺人事件などが挙げられる。

カリフォルニア州で法案が可決されると、メディアはストーキングという言葉を女性のセレブたちと結びつけたがった。「ストーキングしてるの、あなた?」という切迫感漂う見出しに、誰かにつきまとわれているように見える美女の写真が添えられる、というように。女性を獲物のように見なすこうした表現は、昔からある種の男性の想像力を刺激してきたが、〝セレブ・ストーカー〟の報道は、ストーキング行為を有名税か、歪んだ形の賞賛でさえあるかのように見せ、被害者の恐怖を矮小化《わいしょうか》してきた面がある。

アメリカに比べるとイギリスではもう少し時間がかかり、ストーキングを犯罪と認めたのは二〇一二年になってからだ。それ以前は、(リディアを含む)加害者は、一九九〇年代半ばに定められた〝悪質な嫌がらせ〟の罪に問われた。イギリスの司法システムは、伝統的に個人の揉め事への介入を限定する傾向がある。法律は二者択一の議論を好み、刑法は一般に、その行動が正しいか間違っているかという点を問う。たとえば殺人のような罪であればすぐに白黒つけられるが、ストーキングのような犯罪の場合、それが世界のどこで起きたとしても、その土地の男女の役割や文化的傾向、規範によって、行為に対する見解や程度の認識に難しい問題が生じやすい。だが、イギリスでストーキング行為を犯罪として認定するよう主張した、〈スージー・ランプルー基金〉に代表されるような人々によって、最終的に、ストーキングはただの〝嫌がらせ〟ではないと規定することに成功した。ただの嫌がらせでは単純化しすぎで、その行為の根底にある長期の常習性や被害者の心理的な重い負担に配慮しないのは危険だ、というのが彼らの主張だった。

欧州諸国の大部分やそれ以外の国の一部でも、近年同じような法制化が進んだが、ストーキング行為を世界的に等しく評価するのは難しい。ストーキングが世界中どこにでもあるのは事実だが、ジェンダーや人権については国や地域によって見解が異なるからだ。いまだにこれを問題視しない文化圏もあり、そこではそもそも通報されない可能性が高い。男女関係は社会的に詮索《せんさく》しない、あるいは女性からハラスメントを受けても男性は表沙汰にしたがらないといった土地柄では、ストーキングの報告はあまりないのが実情だ。

リディアの被害者のW先生は、個人で開業しているセラピストで、父親の死に直面したリディアは悲しみと折り合いをつけるために彼のセラピーを受けた。かかりつけ医に不眠を訴えたところ、W先生を紹介されたのだ。二人は何度か面談をし、それは功を奏したように見えた。最初に取り決めた期間が来たときにセラピーは終了した。

だがその半年後、W先生はリディアから親しげな調子で愛を告白するバレンタイン・カードをもらい、驚いた。これまでも二人のあいだに関係があったかのように、「また逢う日が待ちきれない」とリディアは書いていた。W先生は、私たちのセラピーはすでに終了したのでもう会うことはできないが、もし必要ならほかのセラピストを見つけてはどうかと慎重に返事をした。これにも「もう一度だけ」お願いしたいと彼女が書いてよこしたので、先生は私との面談がプラスになるとは思えないと丁重に断った。これで終わりになれば、と彼も祈っただろう。

でもリディアは受け入れず、なんとか自分と会うことを認めさせようと、何百通というメールやSNSのメッセージを先生に送りつけた。返事が来ないと、今度はセラピストの監督機関に対し、自分が患者だったときに彼のほうから性的関係を持ちかけてきたと訴えた。W先生はセラピストとして窮地に立たされた。倫理審査を受けるはめになり、その間仕事ができなくなったのだ。事態はエスカレートし、家の前まで押しかけてきたリディアを無理やり追い返さなければならなくなった。そんな経験は初めてで、だんだん怖くなってきた、と彼はのちに法廷で証言している。

一世紀前なら、彼女の行動は〝エロトマニア（恋愛妄想）〟あるいは〝クレランボー症候群〟と見なされていたかもしれない。クレランボー症候群とは精神障がいの一種で、他者と恋愛関係にあるという妄想を持つ患者について、初めて論じた一九世紀の精神科医にちなんで名づけられた。この病の患者は、自分だけでなく相手もこちらを愛していると思い込み、それは恋愛の対象と一度も会ったことがなかったり、ときには想像上の相手だったりしても変わらない。初期の精神医学の教科書では、エロトマニアの〝典型例〟は恋愛妄想を持つ成人女性とされ、迷惑ではあるが危険はないと考えられていた。これとは対照的に、女性の元パートナーに対する男性の執着は、現代でいうストーキングに近いと考えられ、ときにはリスキーな行動につながり、稀なケースでは命に関わる暴力行為が起きるとされた。セレブ・ストーカーも後者の一種だろう。

しかしこの数十年、研究者たちは、ストーキング行為にはもっとさまざまな種類があることを明らかにしてきた。ストーカーの中には法に触れないように、たとえば親権を争う裁判を起こして、元パートナーに圧力をかけて脅すというような戦法をとる者もいる。また、会ったこともない相手に執着し、ネット上で、ひいてはその家族や友人にまでつきまとい、大きな負担をかける者もいる。見ず知らずの相手にストーキングをされたある被害者は、「人生がウイルスに感染したみたいだった」と表現した。こうした執着にとらわれた人には、今や数えきれないほど手段の選択肢があり、もしサイバースペースに移住したストーカーが大勢いるとすれば、この犯罪が社会に蔓延しているのかどうかさえ判断するのが困難になる。ウイルス検査と同じように、私たちがそれについて調べ、議論すればするほど、新しいケースが明らかになっていくだろう。

最近、ストーキングで有罪になったある男性は、鑑定中に私にこう言った。「その人を愛していれば、殺そうとはしないと思う」この当然の真理のように聞こえる言葉には、じつは人間関係の複雑さが隠れている。つまり、愛と憎しみは紙一重であり、どんなに仲が良くても心の葛藤と曖昧さは共存しているのだ。ストーキングやハラスメントはすべて恋愛のもつれだ、という考えは誤りだ。これは、おとなしい女性が架空の相手に熱をあげる、かつての無害なクレランボー症候群のことが今も頭から抜けない人の考えかもしれない。実際には、被害者への恋愛感情を主張しないストーカーも多い。復讐が目的の場合もあれば、単に接触したいという気持ちが高じた場合もある。自分を忘れてほしくない、その一心でつけまわすこともある。被害者を愛していると主張する者さえ、相手を支配したいだけかもしれない。そこには、愛していれば当然あるはずの相手への思いやりや慈しみがない。聖パウロがコリント人への手紙に書いたように、愛とは「知ってもらうこと」だとすれば、ストーカーとはその「知る」という意識が徹底的に欠け、相手の気持ちや見方にいっさい関心がない。

教科書どおりのリスクの定義からすれば、リディアのW先生への危険度はそれほど高いものではなかったが、医師自身の気持ちや経験は別だった。彼女のしつこさはW医師をじりじりと疲弊させ、しかもそれは長期化して一年以上続き、彼は生活に大きなダメージを受けた。リディアはくり返し彼を愛していると訴えたが、医師がそれに応えようとしないと知ると愛は不満に変わり、彼の仕事を攻撃し始めた。リディアとしては彼とじかに会うことが最優先だったから、それが聴《ちょう》聞会《もんかい》であってもかまわなかった。妄想に囚《とら》われた者にとっては、否定的な目的でも、会わないよりはましなのだ。

さらに、この手もうまくいかなくなると、今度は警察に行って、セラピー中にW医師にレイプされたと訴えたので、また新たな捜査が始まった。W先生はますます苦境に立たされた。弁護士を雇わなければならなくなり、またも仕事が滞《とどこお》ることになった。

セラピストに非がないことがはっきりすると、警察はリディアに注意を与えた。普通ならこれだけでもうやめておこうと思うはずだ。リディアのように、それ以外の部分では向社会的に見える人物ならなおさらだ。ところが彼女はいよいよ不満を募らせた。W先生の自宅を見張り、彼が車を駐車して家の中に入ると、鍵で車の塗装に傷をつけたうえ、ウィンドウを割った。それから、W医師にレイプされた様子を生々しく描写する妻宛てのカードを郵便受けに突っ込んだ。

この時点で、医師は助言を受けて裁判所に接近禁止命令を発令してもらったが、リディアはそれを無視し、また彼の自宅に現れ、今度は腐った肉を塀越しに放り込んだ。愛犬に食べさせて殺そうとしたのだ。被害者のペットに危害を加えるのはそう珍しいことではないが（一九八〇年代の映画『危険な情事』に登場する〝ウサギ茹《ゆ》で〟を思い出す）、ここまでエスカレートすると警戒が必要になる。被害者が大事にしている生き物が狙われたということは、本人や本人の家族が次の標的になるおそれがあるからだ。

リディアの行動は危険度が高いと見なされ、W医師の家の近くでまた姿を目撃されたところで、とうとう逮捕された。事情聴取されたとき、彼女は全部誤解だと訴えた。自分はただW医師とじかに会いたかっただけだ。そうすれば彼が自分にいろいろと危害を加えたことについて謝罪してもらえる。被害者は彼ではなく自分のほうだ……。リディアは有罪となり、刑務所に送られた。

彼女の加害歴を読むにつけ、ずっと重警備施設でセラピストとして勤務してこられたのは本当にラッキーだった、と改めて思わざるを得なかった。重警備施設なら、患者がリディアのような行動を取ることはできないからだ。

危険度の高い犯罪者と向き合う司法精神科医は、患者にストーキングされるリスクを念頭に、人一倍用心しなければならないが、私が唯一その手の経験をしたのは司法施設内ではなく、相手は患者でさえなかった。あるとき、私は学術誌に投稿した論文について、見ず知らずの人から抗議を受けた。内容だけでなく私自身についても上司に苦情が行き、さらには医師管理団体〈一般医療審議会〉（GMC）にまで訴えが持ち込まれた。論文に対する批判は書き手をさらに鍛え、啓蒙するためのものだと思いたいが、そのときは何か月ものあいだ執拗に手紙が届き、だんだん批判というより嫌がらせのように感じ始めた。手紙の中には私の自宅に来たものもあったので余計にそう思った。その後、批判の主はいろいろな精神科医に文句を言う常習犯で、私への個人攻撃ではなかったと知ってひとまずほっとした。やがて手紙の襲来はやんだ。おそらく私や私の論文への執着は、別の対象に移っていったのだろう。

目前に迫ったリディアとの面談で彼女の危険性を評価するには、本人が事件のことをどう述べているか、彼女にとって事件にはどういう意味があったかを、注意深く見ていく必要がある。私がとくに知りたかったのは、リディアがW医師の拒絶を受けつけなかった理由だった。初対面のときはとくに危険性は感じられなかったし、担当保護観察官のジェーンも、リディアはとても成長したと言っていた。刑務所内での態度も申し分なく、優良受刑者としてすぐにいろいろな面で優遇措置を受けられるようになり、高齢者を介助したり、ほかの受刑者たちの読み書きを助けたりといったさまざまな仕事をまかされていた。被害者を思いやる気持ちを高める研修を受け、自分のしたことを後悔しているとも語った。懸念材料はどこにもなさそうだったが、保護観察サービスに精神保健チームが協力する理由の一つは、それでも釈放直後に再犯リスクが高まるのがよく知られているからだ。社会復帰にはたくさんのストレスがかかり、また犯罪に手を出さないようにサポートすることが重要だった。

私たちの最初の正式な面談は、リディアが釈放されて数週間後におこなわれた。私が当時仕事を手伝っていた地元の閉鎖病棟に会いに来てほしい、と彼女には伝えていた。閉鎖ユニットの外には、医師や弁護士らが訪問したときに使える部屋がいくつかある。小さいけれど明るくて開放的な部屋を予約した。庭に面したフランス窓があり、その前に向かい合う形で椅子が置かれている。庭には、おずおずとながら春が訪れようとしていた。

私は反射的に椅子の一つを少し後ろに引いて腰を下ろし、〝自由の身〟になったリディアと向かい合うと、先入観なしに何か変化はないかを観察した。一見したところ、とくに変化は感じられなかった。初めて会ったときと同様に感じがよく、やはり黒を基調とした服装だ（今回は飾り気のない白いブラウスと合わせている）。私たちは対等の立場で話をした。リディアは、まもなく今いる保護観察中の元受刑者のための施設を出て、自分のアパートメントに移る予定だが、ネット環境を整えたり、税金の登録をしたりするのがちょっと面倒だと言った。そのあとハンドバッグから犬の散歩請負《ドッグ・ウォーカー》を宣伝する自作のチラシを取り出して、私に見せた。黒の線画で、ほっそりした女性がこちらに微笑みかけ、リードでつながれた五、六匹の大型犬を引いて歩いているかわいらしい姿が描かれている。私は上手ねと褒めながらも、資料で読んだ、W医師の愛犬に危害を加えようとした嫌がらせとその絵に、頭の中でうまく折り合いをつけられなかった。

リディアの危険度を正確に評価するためにも、彼女の過去をもっと知りたかった。自分の言葉で語ってほしかった。でもこの最初の面談では、彼女に会話の手綱《たづな》を預けることにした。リディアはとりとめもなく、キッチンの改装予定や天候について話した。「今朝、散歩をしながら水仙が咲いているのを見たわ」私たちは、冬がようやく終わろうとしている淡い安堵感を共有するための、このイギリスならではの合言葉に、にっこりと笑みを交わした。「庭仕事が好きなの？」と私は尋ねた。「いいえ、違うの」彼女は急いで言った。「庭仕事は私ではなく、父の担当だった」残り時間はあまりないとわかっていたが、もう少し家族の話を聞きたかった。「お父さんの跡は継がなかったの？」時期尚早だったかもしれないし、深追いしすぎたのかもしれない。リディアは少しむっとした様子だった。「そのつもりはなかった。答えはノーよ」面談を終える頃には、心がつながり合えた気はしたものの、彼女自身のことはまだほとんどわからないままだった。

次回の予定を決め、私はリディアのために部屋のドアを開けた。すると彼女は出ていく直前にふいに足を止め、振り返った。「ああ、そういえば、あなたのことをググってみたわ」べつに驚かなかった。専門家と会う人はその前にグーグル検索するのが今は普通だし、悪意は感じられなかった。私も人並みにサイバーセキュリティについては意識しているので、ネット上にはなるべく痕跡を残さず、当たり障りのないことしか書かないようにしている。リディアの過去を考えれば警戒レベルを維持するべきだったが、私に執着しているそぶりは見せなかったので、とくに不安は感じなかった。彼女にとって私は避けて通れない課題のようなものだ。少なくとも私はそう思っていた。「じゃあまた」リディアは言い、姿勢よくすたすたと廊下を歩き去った。ふと、〝支配〟という言葉が頭に浮かんだ。彼女は終始会話をリードし続けた。まさにリードをぎゅっと握るドッグ・ウォーカー。

　私は、リディアの子ども時代について本人から聞くことが大事だと思っていた。彼女がW医師に執着し始めたのは父親と死別した直後だったことを考えればなおさらだ。子どもの頃の愛着が成人後の人間関係におよぼす影響について私が研究を続けていることは、すでに述べた。ストーキングを研究している著名な学者たちが、そういう行動は小児期の愛着がうまくいかなかったことが原因だとするのも当然だと思う。その一人、FBIに捜査協力してきたことで知られるアメリカの司法精神科医J・リード・メロイが、一九九〇年代にストーカーの愛着に関する研究書を出版して以来、多くの研究者によって、たいていのストーカーに、幼少時の両親への愛着が不安定だった過去があることが示されてきた。一般的な人々と比べたときはもちろんのこと、ほかのタイプの暴力犯罪者と比べても、愛着の安定度が低いことがわかっている。

リディアが父親を亡くした苦しみを抱えてW先生に頼ったとき、もしかすると未解決のまま埋もれていたほかの喪失の記憶まで甦ったのかもしれない。彼女はW先生に、自分の苦痛や感情の調整役を期待したのではないか、と私は疑っていた。それは、恋愛の相手に理不尽な愛着を持ち、いつも不安に駆られている人のシナリオとよく似ている。パートナーに対して、自分をつねに安心させ、機嫌よくさせてくれる、親のような役割を期待するのはそもそも不自然だ。なのに、その役割を（当然ながら）担ってくれない相手に対し、その人は意味もなく傷つき、不安になり、相手を支配しようとしたり、敵意さえ持つようになる。もちろんパートナーは別れを切り出す。すると、拒絶され、捨てられたと感じて怒り、敵意を募らせ、ときには暴力に及ぶ。データによれば、支配的な相手と別れようとする場合は、去り際が最も危険で、もし私の想像が正しければ、W先生がセラピーはこれで終了だと言ったあとにリディアがストーキングを始めたのも、それが理由だと思われた。

この種の愛着は、虐待する男性とその被害者の関係にも見られるが、そうした場合の加害者の行動は、女子どもは一家の家長である男の所有物であるという文化的おとぎ話の影響も受けている。まさに〝有害な男らしさ〟の概念そのもので、男なら「誰にも俺にノーと言わせない」と信じ込んでいる。それが痛ましい形で表れた最近の例が、オーストラリアのプロ・ラグビー選手ローワン・バクスターで、彼は当時別居中だった妻と子どもを脅し、やがてストーキングするようになった。ついには妻子が乗っている車を見つけ、ガソリンを撒いて火をつけた。そして、火を消そうとする人々を阻止し、哀れな家族が焼け死ぬあいだにナイフを取り出すと、自分で自分を刺した。信じられないかもしれないが、彼の行動は自身の信念を完璧になぞったものだったのだと思う。つまり、妻子は自分のものだから、もし彼が家族と生きられないなら、家族も彼なしでは生きるべきではないというわけだ。もちろん有害な女らしさというものもあるが、暴力という観点からすれば、この〝自分には誰かを所有する資格がある〟という考え方はとりわけリスクが高い。

もちろん、こうして不安定型愛着がどんなねじくれた結果をもたらすかを心理学的に説明したところで、男女に関係なく暴力を振るう言い訳にはならないが、加害者の思考回路を理解し、リスクを管理し阻止する戦略を練るにはとても役に立つ。これまでも示してきたように、加害行動の原因は、幼い頃の愛着という面から見ていくとわかることが多い。愛や性欲が絡む犯罪ではとくにそうだ。女性ストーカーに関する研究でも、近年このアプローチによるものが数多く発表されている。

リディアが自分の不満や傷ついた気持ちを正当化するために、W先生に襲われたという作り話をしたことは明らかだった。「こんなに私がつらいのは、彼が私をひどい目に遭わせたからだ。だから彼は罰を受けるべきだ」私は次の面談の準備として、裁判で使われた精神科医による報告書を読んだ。そこにはW医師のカルテも引用されていた。それによれば、リディアは父親の死後、一〇代の頃の記憶に苦しむようになり、父親に性的虐待を受けていたことをW医師に打ち明けている。そのことは今まで誰にも話したことがなく、何度もくり返し悪夢を見るので、医師に秘密を明かさずにいられなくなったらしい。大好きだった父親から受けていた虐待について話すというつらい経験によって、リディアは心の深層で父親とセラピストを混同し、気持ちが混乱してしまったのかもしれない。

次の面談にリディアが現れたとき、私は家族の記憶を話題にすることにした。子ども時代についてごくありきたりな質問をするのがいつものパターンなので、さっそくそうして話を切り出すと、彼女は眉をひそめた。「その話、関係ある？」こんなふうに患者から問われることはよくあるので、子ども時代の経験は大人になってからの人間関係や行動に影響を与えるもので、過去を知ることが現在の悩みを解決するうえで大切なのだ、と説明した。リディアはわかったというようにうなずいたが、少し不安そうだった。今日はいつもの小ぶりのハンドバッグではなく、大きな革製のブリーフケースを持ってきたことに気づいてはいたが、何も言わずに椅子の脇に置いたので、それには触れず、目の前の課題に手をつけることにした。

私はリディアの子ども時代を知るために、いくつか一般的な質問をした。生まれた場所、どんな家族だったか、住んでいた場所。リディアの答えは短く、ぶっきらぼうでさえあった。彼女は高齢な両親のもとに生まれた一人っ子で、母は専業主婦、父は事務弁護士だった。イングランドの田舎町で生まれ育ち、学校の成績はよく、父に倣《なら》って事務弁護士になり、不動産や契約を専門とした。私は彼女に、父親との関係を五つの言葉で表現し、その言葉を選んだ根拠となる思い出を教えてほしいと頼んだ。「たとえば私が父との関係を表すとすれば、まず『あふれる愛情』で、父は私がピアノのレッスンに行くと、夜道が危ないからと必ず迎えに来てくれたので、走っていってその腕に飛び込んだものだった、と話すでしょうね」

リディアはこの質問に困惑した様子で、しばらく沈黙が流れた。なにも不思議なことではない。今までとは違う課題だし、しばらく考える必要があるだろう。でも、そのときまでは何でもはきはき話していたので、考えるとしてもたいして時間はかかるまいと私は高をくくっていた。ところが沈黙は長引く一方だった。私は彼女の背後のフランス窓に目をやり、夜の帳《とばり》が下り始めるのを眺めつつ待った。結局、私が口を開いた。「たしかに少し難しいとは思う――」ところがそこでリディアが片手を上げて、私を制した。「待って。考えてるから」だからさらに少し待った。やがて、彼女が深々と息を吐いて言った。「ごめんなさい。何も思い浮かばないわ。とにかくあらゆる面ですばらしい父親だった。家族を養ってくれた。本当にすばらしい人だった」「その〝すばらしい〟という言葉にぴったりのエピソードはない?」と言うと、リディアはまた眉をひそめ、口をつぐんだ。

再び沈黙が続き、私はだんだん居心地が悪くなってきた。愛着研究の用語で言うなら、リディアの反応は〝拒絶〟、〝突き放し〟、感情の〝忌避〟であり、私の質問は無意味だという意思表示だ。二人のあいだの空気がどことなく冷え、さっきまでのリラックスした雰囲気は消えていた。私は自分が身を守ろうとしているのを感じた。司法精神科医なら誰でもそういう気分を見逃さない。私たちは面接室の中で感じるどんな気持ちにも臨床的な意味があると学んでいる。たとえば、マーカスのような患者を相手にするときにいつも感じる〝いらだち〟もそうだし、ザーラのときに描写したような〝共感〟もそうだ。このとき私が感じていたのは、消すに消せない恐怖心だった。私はドアのガラス窓に目をやり、廊下に誰かいるかどうか確認した。そして、たとえ閉鎖病棟内にいないときでも必ずベルトに装着している警報装置を改めて意識した。私の発言のせいでこういう変化が生じたのか、それともただの気のせいだろうか。

そんなふうにつらつら考えていたとき、ふいに聞こえてきた金属音で思考を遮られた。カチャッ、パチン、カチャッ、パチン。リディアは座ったまま体をひねり、ブリーフケースにかがみ込んで、金属製の留め金をはずしているところだった。中に何があるの？　まさか武器？　私の不安が一気にふくらむなか、彼女はよいしょと小さく声を漏らし、分厚いレバー式アーチファイルを鞄から取り出した。はちきれそうなほど書類が挟まっている。それを膝に置き、紙をめくり始める。私は少し緊張を緩めたが、書類は印刷物ではなく、手書きの文字がびっしり並んでいるのを見て、再び警戒を強めた。反対側からでも、文章に下線やら二重のビックリマークやら強調するような大文字やらがふんだんにちりばめられているのがわかり、躁病的な感じがひしひしと伝わってくる。これはおかしいと判断するしかなかった。

リディアがまた話し始めたとき、声の調子が変わったのがわかった。冷ややかで、きびきびしていて、軍曹が部下に何か伝えているかのような喋り方だ。「アズヘッド先生、私が説明し、あなたが理解する必要があることは、父とはいっさい関係ありません。あなたの質問は気に入らないし、はっきり言って医師にあるまじき不適切なものです。今日あなたに話したいと思い、理解してもらわなければならないのは、私は深刻な誤審の犠牲者だということです」私は口の中がからからになるのがわかったが、彼女に先を促した。「ありもしない罪で私を有罪に陥れるために、検察側がどこで嘘をつき、私の〝被害者〟だとされる人間といかに共謀したのか、ご覧に入れます」リディアは〝被害者〟という言葉を吐き捨てるように言った。

彼女の語彙や口調は、いかにも女性っぽい早口から、一瞬にしてそっけない法律用語の羅列《られつ》と化し、その変化は異様に熱のこもったその書き込みと同じくらい私を不安にさせた。今彼女はそれが書かれた紙束を、特定のページを探してせっせとめくっている。カチン――バインダークリップをはずし、手書きのフローチャートを引っぱり出す。たくさんの四角の中にさまざまなイニシャルや色分けされた印が書かれ、その四角のまわりを複雑な線や矢印が縦横に躍っている。リディアは用紙を掲げて私に見せ、まるで陪審に証拠を提示するかのように、四角から四角へと指でたどりながら自分の〝理論〟を開陳した。ここまで来るとまるでコメディだ、と私は思った。でも、当の本人は大真面目なのだ。ドッグ・ウォーカーとなった不動産専門事務弁護士が法廷弁護士を演じているのだから。

「W先生が、私だけでなく、私の調べではいまだ疑念すら持たれていない四人の患者を食い物にした連続性犯罪者である、ということを示す証拠をお見せします。私はこれから上訴をおこない、W先生を必ず加重性暴行罪で有罪にしてみせます。このように……」リディアは図を凝視しながら自分の書き文字を判読していき、最後にきっぱり言った。「……検察側が私の無罪と被告人の有罪を示す証拠を故意に隠匿《いんとく》したことを、一点の疑いもなく証明します」バンッ――彼女は自分の言葉を強調するために、分厚いファイルを手のひらで叩いた。私は反応するまいとしたが、無意識に身をひるませていた。

少し深呼吸をする必要があった。リディアは現実から乖離しているように見える。今彼女が話したことに対して私が何を言っても、おとなしく聞けるような状態ではない。ここは相手の言葉ではなく、こちらの考えにもとづいて話を進めたほうがいいと判断し、私も混乱しているわ、と告げた。「刑務所で初めて会ったときには、自分のしたことは間違いだったと言っていたわよね？　過去を乗り越えて前進しなければならないと気づいたからサポートをしてほしい、と。私の誤解だったのかしら」リディアは額に皺を寄せ、疑わしげにこちらを見た。まるで、おかしなことを言っているのは私のほうだとばかりに。「もちろんサポートはしてほしいです。有罪判決に対する控訴をして、私がまた事務弁護士に復帰できるように手伝ってほしい。被害者は私なの。性的暴行と根拠のない嘘の被害者。そのせいで拘禁刑に服すはめになった。わかるでしょ、まったく馬鹿げてるって。W先生こそが**強姦魔**で、セラピーを必要としたか弱い女性たちを蹂躙《じゅうりん》したのよ。吐き気がしない？　**残酷で、**人を平気で**虐待する、やさしさのかけらもない**男。私はあいつの犯罪を警察や世間に知らしめようとしただけよ」

私のした質問が彼女の中の何かのスイッチをうっかり入れてしまったのかも、と思い始めていた。今彼女が医師を描写した言葉は、父親を表わす言葉なのかもしれない。「聞いてる？」リディアは私の答えを待たなかった。「わからない、先生？　傷ついてるのは私なの。あなたと私で立ち上がらなきゃ」私たちは腐敗したシステムに腕を組んで立ち向かう同じ専門職の仲間であり、父権社会をぶっつぶすためにともに闘うシスターフッドでもある、そう言いたげだった。

私は慎重に、でも大急ぎで考えなければならなかった。もしリディアが、自分が加害者であることを認められない、あるいはまわりが自分をどう思っているか直視できないのであれば、保護観察チームが考えていたほど彼女の精神状態は安定していないということだ。公平を期すために言うと、たしかに刑務所にいたときのリディアは品行方正で、精神疾患の兆候はいっさい見られなかった。彼女の担当保護観察官であるジェーンも、最初に電話で話したとき「リディアのような女性」がストーキングみたいな犯罪をするなんて妙だと思ったと言っていた。でもあれは、私がザーラのセラピーをしていたときに見逃したのと同じたぐいの警戒信号だった。こういう〝普通〟を想定する言葉は、必ず疑ってかかったほうがいい。それが別の事実を隠してしまうケースがあるからだ。

私はまた、刑務所でリディアと初めて会ったとき、彼女が何気なく、以前自殺願望があったと口にしたことも思い出した。まるで青空を通り過ぎていった一団の雲か何かみたいに、気にするまでもない出来事であるかのように。W医師だけでなく、私たち専門職の誰もが、リディアを助けたいと思ったばかりに、彼女の心の危険な混乱のサインを見過ごしてしまったのだ。それは、警戒を解いたり、精神的に追い詰められたりしたときに初めて表に出てくる。お行儀のよさは仮面であり、自由につけたりはずしたりできるペルソナだった。

私は、W医師に関するリディアの主張のリストを、本人と一緒に一つひとつ確認していった。彼女はそのたびに「そのとおり」と短く答えた。それが終わると、さっきまで彼女が演じていた法廷弁護士を鏡に映すように、今度は私が検察官役となり、彼女が被告人席に座った。「リディア、確認のために訊くけれど、W医師に毎日電話をかけ、愛している、お願いだから会ってというメールを何百通も送ったという、法廷で提示された証拠は認めないということなの?」リディアは私を見下すように見た。「嘘っぱちよ。真実を訴えようとする私を罰し、口を封じるためのでっちあげ。それがわからない?」私はもっと軽い会話のような口調にしようとしたが、すでに裁判記録をすべて読み、細部まで知っている状態ではなかなか難しかった。「あなたが車を傷つけたり、飼い犬に食べさせようと腐った肉を庭に放り込んだりしたというのも嘘だというの?私の間違い?　あなたは何も加害行為をしていなかったと?」

「ああ先生、わからない?　私がそういうことをしたのは、警察に行動を起こさせたかったから、それだけ。〝加害行動〟だなんて、大げさな。あいつの車のドアを鍵でほんのちょっと引っかいただけなのに。たしかに馬鹿な行動だったけど、逮捕されたり、刑務所に送られたりするほどのことじゃない。人を傷つけたわけじゃないでしょ？」私はかろうじてうなずいた。思慮深く寛大なセラピストに見えることを祈りながら。「でも、うまくいったわ。警察はようやく重い腰を上げて、私はすべてを詳しく説明することができた。あいつがどんなふうに私を誘い、困っていることにつけこんで自分を信用させ、私を思いどおりにしたか。ほかの女性たちにしたのと同じように」私が「そうね……」とどっちつかずな返事をすると、リディアはすぐにそれを遮った。「ほらね、わかったでしょ。被害者は私。なのに連中は何もしなかった。つまり、あいつに対しては」

　理性を欠いた人に理屈を説いても仕方がないとわかっていながら、明らかな事実を示さずにはいられなかった。「W先生も警察の捜査を受けたはずよ。でも、彼に不利な証拠は何も見つからなかった」リディアは突き放すように手を振った。「隠蔽《いんぺい》よ。古典的な司法の悪用。おかげであいつは今ものうのうとして、何も知らずに面接室にやってくる女性たちを脅《おびや》かしている。何食わぬ顔でセラピストとして復帰して、例の『家族や個人の悲しみや喪失についてのカウンセリング』を提供してる」彼女は出所するとすぐ、W医師のことをグーグル検索したのだろう。そう、私について検索したように。でも、私がそう尋ねようとしたとき、彼女は先にひそひそ声で話を続けた。まるで、重要な秘密任務を伝えようとするかのようなふるまいだった。「みんなグルなのよ、先生。もうわかるでしょ？　警察、弁護士、裁判官、みんな。きっと私の保護観察官も仲間だと思う。みんなで私をはめようとしてる。わかるのよ。あいつに自分のしたことを認めさせて、罰を与えてもらわなきゃならない。私はただ――」リディアの声が、今にも泣きだしそうに震えたが、彼女は泣いているのではなく、激怒しているのだった。「私はただ、落ち込んでいるところにつけ込んできたあいつに謝らせたいだけ。誰も私を助けてくれない。今まで誰も助けてくれなかったのよ」

その切々とした訴えとは裏腹に、彼女の口調は機械的で、感情のぬくもりがいっさい感じられないことに私は気づいた。室内の空気には依然として緊張が張りつめ、どこかちぐはぐで、私は戸惑いを隠せなかった。そこで彼女の上訴の試みを私が助けるという話題に戻そうとした。私は法律家ではなく、医師なのだとそっと指摘した。「それでも役に立つかしら？」リディアは椅子にふんぞり返って胸で腕組みし、能力の有無を査定するように私をしげしげと見た。「あなたのこと、ネットでいろいろ読んだわ」私には話の行く先が見えなかった。「あなた、性加害者の研究をしてる。エキスパートよね。連中について論文を書き、講義もしてる。つまり何でも知ってる。だから私の上訴審で、W医師はそういうやつらの一人で、あいつは私を襲ったと証言してほしいの。私の言うことを信じ、味方をするって」

ようやくはっきりした。私は彼女の支援役に抜擢された。少なくとも、リディア作のドラマにちょい役で出演させられることになる。もはや論理的な議論は不可能だと思い知った。もし下手なことを言えば、彼女がぷつんとキレてしまうおそれがある。私は開きっぱなしのブリーフケースをちらりと見て、武器が入っているだろうか、と訝《いぶか》しんだ。W医師が感じたはずの恐怖がふいに身に迫ってきた。不安でこちらまで頭がはたらかなくなった。彼女の妄想が私にも影響しているのかもしれない。面談は中止して、電話で連絡をする必要がある。

「リディア、今日はここまでにしましょうか。あなたに聞かされた話をじっくり考えないと。今の話、ジェーンにも話すつもり?」リディアは分厚いファイルをバタンと閉じ、ブリーフケースにまたしまいだした。私に失望したらしい。「ジェーン? 彼女も、私を刑務所に押し込んだ腐った機械の歯車の一つにすぎない。だからあなたに会いに来たのよ。あなたなら助けてくれると思ったから。あなたならわかってくれるはず。そうでしょう?」パチン、カチャッ、パチン。例のブリーフケースは閉じられ、私がほっとしたとき、リディアが手を伸ばして私の腕に触れた。一瞬、彼女が泣きだすのではないかと思った。「お願い、助けて。被害者は私なのよ、アズヘッド先生。私は何も悪くない。悪いのはあいつ。私たちは……私たちはとにかく真実をみんなに暴露しなきゃならない。この先、ほかの女性たちがあいつの食い物にされるのを阻止しないと」

逮捕されて以来、彼女が私を含め、あらゆる専門家から歪んだ本心をうまく隠し通したことは、正直驚きだった。公正を期すために言えば、裁判のときに訴追可能かどうか彼女を鑑定した精神科医たちは、懸念を表してはいたのだ。だが残念ながら、リディアのあまりにもノーマルな行動や刑務所内での品行方正な態度が、更正の兆しだと判断された。これもまた、心の奥を見透かそうとし、リスクに人一倍気をつけるように訓練された者でさえ、表に見えるものにどれだけ惑わされるかのいい例だった。私はリディアのモノクロの表面の奥に隠れた〝本当の色〟を、妄想や怒りといった色鮮やかな感情に彩られた内心の活動を、見逃していた。W医師の身に本物の危険が迫っていると、そのとき初めて気づかされた。

リディアの完璧な演技を考えると、精神疾患はときにカメレオンのように擬態し、一見しただけではわからないことがあると思い知らされる。逮捕されて以来、彼女はずっと、できるだけ早いタイミングでストーキングを再開しようと計画を練っていたに違いない。リディアの妄想は塹《ざん》壕《ごう》の奥に上手に身を隠していた。相手が彼女を拒絶しようと、告発して彼女を二年間刑務所送りにしようと関係ない。たとえ敵と見なされても、すぐにW医師に接触しようとするだろう。

リディアがいつものように「じゃあまた」ではなく、「考えておいて、アズヘッド先生」とドア口で怒鳴るように言って部屋を去ったとき、私はほっとため息をついた。そして、彼女の姿が見えなくなるとすぐ、ネットでW医師のホームページがあるか、あるとしたら住所が記載されているかどうかを確認した。リディアの一件があってから用心するようになったのだろう、連絡フォームがあるだけだったので安心した。私はリディアの保護観察官であるジェーンに電話し、驚きと懸念を伝えた。ジェーンは同僚や警察と協議し、これからどうするか決めると言った。そのあいだ、リディアは自宅でファイルをめくりながらせっせとメモを書き、ネットでW医師を見つけるためにキーボードを叩いては不満を募らせていたのだろう。

リディアはその後、地元の保健センターにあったW医師のかつてのオフィスに押しかけた。受付の若い女性によると、どこにでもいる感じの中年女性が現れてW医師に会いたいと言ったので、もう何か月も前にここでのセラピーをおやめになりましたと説明した。だが、リディアは嘘だと言い張って無理やり中に押し入り、かつてのW医師の診察室があったドアを開け、空だとわかると激怒し、おまえが隠したな、おまえはあの男の愛人だろう、と受付の女性を際限なくなじり始めた。女性は怖くなってトイレに立てこもり、電話で警察を呼んだ。その間もリディアは怒りにまかせて本棚の本を引き裂き、家具をひっくり返し、ガラスの花瓶を叩き壊した。

ただちに駆けつけた警官に、リディアは逮捕された。近くの精神科で手早く評価がおこなわれ、急性精神障がいと診断された。リディアが拘束されたと聞いたときは、正直、心から安堵した。リディアが発作を起こしたのには驚いたし残念だったけれど、専門家が迅速に対処したおかげで、W医師やその家族に被害が及ばなかったのはさいわいだった。その日待機していた司法精神科医は、リディアの前歴を考慮すると危険すぎるので、仮釈放を取り消して刑務所に戻すより、重警備病院に入院させるべきだと判断した。少なくともそこならセラピーを受けられるかもしれない。もっとも、リディアにそれが役立つかどうかはわからなかったが。

ストーカーについて知れば知るほど、執着のしつこさに、その重量級の〝大岩〟が意識の流れにどっかりと居座ってなかなか動こうとしない現実に驚かされる。リディアのような人は、自分だけのパラレルワールドを細部にわたってせっせと築き上げ、実際には一度も手にしたことのないもののためにそこで必死に闘っている。彼らの耳には拒絶が聞こえない。「僕は結婚しているから、君とは一緒にいられない」とか「私に近づかないで」といった単純な言葉でも、最初から無視するつもりでいる彼らの耳には入ってこないのだ。

リディアは、解決できない苦痛や悲しみを頭の片隅に追いやるために、いつまでも妄想から離れられないのかもしれない。残念ながら、彼女はたとえセラピーをしても、自分の行動の意味を理解する役には立たないし、亡き父から謝罪してもらうことはもはやかなわないという現実を認めることもできないだろう。もし、いつかみずからの行動の意味に気づき、それが自分の将来にどんな影響を与えるか完全に理解する日が来たとしたら、今度は自殺願望がふくらむおそれがある。逆説的ではあるが、自分の創造したファンタジーの世界に留まっていたほうが安全ではあるのだろう。その世界での彼女は生まれも育ちもよい優秀な女性で、評判のよい専門職に就き、「すばらしい父親」の娘であり、自分が正しくてまわりはみな間違っていると世間にわからせようと日々努める。

あれから一〇年以上経った今も、リディアは閉鎖病棟にいて、あれこれ紙に書き殴り、細かく色分けした図を描いて、いろいろな計画を練っているのかもしれない。今やそれこそが彼女の人生の物語なのだから。

シャロン
Sharon

「今日は会いに来てくれてありがとう。シャロンと呼んでいい?」「好きにすれば」彼女はスマートフォンから顔も上げない。私の中ではすでに、彼女に対してさまざまな感情が脈絡なく湧いていた。同情、いらだち、悲しみ。シャロンは一九歳で、少女と大人の女性が中央の座を巡って争う微妙な年頃で、しかも生まれたばかりの息子の養育権を失いかけていた。

「まず説明したいのは、私たちがこれからどんなふうに——シャロン?」私は、髪の毛の根元の黒っぽい部分に白い分け目がジグザグに走っている頭のてっぺんに向かって言った。「こんなセラピーにつき合わさせられるのは気に入らないかもしれないけれど、ここで何をしなければならないか説明するあいだ、ちょっとだけスマホを置いてくれない?」私たちは、地域のコミュニティ・センター内の部屋にいた。司法精神医学関係のケースで私が人と会うとき、おもに利用する部屋だ。ほかのセラピストも使うので、ありふれたしつらえになっている。座り心地のよい肘掛け椅子がいくつか、ランプの置かれた小テーブルが二つ、それに、なくてはならないティッシュの箱。ペールグリーンの壁には落ち着いた絵が二、三枚掛けられているほか、私の正面では、壁掛け時計が正確に時を刻んでいる。NHS関係の施設の時計にしては珍しいことだ。

二〇一三年にブロードムア病院を去ったあとも、私は司法精神科医として仕事を続け、すでに紹介してきたように、女子刑務所や保護観察サービスなどのさまざまな精神保健チームにセラピストとして参加していた。さらに、スケジュールにはなるべく余裕を持たせて、家庭裁判所で必要とされる精神鑑定も手がけた。家庭裁判所で扱うさまざまな争議には、子どもの養育と保護に関するケースも含まれる。そんななかシャロンの鑑定を依頼されたのだが、彼女がしぶしぶここに来たことは、見ればすぐにわかった。つやのないオレンジブロンドの髪で隠れた丸顔は渋面を作り、声も小さくて不愛想だ。「時間、どれぐらいかかんの?」彼女はわざとらしくため息をついたが、スマートフォンは脇に置いた。私だってため息をつきたかった。

状況はかなり深刻だった。生後一三か月になる彼女の息子トーマスは謎の体調不良となり、誰にも原因がわからなかった。シャロンは治療しようとする医療者たちに対して不信感をあらわにし、こうなったのは連中のせいだと訴えた。しだいに攻撃的になり、協力を拒み始め、福祉局としても、彼女にまかせてはトーマスが危険なのではないかと考え始めた。ついに児童保護命令が出されて、トーマスは一時的に里親の養育を受けることとなり、家庭裁判所は、シャロンに子どもの養育をまかせられるかどうか判断するための精神鑑定を命じたのだ。家庭裁判所は刑事裁判所とは異なり、もし危害のリスクありと判断されれば、加害が証明されるのを待つ必要はない。

子どもの安全が何より重要であり、自治体は即座に幼い市民の保護に動く。

私は面談の目的をシャロンに説明し、私自身は何を決定することも、誰の味方をすることもない、と強調した。「私は中立の立場で仕事をし、あなたがどういう視点で物事を見ているかを裁判所に伝え――」ところがシャロンがそこで遮った。「あたし、こんなところにいたくないの。あたしはいい母親だよ、誰がなんと言おうと。福祉の連中は、人の生活にずかずかと踏み込んできておいて、それで何か役に立った？　あたしはちゃんとトーマスの世話ができてる。悪いのは医者たちだよ。あいつらは人の話を聞かないし、気にも留めないし、なんにもしない！」彼女の声が大きくなるにつれ、そこに不安が滲んでいることに私は気づいた。「これじゃ、あたしが子どもを虐待してると見なしたようなもんだよ。だって、あの子を取り上げられたんだから！　あたしはいい母親なの、あたしのママとは違って。それは確か。悪いのは医者たちで、あたしじゃない」彼女はどすんと椅子の背もたれにふんぞり返った。その目には涙があふれている。ティッシュの箱をそちらに押しやると、くぐもった「ありがとう」が聞こえたような気がした。彼女は洟をかんだ。

そのとき、シャロンのスマートフォンからメッセージ受信のブーッという音が響いた。彼女はすぐさま手を伸ばした。「シャロン？」私は、スマホをつかんで彼女の手の届かないところに遠ざけたい衝動に駆られた。「トーマスに何かあったときのために、いつでもそばに置いてあるの」これは彼女からの休戦の提案だ。私はありがたく受けることにして「じゃあ、こうして面談をすることになった理由を教えて」と尋ねた。シャロンはうーんと呻いて、天井を見た。

朝その部屋に来たとき、彼女は椅子に体を投げ出して肘掛けから脚をだらりと垂らしていた。私と面と向き合わないことで、こんなの馬鹿げていると訴えようとするかのように。あるいは、これから私たちが向き合わなければならないことに向き合いたくないと、態度で訴えたのか。そんなふうに反抗して見せるのは、彼女が弱くてちっぽけな自分を守ろうとしているからだと私は思った。彼女は、家庭裁判所と福祉局という邪悪な存在に挑む正義の女戦士であり、どこまでも追いかけてくる怖い乳母みたいな州当局の犠牲者なのだ。

「あたしのかわいい坊やは病気だった。ずっとひどい病気で、全然治らなかった。なんとか治してやりたかったのに、医者たちが揃いも揃って役立たずで、あたしが文句を言うと仕返ししてきた。あいつらが福祉局に嘘をついたの。おしまい」私はメモをしたあと、顔を上げると彼女を見て言った。「仕返し？　どういう意味？」

「あいつらは、あたしのこともトーマスのことも嫌ってた。あたしが反抗したから。あとはご存じのとおり」シャロンはいつも爪を嚙んでいるせいで赤剝けてしまっている親指をまた嚙んだ。これぐらいでは私もあきらめない。彼女の言葉にも真実が隠れているのだろう。医師たちが彼女にやさしくしなかったのはたぶん事実だ。私はまたメモをとったが、シャロンが首を伸ばして覗こうとしていることに気づいた。私はメモ帳を彼女のほうに向けた。するとシャロンは体を起こして普通に座り、眉をひそめて私のミミズの這《は》ったような字を読み解こうとした。

「頭の医者に話したことは秘密で、よそには漏らさないって約束なんじゃないの?」「あなたの考えを理解してもらうために、裁判所にはここで話したことを知らせる必要があるの。だから正確にメモしなきゃならないのよ」「へえ」シャロンの声は疑わしそうに聞こえた。そのとき、椅子の肘掛けの上に危なっかしく置かれた彼女のスマートフォンを見て、いいことを思いついた。「あなたの物語について、フィルターとかフォトショップとかで盛っていない、ありのままの写真が私には必要なの。それでわかる?」シャロンはうんざりといった顔をしたが、わかったというようにうなずいた。

おおよその事情は、彼女の弁護士から話を聞いたり、法的記録を読んだりしてすでに知っていた。シャロンは、ロンドン西部の郊外にある公営住宅で暮らすシングルマザーだ。両親はどちらもすでに他界している。母親は、彼女がまだ小さいときに交通事故で亡くなり、父親はその数年後に病死した。その結果、彼女は一三歳で里子に出され、五年後、養育の必要がなくなるとすぐに妊娠した。私が読んだ書類には、赤ん坊の父親については何も書かれていなかったが、医療記録によると、妊娠時にも出産時にも健康上の問題はなかったようだ。

息子が生まれてから一か月もしないうちに、シャロンは赤ん坊の調子が悪いと訴えて、地元の医者に週に二回から三回も訪れるようになった。初めて子どもを持つ親なら、医者や看護師を質問攻めにするのは珍しいことではない。近くに相談できる家族がいなければなおさらだ。でも、毎回トーマスにはどこも異常がなかった。身長も体重も〈普通〉の範囲の上位のほうだったし、母親が訴える症状は検査をしても確認できない。自宅訪問してくれた保健師から、母乳保育やら何やら新米ママに役立つパンフレットをもらい、母親や赤ちゃんのサークルも紹介されたが、シャロンにはまだ不充分だった。そのうち、あちこちの病院の救急外来に頻繁に息子を連れていくようになり、依然として心配の続く状況の答えを必死に探しまわった。こんなに危険な症状があるんです、と彼女は切羽詰まった様子で伝えた。ある看護師は、シャロンが泣きながら「どうしていいかわからない」と訴えたと記録している。でも、さまざまな病院のさまざまな医者が診察しても、何も見つからなかった。赤ん坊はどう見ても健康そのものだった。

ある夜遅く、トーマスが生後二〇週ぐらいだったときに、シャロンは救急外来に駆け込み、息子が高熱で、「敗血症かもしれない」と訴えた。以前、別の医師たちから「肝臓に問題がありそうだ」と言われたことがあると言い、夜勤の若手医師に尿のサンプルを渡した。保健師から、症状が続くようなら採尿したほうがいいと言われたという。尿は真っ赤だった。さらにさまざまな検査がおこなわれた。だが、診断のため呼ばれたベテラン小児科医は、肝臓を画像診断したところ問題なしと断言し、赤ん坊も機嫌よく過ごしていた。再度採尿すると、出血は認められなかった。記録には、「不可解な状況」とされた。

シャロンのかかりつけ医に電話した小児科医は、彼女が頻繁に来院し、救急外来で何度も嘘の病状を訴えたという話を聞いて、児童安全保護主任に検討してもらう必要があると考えた。児童安全保護の主任とは、立場の弱い子どもの患者に対して保護措置をおこなう病院の特命スタッフで、必要なら福祉局にも連絡を入れる。ドミノ倒しにさまざまな措置がスタートした。児童保護調査が開始され、自治体が介入し、家庭裁判所で保護手続きが始まり、トーマスは一時的に里親のもとへ預けられた。裁判所に任命された後見人が子どもの代理人となり、母親の精神鑑定もおこなわれる運びとなった。

この頃の私は、ブロードムア病院で勤務していたときも含め、すでに一〇年以上にわたって家庭裁判所から依頼されるケースに関わっていた。乳幼児の成長期のリスクに興味を持つようになって引き受け始めたのだが、医療的児童虐待の研究はもっと以前、司法心理療法士の資格を取った直後からおこなっていた。自分自身母親になり、あれこれ気持ちの変化があったことが理由の一つだった。多くの女性と同じく私も、母性本能というのは灯りを点《つ》けるようにポンとスイッチが入るわけではないのだとつくづく思い知らされていた。母親という役割に、必ずしも居心地のよさを感じていない自分に気づいたのだ。職場では有能なケアラーなのに、自宅ではケアラーとしてあまり有能じゃないと感じることもあり、それがひどく不安だった。

極端な行動にさえつながる母親の不安の原因をもっと探りたい、そう思うようになった私は、同僚たちと一緒に研究を始めた。とても難しかったが、おおいに啓発もされた。調査の過程で、一九八〇年代の児童保護のための捜査で使われた監視ビデオの恐ろしい映像を観た。それは、入院中に子どもの息を止めようとしたところを見つかった母親たちの行動をとらえたものだった。

正視に耐えない映像だったが、司法精神科医にとっては、加害者の行動を目の当たりにするめったにない機会となった。ほとんどの母親には、暴力行動を起こす〝自転車のダイヤル錠〟リスク要因が見当たらず、子どもを心から愛しているように見える。それでも彼女たちは赤ん坊の鼻と口をその手でふさいだ。そうした女性たちには、やはり暴力犯罪者と共通する子どもの頃の愛着のパターンがある、と私たちは結論づけた。どちらも虐待やネグレクトをされていたり、なんらかの喪失を味わっていたりする割合が高かったのだ。

以来、私はシャロンのような母親を大勢見てきたが、どのケースもそれぞれ独特で、人間の多様性を思い知らされ、必ず強く胸にこたえた。母親たちはみな、子どもの病気の話をでっち上げるか、子どもをわざと病気にして嘘をついた。その一方、あなた自身が子どもに危害を加えていると指摘されると、まるでそのことが心理的な視界に入っていないかのように戸惑いを見せた。彼女たちのほとんどが同じ言葉を何度もくり返した。「とにかく何かがおかしいんです」

こうした親の異常行動は、一般に代理ミュンヒハウゼン症候群（MSBP）の名で知られる。ミュンヒハウゼン症候群とは、一九五〇年代にイギリスの医師リチャード・アッシャーが、自分についてほら話を吹聴してまわるおとぎ話の登場人物、ミュンヒハウゼン男爵にちなんで命名したもので、彼はこれを、仮病を使ったり、それを大げさに宣伝したりする患者に当てはめた。その後、わが子（あるいは自分が世話をしているほかの弱い人間）を〝代理にして〟同じことをする人がいるとわかり、代理ミュンヒハウゼン症候群という用語が生まれた。専門的には、子どもを人為的あるいは誘発的に疾病（ＦＩＩ）に至らしめる医療児童虐待と表現される。

よくあるのは、養護者（一〇人中九人は母親）が医療従事者に対し、子どもが実際には病気ではないのに嘘をついたり、症状を大げさに申し立てたりして、病気だと訴えるパターンだ。最も深刻なケースは五歳未満の子どもに多く、それは明らかに、子どもが親に抗議したり反抗したりすることがまだできないためだ。かかりつけ医や小児科医は、そうした親の訴えを鵜呑みにするしかなく（もちろん、そう指導されてきたからだ）、そのせいで真実が明らかになるまでに時間がかかることになる。母親たちはシャロンのように多くの医者や病院を巡り、異なる症状を訴えるが、やがて子どもの病気や怪我をでっち上げたり、故意にその原因を作ったりしていることが明らかになり、福祉局の出番となる。

彼／彼女たちの行動はさまざまだ。自分は何も言えない子どもの代弁をしようとしている、心やさしく勇敢なヒーローなのだと見せかけようとする者。間違っているのは医者だと非難して、子どもが受けた検査がおかしい、もっとちゃんと調べろと主張し、最新式の精密検査をしつこく求める者。ＳＮＳを利用して、医療システムに挑む勇敢な闘士として自分を演出する者。たとえ子どもが回復しても、また医者のもとに戻ってきて、まったく新しい症状を訴える者。すると同じサイクルがくり返され、ついに医療従事者たちが疑問を持ち始める。さまざまな煙幕やらトリックやらが使われて、やっと事態が判明するまでに何か月も、ときには何年もかかる。

医療的児童虐待は、その用語が初めて登場して以来ずっと議論の的となっている。決定的にそうだと証明できるのか疑問だというさまざまな批判が殺到し、組織的な女性嫌悪《ミソジニー》ではないかという声もあれば、そもそもそんな考え自体が馬鹿げているという、アメリカ人の月面着陸は捏造《ねつぞう》だと訴える人たちにも似た狂信的な抗議もある。母親がわが子を傷つけるなんて、どんな国のどんな文化でも受け入れがたいのはわかる。だが、稀なケースとはいえ、確かな裏付けのある充分なデータが揃っている。ではどれくらいの件数なのか？ どんな虐待もそうだが、数値を広く収集して証明するのはかなり難しい。一九九〇年代のイギリスのある研究によれば、年に平均約五〇件が確認されている。もう少し最近のアメリカでの調査では、人口からするとやはり発生件数は比較的低いことが示唆されている。

最も心配なのは、実際に健康になんらかの問題がある子どもに対し、養護者が積極的に疾病を誘発しようとするケースだ。どんな小児科病棟にも、これにまつわる恐ろしい逸話が残っている。点滴に糞便を加えた母親。命に関わる薬剤や酸素の供給を控えさせたり、管を詰まらせたりした母親。障がいを持つ息子の脚に丸頭ハンマーで「説明のつかない」痣《あざ》をこしらえていた母親。もちろん頻繁にあることではないが、児童保護の専門家は、何か兆候はないかつねに感度を高め、見つけようとしている。

彼らはまた、こうした行為がエスカレートしがちだということも承知している。トーマスのような赤ん坊は健康で、当分は何か軽い症状がいくつかある程度ですみ、緊急に手を打たなければならない危険はないかもしれない。しかし、母親やその他のケアラーが必要だと思う医療措置がおこなわれないと、もっと重大な症状につながる衝動的な行動に出るおそれがある。だから福祉サービスは、シャロンがこれまでトーマスにしてきたことや、彼女が病院を訪れる頻度がしだいに増えていることを考慮すれば黙っているわけにはいかない、と判断したのだ。

これに対してシャロンは、介入を受け入れようとはしなかったし、説得にも応じず抵抗を続け、ソーシャルワーカーに息子をさわらせず、単独で会わせようとせず、会う約束もぎりぎりになって断った。ソーシャルワーカーは世の中に欠かせない貴重な仕事だが報われず、社会の最前線で活動する人々の中でも最も苦労が多いが、児童保護の分野はとくにそうだと言える。刑務所や医療現場で福祉サービスとして働く人々を大勢見てきたが、業務は目白押しで、予算が潤沢《じゅんたく》とは言えないお役所仕事の範疇で活動しなければならず、ミスが起きても仕方がないと思えるほどだ。でも、そのせいで児童虐待が見過ごされたり、誤った判断がくだされたりすれば、メディアから攻撃を受け、スケープゴートにされるのは彼らなのだ。

家庭裁判所の役割が重要なのは、そこにも理由がある。家庭裁判所は子どもの利益だけでなく親の利益も守り、ケースごとにあらゆる証拠を徹底的に検討する。私の経験上、家庭裁判所はこの点でとても厳正で、必要なら多くの専門家に意見を求める。一人の裁判官が一件につき十人以上の専門家から話を聞くとも言われている。

シャロンとの面談の終了時間が近づいたとき、私は彼女の子ども時代について何も情報がないことに気づいた。これではシャロンの幼少時に愛着に問題はなかったかを調べたくても調べられない。例のごとく、福祉サービスの記録に記述はなく、箇条書きが並んでいるだけで、それも息子に関する情報と健康状態のデータばかりだった。彼女自身の過去についてはほとんど何もわからない。私は亡くなった両親について尋ねたが、彼女は答えようとしなかった。「なんの関係があるの？　あたしはただ、あたしがいい母親だってことをあなたから裁判官に言ってほしいだけだよ！」

面談が終わったとき私は、自分がなぜいい母親にならなければならないか、彼女が無意識のうちに重要な答えを漏らしていたことに気づいた。シャロンは、そこにもう一つ別の欲求が重なっていると伝えていた。自分が大人になるために息子が必要だったのだ。トーマスがいなければ、彼女は気持ちのやり場のない悩める少女に、不安に怯えるか弱い女の子に逆戻りしてしまう。

シャロンと会ったあとすぐに、私は報告書を提出した。二〇一四年にイギリスで成立した子ども家族法によって、養護手続きは二六週間以内に進めるよう定められた。それまでは未処理のまま放置されたり手続きが遅れたりして、平均すると一年はかかっていて、当然ながら看過できない事態だと見なされた。私は最終的に、シャロンは極度の不安症だがほかに精神疾患はなく、可能ならセラピーを受けることを勧めると結んだ。もし彼女がセラピーを受け入れるなら、不安症は解消される可能性が高いと思われた。簡単にはいかないだろうが、シャロンのような女性がいい方向に変化する例は、これまでにもこの目で見ていた。

彼女に会うのはこれが最後だろうし、のちにどうなったかは知りようがないと思っていたのに、それは序章に過ぎなかった。一年四か月後、シャロンの担当弁護士が私にメールをよこし、また彼女に会ってもらえないかと言ってきたのだ。あのあと、彼女は許可なく里親のもとから息子を取り戻そうとした。酒やドラッグの使用量もぐんと増えてしまったらしい。結局、家庭裁判所は、トーマスを養子縁組させるべきだという判断に至った。最終的には、それがいつも最後の頼みの綱だった。裁判官にすれば、「子どもの利益を最優先に考えて」、子どもをシャロンから永久に引き離すほかなかったのだろう。

だが彼女の弁護士によれば、その裁定が下されたあとすぐ、シャロンは完全にレールからはずれてしまった。たびたびホームレスになり、どうやらメタンフェタミン中毒にもなっていて、治療も住宅斡旋もすべて拒み続けている。一年ほど前にジェイクという同年輩の若者と知り合って付き合いだしたが、彼は警察でも地元の依存症支援チームでも名の知れた男だった。シャロンはまた妊娠したが、産院で彼女の診察をした助産師は福祉サービスに連絡を入れた。トーマスのことがあったし、薬物依存の事実に加え、彼女が目や腕に痣をこしらえて現れたからだ。今後のことを考えて、私はぞっとした。思ったとおり、ソーシャルワーカーたちは彼女が出産を終えたらすぐに赤ん坊を里子に出す予定を組んだ。

こういうプロセスがあるのは、もちろんイギリスだけではない。系統だった法体系を持つ国であれば、たいていはアルコールおよび薬物依存、身体的虐待、ネグレクトといった事実にもとづいて親権を停止する法律がある。家族という枠組みの中で権利とリスクのバランスを取るのは簡単ではなく、とくにアメリカでは、母親の権利を叫ぶ人々がこういう措置は人権侵害だと訴える声がしだいに大きくなっている。イギリスでは、子どもを親から引き離すような事態はそう頻繁には起きないが、児童保護の観点から、本当に子どもの安全が脅かされている場合のみ法律が適用される。決定から執行までには充分な期間が設けられ、母親は（もし近くにいるなら父親も）事前にそのことを知らされるし、弁護士もつく。連れ去られるなんて寝耳に水、ということは起きない。それでも、ことシャロンの件に携わるソーシャルワーカーは、簡単にはいかないだろうと覚悟していたし、実際そのとおりだった。監護権を奪われたくなければ協力したほうがいい、と弁護士に助言されて団結する父親と母親もいるが、シャロンとジェイクは分娩室から子どもが連れ去られたとき、どちらも大騒ぎして取り押さえられる始末だった。

裁判官は、これまでの経歴からしてシャロンの精神衛生状況を知っておきたいと考えた。私が再度彼女と面談することになった理由はこれだ。記録を読んだ限り、残念ながらあのとき以降、シャロンはセラピーや精神面のサポートをいっさい受けていなかったが、驚くことではなかった。これはおなじみのジレンマだ。シャロンは重大な精神障がいと診断されているわけではないため、地域の精神保健サービスは手を差し伸べられない。母親のメンタルヘルスを支援するサービスも、彼女が育児をしていない限り手助けはできないという。ロンドンの自治区に、シャロンのような患者にまで手をまわせる専門的なセラピーグループがあるところは数えるほどしかない。私は何年も前にそういうグループを設立し、各方面でとても役立ったのを目の当たりにしたきたが、彼女にはその選択肢もなかった。

このように必要なケアが行き届かないケースは、少なくとも二つの理由から本当にもどかしく、腹立たしい。第一に、加害行動や犯罪行動を広く見渡し、治療すれば最も効果があがると思われる人に対して、ごく基本的な治療さえおこなわれない現状はあまりにも不当だ。とくに、シャロンのように若くて今後も出産の可能性を持ち、治療すればおそらく治るようなケースには黙っていられない。ほかの犯罪者は更生のための医療介入をたびたび受ける。前述したイアンやリディアのケースがそうだったように、彼らは仮出所をしたければ治療プログラムへの参加を求められるのだ。それならなぜ、子どもを取り上げられた虐待癖のある母親にはその機会が与えられないのか？　児童養護手続きがおこなわれたら自動的にそうした医療補助を施すことだってできるはずだ。これは、母親はすべからく〝善なるもの〟だという文化的な圧力が、悪い母親など社会に存在しないというふりをさせているからではないのか。

第二に、必要なケアや治療を受けられなければ、シャロンはこれからも無計画に何度でも妊娠し続けるに違いない。すると赤ん坊たちはまた同じリスクにさらされ、彼女自身も裁判所命令で子どもと引き離されるというつらい思いを何度もさせられる。なにもシャロンに限った話ではない。子どもを取り上げられる児童養護手続き全ケースのうち約五分の一が再発性で、そうした母親の多くが、未成年だったときに自分自身そうした養護を受けていた。ある自治体では、虐待癖を抱えながら何のケアも受けず、九人もの子どもを養護手続きによって取り上げられた母親がいた。これは、母親にとっても子どもにとっても悲劇であるばかりか、貴重な税金と裁判所の審議時間の無駄遣いであり、それもこれも、(母親にその気さえあればだが)セラピーと継続的な避妊法を用いれば避けられることなのだ。

二度目の約束のときに私のオフィスに飛び込んできたシャロンは、取り乱したティーンエイジャーのように泣きじゃくってはいなかったが、激怒していた。かけてと言っても従わず、狭い部屋の中をうろうろ歩きまわって怒りをぶちまけた。「警察国家みたいだね、このイギリスって国は……誰もかれもがあたしたちを抑えつけようとする!」首にみるみる血がのぼり、目に怒りの炎が燃え上がる。私は口を挟まなかった。「連中はあたしたちを参らせようとしてるってジェイクは言う。だから闘わなきゃ。あなたなら助けてくれるよね。弁護士がそう言ったよ」私は眉を吊り上げたが、やはりそれについては何も言わず、代わりにこう尋ねた。「赤ん坊が生まれて、ジェイクはなんて言ってた?」シャロンは突然どすんと腰を下ろした。いつものように手にはスマートフォンが糊付けされているが、今はまだかっかしながら私をじっと見ている。「彼があの子を欲しがってなかったとでも? あの子が連れていかれたとき、ものすごく落ち込んでたよ。ほんと、あのときの彼を見せたかった。今にも誰かの首をへし折りそうな勢いだったんだから」

彼が父親になって喜んでいたのか、あなたと一緒に進んで子育てしようとしていたのか、ちょっと知りたかっただけよ、と私は言った。「もちろん大喜びだったよ」シャロンは急いで言った。「もうほんとに。彼、アイルランド系の大家族の出身なの。だからすっごく子どもの扱いに慣れてる。母親のことも家族のことも大好きだし」たぶん彼女は、とにかく母親になりさえすれば、彼からも愛されると思っていたのだろう。そういう失敗をする女性は、彼女が最初ではない。

シャロンの弁護士の話では、彼女にはちゃんと協力する気があるとのことだったが、今回もやはりこちらの質問には答えようとせず、嘘ばっかりつく「能なしの」役人や医療従事者の悪口に終始している。でも、一度だけ心を開いたように思えた瞬間があった。あなたとジェイクは赤ちゃんにどんな名前をつけたの、と私が尋ねたときだ。シャロンはすぐには答えず、手の甲で涙を拭《ぬぐ》った。そのあとスマートフォンに何かをせっせと打ち込み、私の質問を忘れたふりをした。私は、悲しみと絶望の波がどっと押し寄せてくるのを感じた。

「シャロン？　赤ちゃんの名前、教えてくれない？」冷静にくり返した。私はシャーロットのときのような筋書きを考えていた。名前選びには、自分にとっても名付けられる相手にとっても、とても重要な意味がある。その実例を今までたくさん目にしてきた。「なんだっていいでしょ」シャロンはぶっきらぼうに言った。「ここはくそったれな警察国家だよ。なんの理由もなく人の赤ん坊を取り上げるんだから」今や涙も乾き、怒りも冷ややかになり、どこか他人事の非難になっている。この最悪な出来事は〝誰かの赤ん坊〟、名前さえ言えないどこかの子どもの身に起きたことだ、とでもいうように。それはもしかすると、赤ん坊と二度と会えない場合に備えた、ある種の自己防衛だったのかもしれない。「巨大な陰謀だってジェイクは言ってる。抵抗したあたしたちをとっちめようとしてるんだ、って」

ジェイクと暮らしていて身の危険を感じたことはないかと尋ねたときには、たたみかけるように返してきた。「連中」に何を言われたのか、ジェイクがあたしを傷つけているとか、殴っているとか、連中がなんだかんだとまたでっち上げたのか、と。べつに話したくなければ話さなくてもいいのよ、と私が言うと、シャロンはほとんど吐き出すように言った。「そんなのみんな大ウソだよ。絶対信じないで」

煮詰まった空気を少し緩める頃合いだと思い、ちょっとひと休みしましょうか、と提案した。「そうだね」彼女が憮然《ぶぜん》として言ったので、立ち上がってオフィスのドアを開けようとしたが、そのとき、シャロンの言葉はそういう意味ではなかったと気づいた。「ほんと、ひと休みしないと。あたしもジェイクも。まわりの連中にも、あなたの質問にも、もううんざりなの。あの子はあたしたちの赤ちゃんなんだから、あいつらに取り上げる権利なんかない。絶対に取り戻すよ。だって……あたしたちには住む家とか、そういうものが必要なんだよ。赤ん坊さえ取り返せれば、自治体がいい場所を見繕ってくれるって、ジェイクが言ってた。アパートをね！」彼女は人差し指を振って、私のメモ帳のほうを示した。「ほら、そのこと書いて」

私は言われたとおりにした。彼女が何を望み、どんな計画を立てているのか、一言ひとこと全部。シャロンにとっては、その名もない赤ん坊と自分との関係と同じくらい、母親と見なされることが大事なのだ、と感じた。いや、子どもを失うことより、母親という社会的立場を失うことのほうがつらい、そんなふうにさえ見えた。そこからはさまざまなものが手に入る。本人がちらりと口にした、住宅補助のような物質的なものだけはない。家庭でも地域社会でも、せり出したお腹やベビーカーは文化的な同情を買えるのだ。威張りくさったり、悪口を言ったりする裏で、母親であることは一種のステータスだとわかるほど、シャロンは賢かった。一度はそれを手にしたことがある彼女は、もう一度手に入れたいと思ったわけだ。

私は余計に、彼女自身とその母親の関係について知りたくなった。だが、何度尋ねてもシャロンは話そうとせず、それ以上強制はできなかった。私は報告書を書き、前回と同じように有資格者によるセラピーを勧めた。私が裁判所からセラピストとして指名を受けることも、裁判官の配慮ある判断も期待できないだろうな、と思いながら。実際、そのとおりになった。

三年後に電話が鳴って名前を告げられたとき、私はどこで知り合った弁護士かすぐには思い出せなかった。でもやがて、ああそうだと膝を叩いた。相手はシャロンの弁護士で、また彼女に会ってほしいという。三人目を妊娠し、今回も家庭裁判所から呼び出されているらしい。福祉サービスはやはり出生前養護命令の適用が必要と考え、一方シャロンは自分で育てる許可を求めていた。私は通話口で思わずため息をついてしまったが、弁護士は「彼女は努力してすごく変わったんですよ、アズヘッド先生」と熱心に訴えた。「ええ、そうでしょうね」と礼儀としてつぶやいたものの、信じていないことがありありとわかる口調だったので、二人とも笑ってしまった。

今回はあなたが『くまのプーさん』のはりきりティガーで、私は悲観的なイーヨーね、と冗談めかして言ったが、先方は私を逃がすつもりはないようだった。彼女とすでに二回会っている私なら専門家として比較の基準を示せる、私の意見が裁判官にとってとても重要だ、というのが言い分だった。〝ティガー〟こと弁護士いわく、みんな（ソーシャルワーカー、彼女の後見人、裁判官）は、たしかにシャロンはよくやっているように見えるものの、「今目にしている彼女の変化を本当に信じていいのか」について、私から確約がほしいのだという。私としても、その変化とやらを確かめたくはあった。

こうして、みたび私の前に現れたとき、彼女は妊娠五か月だった。たしかに見た目がずいぶん変わっていて、女性がときに経験するという、妊娠中期独特の〝輝き〟が見て取れた。肌は健康的なバラ色で、今は自然な茶色に戻っている髪の毛はふさふさしてつやがある。彼女と同年輩に見える人好きのする雰囲気の若者が、車から降りる彼女をエスコートし、サイモンですと自己紹介した。それから愛情をこめてシャロンにキスをし、話が終わる頃に迎えに来るよ、と告げた。

彼女は手を伸ばして私と握手し、また会ってくださってありがとうございますと言った。この一言に、私は外見の変化以上に驚いた。シャロンは私の心を読んだようだった。「また私と会うことになるなんて、思いもしなかったですよね？　でも、今の私は前とはだいぶ違うでしょう？」

ええ、ほんとに、と私は言い、たしか前回はものすごく怒っていたものね、と続けた。シャロンはうなずいて、神妙に微笑んだ。「はい。あのときのことは申し訳なく思っています……三度目の正直って言えるかな」

そのあと彼女は、多少準備をしてきた形跡は見えるものの、正直な気持ちだと思える話を始めた。裁判所が自分の再評価をあなたにお願いしてくれてとても感謝しているし、自分がどれだけ変わったか説明して、裁判官が私とサイモンに、この子と一緒にいるチャンスをくれるといいのですが、と。そう話すあいだも、シャロンがお腹のふくらみを支えるように手を置いていることに気がついた。彼女も私の視線に気づいたらしい。「じつは、今朝、動いたんです。この子がお腹を蹴ったの。また蹴るんじゃないかなと思って」私はにっこりした。妊娠経験のある女性は、こういう実感のある言葉に共感するものだ。一瞬彼女の過去を忘れ、やさしい気持ちになった。するとシャロンがふいに顔を上げ、生真面目な表情になった。「みんなが心配するのも無理はないと思います」

その日、話をした数時間で私が気づいた彼女の最大の変化は、外見や口調以上に話し方だった。話に筋が通っていて意志が感じられたし、何より罵り言葉がいっさいなくなっていた。ここで言う〝筋が通っている〟というのは、正しい文章というのではなく、全体の意味をきちんと考えて相手に伝えようとしているという意味だ。研修生に話の進め方について講義するときに、私はよく、家族を殺したある男の例を出す。私が事件について初めて尋ねたとき、彼は「何もかもがひどい誤解なんです」と言った。この一言だけを見れば、きちんとした正しい文章だ。でも、状況と照らし合わせてみると、事実に反するおかしな物言いであり、筋の通った話のできない、パラレルワールドに住む男の言葉だとわかる。

　シャロンは今では過去を振り返って反省し、自分の見方とは逆の考え方をする人もいるのだと認識できるようになっていた。歪んだ現実や否定的な見方から脱却して、もっと〝今〟を生き、ユーモアや後悔を感じられるようになったのだ。これだけ大きな進化を遂げたのは、セラピー対象者リストでようやく彼女の優先順位が上がったからだと知って、なるほどと思った。NHSでは、かかりつけ医がセラピーが必要と認めた患者については、まず状況の評価がおこなわれてから待機リストに載せられる。セラピストと会うまでに二年かかったなどという話はざらで、身体的な疾病の待機リストと比べてそもそも軽視されがちだとしても、これはあまりにひどすぎる。世界的な経済危機のあと予算がカットされると、患者がセラピーにたどり着くまでの待ち時間はさらに長くなった。シャロンにとってはこの点でもタイミングが悪かった。

　考えてみれば、私がこの仕事を始めてからずっと予算問題には悩まされてきた。それでも、ビジネスのように一律に効率アップが押しつけられた構造改革が始まる前は、精神保健サービスに携わる専門家は（経理係とは反対に）対応がもっと柔軟だった。繊細な判断が必要、あるいは緊急事態だと判断されれば、順番待ちの行列を無視することができたし、いざとなれば頼りにできる経験豊富なセラピストたちも控えていた。すでに半ばリタイアした才能あるセラピストが、地域のクリニックで補助として勤務していたことを思い出す。でも現在では、〝効率基準〟（言い換えると、「若くて経験の浅いセラピストのほうがはるかにコストがかからない」）とやらのせいで、そういうことができなくなってしまった。

ついにシャロンが参加できた母親たちのセラピーグループは、地域の精神保健サービスの主導でできたもので、数年前に私が主催したものとてもよく似ているようだった。それを聞いた私はすっかり嬉しくなり、もう少し詳しく話してほしいと促した。彼女を担当するソーシャルワーカーが、新しいグループセラピーの場ができるという「朗報」を最初に持ってきたとき、シャロンはたいして気に留めなかったという。それが何かさえ、よくわかっていなかったからだ。でも、リサというこのソーシャルワーカーの熱心さには「さすがに心を動かされちゃって」、とシャロンは説明した。自分に手を差し伸べてきた専門家のことを彼女が悪く言わなかったのはそれが初めてだと私は気づいた。それどころか、好意さえ感じられた。

リサはシャロンより二、三歳年上なだけなのに、息子を取り上げられてからしだいに彼女に暴力を振るうようになったジェイクと別れさせるため、あれこれ手を尽くしてくれたのだという。また、新しい住まいを見つけ、薬物依存を克服するプログラムにも参加し始めたシャロンを、ずっと励まし、支えてくれた。「友だちみたいにね」もしかすると、シャロンにとってはそれが初めての本物の友人だったのかもしれない。そして、セラピーを受けるチャンスが巡ってくる直前にサイモンと出会った。リサとともに彼も、シャロンにグループセラピーへの参加を勧めた。

「二人でグルになってたんです」シャロンは笑った。「それでとうとう私も折れて」

まず、ある女性セラピストのところに行き、事前に評価をしてもらわなければならなかったが、そのセラピストは自分のことをよく理解してくれていると感じたという。彼女とのやり取りで前向きな気持ちになったので、思いきって週に一度のグループセラピーに通いだした。赤ちゃんを二人も取り上げられたなんて私だけかと思ったら、そうじゃなかったんです、とシャロンは言い、そこで身を乗り出して声を少し小さくした。「まさかと思うかもしれないけれど、五人も取り上げられた人がいたんです。続けて五人ですよ？」

「そう聞いたとき、どう思った？」私が尋ねた瞬間、彼女は悪態をつきそうになったが、すぐに思い留まって、もっとふさわしい言葉を選んだ。「びっくりしました」「どこが？」シャロンは、その五人の子どもの母親がグループの前で時間をかけて話をした様子を語った。妊娠、養育命令、裁判所、警察というサイクルが始まったのは、その女性がまだ一六歳のときだったという。「しまいに感情を抑えきれなくなって、とても母親には見えないような感じで、赤ん坊みたいにわんわん泣きだしちゃった。最初は何を言っているのか聞き取れませんでした。でも、もっと大きな声でもう一度言ったんです。『母親になんかなりたくなかった。ママみたいに見えるのがいやだった』って。大勢のいる前で、そんなふうに。びっくりしました」シャロンは今もその場にいるかのように、目を潤ませて首を横に振った。

「それから？　みんなはどうしたの？」と訊くと、シャロンはにんまりした。「みんな、彼女をハグしたんです。おかしいですよね。だけど、すごくいい感じでした。打ち明けられて偉かったね、って口々に言って。それから拍手が始まった。変だってわかります。そんな話をした人を褒めるなんて。だけど、これでいいんだって思えた。本当なの」そのとおりね、と私も言った。現実を認められたとき、いつだってそれはお祝いするのにふさわしい。

続いて、グループについてほかにも何か話したいことはあるかと私は尋ねてみた。「たとえば？」以前のように、つかのま訝しげな表情が浮かんだが「なんでもいいのよ」と言うと、シャロンは少し考えた。「私はけっして変人じゃなかったとわかって、ほっとしました。つまり、最初からいいお母さんだった人なんていないんだ、って」まさに賢者の言葉だと思い、彼女にもそう伝えた。「じつは」彼女は続けた。「幼いときに、母だけでなく何もかもなくしてしまった。トーマスを産んだとき……」息子の名前を口にしたとき、彼女はひるんだ。幼かった自分に同情する気持ちで動揺し、失ってしまった息子のことを思い出してさらに動揺した、そんな感じだった。彼女の次の言葉は、過去の自分と今の自分、両方に向けたもののように思えた。「状況が違っていたらよかったのに」シャロンはティッシュに手を伸ばし、大きな音をたてて洟をかんだ。「とにかく……赤ちゃんが生まれたらどんな感じなのか、何もわからない人っているものでしょ？誰にも相談できないし。そうしたらその人は――」シャロンは口ごもり、苦労して一人称で話そうとした。これは自分の話だと示そうとしている。

「つまり私は……赤ん坊は毎日ただ泣くばっかりだった。ミルクをあげてもオムツを換えても全然泣きやまなくて、何をしてもだめだった。どうしていいかわからず、誰にも何もできないように思えて、私はもう……ほんとに追い詰められていた」私は彼女の言葉を一言も漏らさずに書き取ろうとしていた。彼女はそこで口をつぐんだ。私が追いつくのを待つ思いやりだったのか、あるいは落ち着きを取り戻そうとしただけなのか。そのあとまた一人称をやめたとはいえ、過去の罪をもう少しで認めるところまできた。「たぶん……そういうとき人は、助けを求めるため知恵を絞って、なんでもするべきなんだと思う。切羽詰まっているんだから」

難しいことだとわかっていたので、私は慎重に言った。「シャロン、以前会ったときには、子どもの頃のことを話したくなさそうだったわね。今なら少しは話せそう？」彼女は少しうつむき、やがて顔を上げて私の目を見た。「グループセラピーでは何もかも打ち明けなくちゃいけなかったから、前ほど難しくはない。でも、簡単でもない」時間をかけていいのよ、と私は告げた。

シャロンは父親の話から始めた。アルコール依存症だったという。たぶん両親二人ともそうだったと思うが、母親のことはよく覚えていないらしい。母親は、父親が亡くなる何年か前、彼女が七歳のときに亡くなった。「お父さんが亡くなったとき、あなたはいくつだったの？」シャロンは肩をすくめた。怒れるティーンエイジャーがまた一瞬顔を出した。心の痛みが甦ると、かつての怒りも一緒に再燃するのだ。「さあね。十三歳だったかな。ひどい病気だったんです。肝臓がだめになっちゃってて。それでも父は酒を飲み続けた。いいえ、飲み続けようとした。しばらくは私が面倒を見てました。最悪でした」そうだっただろう。肝臓疾患はゆっくりと悲惨な死に向かう。幼い少女が目の当たりにして平気でいられるものではない。一〇代の少女が心に傷を抱え、たった一人で奮闘する姿を想像すると、本当に胸が痛んだ。「私が養護施設に入ったあとに、父は他界しました。結局、二度と会えませんでした」シャロンは感情のこもらない声で、ほとんど振り払うようにして言った。実際、ほっとしたところもあったのだろう。

「それで、お母さんは?」彼女が話を続ける心の準備ができていることを願いながら、私は促した。シャロンは大きく息を吐き、体の下のほうで腕を組んだ。まるで、間近に迫った危険から赤ん坊を守ろうとするかのように。それから、うつむいたまま顔を上げずに喋り始めたので、私は耳を澄まさなければならなかった。「あまり思い出せないんです。でも……事故が起きて。私は母と一緒でした。夜だった。理由はわからないけれど、私たちの車が引っくり返って……母とそこに閉じ込められた。救助を待つあいだに、母は死んだんだと思います」救急隊が来るのに何時間もかかり(そう感じただけかもしれないけれど)、車の残骸が切断されて、彼女はその中から救出されたのだという。

シャロンは軽傷で済み、まもなく退院した。母を亡くした悲しみに加え、自分の事故のトラウマケアも間違いなく必要だったはずなのに、手を差し伸べてくれた人は誰もいなかったらしい。それどころか、帰宅すると、彼女に言わせれば「役立たずとさえ言えない状態」だった父親を助けようとした。父親は酒で悲しみを紛らわしていた。とうとうシャロンは学校の先生に家庭の状況について打ち明け、福祉サービスの介入によって里子に出された。一二歳から一六歳までのあいだは、六、七人の里親のもとを転々とした。「やがて私は養育家庭から離れた。でもそのときにはもう天涯孤独だったわけ。だからできるだけ早く自分の家族が欲しかったんです。それでトーマスが生まれて……」ここで彼女はまたたじろぎ、大きく息を吸い込んでから続けた。「……この子はどこかおかしいと自分にはわかるのに、誰も私の言うことを聞いてくれなかった」彼女が以前、何度もくり返した言葉だ。かつてのシャロンに逆戻りしようとしているのだろうか。でも、彼女は私の目をしっかりと見据えて言った。「私にはできなかった。もうあの子の世話ができなかったんです。私がやった、とまわりから非難されたことを、実際に私はやりました。ええ、本当に。あの子のおしっこに血を入れたり、そういうことを。あれは本当だったんです」

二人目の赤ん坊、ジェイクとのあいだにできた、病院ですぐに取り上げられた赤ん坊のことも尋ねなければならなかった。「スティーヴンのことですよね」彼女は言った。「今はどう呼ばれているかわからないけど。あの子は今の家族にとても愛されて、大事に育てられていると聞いてます。いつか大きくなったら、できれば二人とも、私を探しに来てくれるといいなと思っているんです。そしたら説明できる。私はただ……」彼女はそこで言葉を切り、それからぼそりと言った。「くそったれ《ファックト》だったんだって」室内には重い空気がたち込め、おたがい気が高ぶっていたというのに、その一言で二人とも噴き出してしまった。それがいいガス抜きになった。「もちろん実際にはそんなふうに言うつもりはないけど、でも、当時の私は混乱してたとあの子たちにわかってほしい」彼女が気持ちを入れ替えたことがわかって、私は相槌の代わりに親指をぐいっと立てた。

シャロンは弱々しく微笑んで続けた。「あなたたちを愛してなかったわけじゃない、自分が手に入れられなかったものを与えたかっただけだ、と知ってほしい。でも、グループセラピーでわかったことがもう一つあるんです。つまり、自分が手に入れられなかったものを人に与えられるわけがないってこと」そこでとうとう涙があふれだし、シャロンはすすり泣きながらお腹に宿った新たな命を抱え、体を震わせた。私はティッシュの箱を彼女のほうにそっと押し出し、ワーズワースの言う「人間性の静かなる悲しき音楽」、つまり悲嘆の声について考えながら待った。

シャロンの中では、母親であることはすなわち悲しみであり、自分が泣いているのは、失ってしまった子どもたちのためか、それとも自分の母親のためかわからなくなっているのかもしれない。母親を早くに亡くしたことで親とロールモデルを失っただけでなく、大事に慈しみ愛される機会もなくした。そのため、彼女はそれを別の方法で手に入れなければという強迫観念に苛まれた。赤ん坊が死んでしまうのでは、という絶え間ない恐怖は、たとえ根拠はなくても、彼女にとってはありありとそこにある現実だったのだ。だからこそ、いくら医療従事者たちがそんな心配はいらないと断言しても耳に入らず、医者から医者へと渡り歩き、慌てて病院に駆け込んだ。救急外来は、幼い頃のトラウマの原因となった痛みと喪失だけでなく、救いともじかにつながる場所だった。トーマスのために嘘をついたのも、失う恐怖とやさしくケアをしてほしいという願いを隠すためだった。

シャロンは母親たちのグループセラピーに話を戻し、セラピーのおかげでものの見方が大きく変わったと話した。「初日にまず洗礼を受けたんです。私がずっと悶々と考えていたことそのものを、みんなが大っぴらに話していることが信じられなかった。心を読まれているのかと思ったくらい。それがどんなにいけないことでも、正直に話していた。それで気づいたんです。私たちはみんな、やり直したいと思っているんだって……そして、過去をずっと重荷として抱えていくことになるだろうけれど、少なくとも私は一人じゃない、って」私たちはその言葉についてしばらく無言で考えていた。すると驚いたことに、突然シャロンが大笑いし始めた。「たしかに一人じゃないよね！」彼女は自分のお腹に両手をあてがった。「また蹴られたんです！」そう言うとかがみ込み、お腹に話しかけた。「わかったわかった、ダンスはもうたくさん」

彼女のしぐさには愛と慈しみがあふれていて、私の最後の質問は余計だったかもしれない。それでもシャロンの答えが知りたかった。「生まれてくる赤ちゃんについて、どう感じてる？」もし彼女が反射的ににっこり笑って「言うことなしです」と答えたら、心配しただろう。でも、実際に生まれたとき何が起きるかと思うと不安でいっぱいです、という答えが返ってきて、ほっとした。今、〝福祉サービス〟が関わっていることを現実として受け止め、リサや、出生前の赤ん坊のために裁判所が指名した訴訟後見人のバーバラと一緒に取り組んでいくつもりだという。バーバラは、「赤ちゃんがどう感じ、どう考えるかよく知っている」とても親切で思いやりのある年配女性だとシャロンは言った。

私たちの面談は終わりに近づきつつあった。シャロンはスマートフォンを取り出したが、そういえば今回は、話をするあいだ、彼女がそれに触れることはなかったのを思い出した。会合が終わったことをサイモンにメッセージで知らせ、立ち上がろうとしたシャロンに、「最後に何か質問はない？」と私は尋ねた。彼女は無言で親指の爪を噛みながら少し考えてから言った。「これもメモしますか？」私はメモ帳とペンを二人のあいだのテーブルに置き、手を離した。するとシャロンが話しだした。「私、ずっと赤ちゃんが元気かどうか不安で、これからもけっして安心できないんじゃないか、本当に娘は大丈夫なのか、心配し続けるんじゃないかと思って。どう思います？」お腹の中の赤ちゃんの性別に彼女が触れたのはそれが初めてだった。「娘？」と尋ねると、「はい、女の子なんです」とシャロンは微笑んだ。

それはとても壮大な疑問だったから、私が提供できた答えはあまりにもちっぽけに思えたかもしれない。「どんな親でも子どものこと、とりわけその健康を心配するものだけど、想像は事実と食い違っていることがある。それだけは忘れないで。キプリングが書いているように、成功したときも不幸のときも、気持ちは嘘をつくものなの。だからこそ友人や家族、さまざまな助言者（ときにはセラピストもそこに含まれる）が必要で、そういう人たちは、あなたの抱える不安が現実かどうか試し、自分の気持ちを探ろうとするときに助けてくれる。彼らが〝釣り合いをとる錘《おもり》〟になってくれないと、人は簡単に気持ちに押しつぶされてしまう。いつでも助けを求めればいいの。それがどんなに役に立つか、今ではあなたもわかっているでしょう？」シャロンは小さくよいしょと声を漏らして大きなお腹を抱えて立ち上がると、改めて私に礼を言い、パートナーのもとへ急いだ。さいわい、それ以来シャロンとは会っていない。

私は、三度目の、そして最後の彼女の報告書を書きながら、今のシャロンなら大丈夫だと思った。幼少時の未解決のままの悲しみとＰＴＳＤのせいで、心をずっとかき乱され、気分のむらを調整できず、ケアしてくれる人ともうまく関係を結べなかったということをおおまかに記した。でも彼女の問題は治療可能で、すでに支援を受けている。私は彼女の進歩を確認することができてとても晴れがましかった。彼女のようなケースを見れば、支援さえあれば人は変われるし、実際に変わるとわかる。セラピーは、たとえ短期間でも結果を出すことができるのだ——私はそう記した。

はっきりした根拠はないとはいえ、娘を授かることで、シャロンの中に今もいる傷つきやすい小さな少女に、彼女自身もっと共感できるようになるのではないだろうか。子どもを産んだからといって、誰もがすぐに聖母になれるわけではなく、人はいつだって〝進化の途中〟だ。シャロンが経験したような妊娠と養護命令の不幸なサイクルを防ぐには、専門家が母親に手を差し伸べる必要があるし、それは彼女たちが子どもを失ったあとでなくてもかまわないはずだ。妊婦検診で早いうちに〝母親になること〟になじめない妊婦を特定し、母親学級や貧血治療用の葉酸を提供するときにセラピーも受けられれば、計り知れないメリットがあるだろう。家庭裁判所も仕事量が減るはずだし、子どもや親の暮らしが向上し、場合によっては多くの命が助かるに違いない。

こうした措置は、政治的に見れば手間もコストもかかる。でも、ウォルト・ディズニーなら「良心の仕事だ」と言うだろう。

サム
Sam

〈木曜日グループ〉は、サムが会話に加わったとき、まだ開始したばかりだった。彼は数か月前からこのグループに参加している。でも、ほとんど発言したことがない。誰が話をしていようと、サムの視線は見えない何かがそこにあるかのように、話者の向こう側をさまよった。四〇代初めだが背が高く痩せ型で、思春期の少年のようにひょろひょろしていた。いつも身をかがめているか、長い脚を前方に伸ばし、足首でクロスさせている。意識してやっているのかどうかはわからないが、バリアを張っているように思えた。

私は、ブロードムア病院を離れて三年が経過した頃、パートタイムのセラピストとして戻ってきてもらえないかと頼まれた。研修生の訓練がおもな務めだが、ときには欠員の代理もしてほしいという。その依頼を受けた理由の一つは、グループセラピーに関わりたかったからだ。かつて研修中に、マレー・コックスから直接、あるいはその著作を通じて薫陶《くんとう》を受け、精神疾患を抱える犯罪者にはグループセラピーがとても有効だと教えられた。そして、グループセラピストとして学び始めてすぐ、米国のコネチカットでおこなわれた学会に出席し、現地の精神科病院も訪れて、アメリカ人セラピストが親を殺害した人々のグループセラピーを運営しているのを見学した。

私は自分が目にした光景にいよいよ意欲を燃やして帰国した。加害の経験を打ち明ける言葉を探したり、事件が家族にどんな影響を与えたかを理解したりするのに、たがいに協力し合うことがいかに大切かを改めて知った。その後、時間はかかったけれど、何人かのセラピストと協力して、ついにブロードムア病院でも、家族を殺害した人々に特化したセラピーグループを作ることができた。それらのグループはしだいに拡大して現在に至っている。

グループセラピーは、司法精神科医にとっては〝確かな手ごたえのある〟セラピーで、個人セラピーにはない力学がはたらき、いい結果が期待できる。まず、室内には必ず二人（ときには三人）のセラピストがいるので、一人で悩まずにすむ。参加する患者は四、五人で、いざグループができあがると、ある意味おたがいのエキスパートになる。〝グループによるグループの〟セラピーというのが、私たちガイド役の基本スタンスだ。

アメリカのグループセラピーの初期の創始者たちは、〝指揮者〟と呼ばれていたと読んだことがあるが、これは完璧なたとえだ。セラピストはグループの〝テンポを合わせる〟役割がある。その昔、サイコパスは「言葉の意味はわかるが、相手の感情の音楽がわからない」と聞いたのを思い出す。進行役を務めるセラピストはオーケストラの一員ではないが、全体をまとめ、方向を示す。そうこうするうちに、参加者たちが次々に音を重ねていき、不思議な美しさを持つ何かがそこに生みだされる。一般のオーケストラと同様、時間が経つうちになだらかなヒエラルキーが生まれ、それがむしろいい結果につながるのだ。私はグループセラピーに参加するのがとても好きだったので、ブロードムアを辞めると同時に離れることになったときはとても残念だった。

「いいか、あいつの女房がそのうち見つけていたさ」……「ああ、見てろよ、あのご近所さんがきっと告げ口するから」……「先週を思い出せよ、やつは連中をパブで目撃したんだぞ」……。グループの中の三人の男性、ティム、ベニー、カズは、昨夜みんなで観ていたテレビドラマのことを話していた。長期滞在型の場所では、閉鎖状態にあろうとなかろうと、テレビが、患者や受刑者という立場以外に共通点のほとんどない人たちを結びつける手段となる。グループセラピーでも、テレビについての会話がメンバーをリラックスさせ、自然に本題に入っていくようだった。いつもはスポーツ、とくにサッカーが話題になることが多いが、彼らはドラマを観るのも好きで、犯罪ドラマは好みのジャンルだった。たしか、『デクスター　警察官は殺人鬼』（昼間は鑑識官を務めているが、夜は連続殺人鬼になる男が主人公のアメリカの連続ドラマ）がお気に入りだったと思う。

お喋りが続くうちに、サムはいらいらし始めたように見えたが、会話に耳を傾けてはいるようだった。そこでカズが彼を会話に引き込もうとした。「おまえも観てたよな、サム？　あの女は目の前にあるものが見えてないみたいだ。日光が夫のケツをぴかぴか光らせてるとでも思ってるんだ」ベニーが続ける。「あいつら、ベタベタしすぎだと思う……あんな夫婦どこにもいねえよ」

意見を言いたいのか、サムが咳払いをした。だが、口を開いたものの言葉が出てこない。全員が固唾《かたず》を呑んで待った。サムより長くこのグループにいるセラピストや患者はみな、空気の変化に気づき、これから彼が大事なことを言おうとしているのかもと気づいていた。

続く沈黙をしばらくそのままにしていたが、やがて私は静かに呼びかけた。「サム？」すると彼は、汚れたブロンドの髪を額から押しのけて言った。「俺はただ……言いたかっただけだ……俺のお袋と親父は四〇年近く連れ添った。幼馴染《おさななじみ》だったんだ。一度も誰にもよそ見をしなかったと思う」鼻にかかった平板な声で、まるでドラマの登場人物の話の続きであるかのように、他人事みたいな口ぶりだった。彼の正面に座っているティムは訝しげだった。「そんなの、絶対にそうとは限らない。人はいつも嘘ばっかりつく……」それをカズが遮り、大きな声できっぱりと意見した。「本当に愛し合っている夫婦だっているぞ」どちらの発言にもそれぞれの性格が出ていたが、私はそのときのサムの反応に注目していた。彼の表情は読みづらかった。「俺のお袋は俺のインデックスの被害者の一人だ」自分の事件にそれ以上触れたくなくて、インデックスという、収監されるきっかけになった事件を表す四人言葉でごまかしたのがわかった。グループセラピーに加わったばかりの人なら珍しいことではない。サムは続けた。「俺はほとんど……」そのとき私と目が合い、とたんに言葉が途切れた。私は促すようにうなずいて言った。「ほとんど？」

彼は目をそらし、床に視線を落としてつぶやいた。「俺は穴の中に埋まってた。外に出るには、自分で土を掘りのけなきゃならなかった」同僚セラピストの一人が、彼の言葉に重ねてハーモニーを醸すように、柔らかくて軽快な北部訛りで尋ねた。「どうやって自分で掘って外に出たの、サム？」サムは彼女をちらりと横目で見た。「それは……俺は病気だった」私たちは待ったが、サムはそれ以上何も言わなかった。

彼が自分の加害について話したのはそのときが初めてだった。一〇年前に父親を殺害したのである。サムが話してくれたことはとても重要だと思うから、いずれまた取り上げることにしましょう、と私は告げた。でも、彼がそうして会話に参加してくれたおかげで、ほかの三人の男性も自分と両親との関係について、考え考え話しだし、さまざまな感情が湧き出して、雰囲気に厚みが増していった。まさに音楽のようだった。

終了時間が近づくと、サムは突然椅子をぐいっと脇に押しやり、立ち上がった。「戻る時間だ」同僚のセラピストが、そうね、もう時間だわ、と言った。そこにいる全員が、彼がさっきちらりと胸の内を打ち明けてくれたことに感謝したいと思っていた。「今日は大きな一歩を踏み出した、そんな気がするわ、サム」彼女の言葉にサムも何か返事をするかも、と思ったが、彼は今日一日ですっかり消耗してしまったらしい。患者たちは列を作って部屋を出ていき、待機していた看護師の先導で病棟へ戻った。カズが歩きながらサムの肩に触れ、「よくやったな、相棒」と小声で言ったのが聞こえた。サムはやはり返事をしなかったが、かといって避けようともしなかった。いい兆候だ。サムがこれで自信を持ち、今後のセラピーで両親についてもっと話してくれればいい。でも、そう簡単にはいかないのもわかっていた。

刑務所や病院にいる受刑者たちに、セラピーを強要することはできない。そもそも、グループセラピーは誰にでも勧められるわけではない。ある男性は、参加しないかと誘っても、「俺は誰も殺してない。信じられないなら、弟を墓から掘り返して訊いてみればいい」と言い張って、けっして首を縦に振らなかった。見知らぬ人を恐れる気持ちから抵抗する者もいるが、それは人間なら誰もが身に覚えのある不安だろう。私がグループに誘った別の患者は、不安げにこう訊いてきた。「結局、最後に何か明らかになるんですか?」

たいていの受刑者たちは、自分の加害についてセラピストに話すことが更正の意思表示になると気づき、やる気を見せるためにグループセラピーに加わる。でも、グループセラピーが本領を発揮するのはここからだ。これは、テストで言えば選択式より記述式に近く、議題はグループメンバーがみずから決める。正解(おおやけの場で受け入れられやすい答え)ははっきりしない。出欠のチェック欄にただ印をつけたくて来た人は、人を殺す実感を知っているような人たちと膝を突き合わせて話をしなければならないと知ると、早々に退散する。

サムの場合は、刑務所に移送されたあと、薬を飲み、時とともに気持ちが安定すると参加を了承した。あまり気乗りはしないようだったが、一対一のセラピーよりこちらを選んだのだ。ほかのセラピストの話では、彼は父親を殺害したことは認めたが、殺した理由についてはいっさい話そうとしないという。長年、一種の精神的な孤立を続け、つらい日々を送っていたに違いない。ある精神科医が言うように、狂気というのは勝手に宙に城を築いてそこで暮らすことであり、城の入口の跳ね上げ橋を下ろしてもらうことが、私たちの仕事なのだ。

発足させるときに、グループ名をどうするかでずいぶん悩み、議論したことを思い出す。初めにつけられたのは〈殺人者グループ〉という木で鼻をくくったような名前だ。こんな形で過去が〝暴露される〟ことを苦々しく思い、参加を控える患者もいそうだった。コネチカットの病院で作られた、親を殺害した人々のためのセラピーグループは、〈始まり《ジェネシス》のグループ〉という詩的な名前を選んだ。なんて希望に満ちた名前だろう、と思った。犯罪歴を持つ人々の希望をテーマに長年執筆してきた才能あふれる〝指揮者〟、アメリカ人法精神科医のマーク・ヒルブランドとジョン・ヤングが、インスピレーションを与えたのかもしれない。それに比べて、ブロードムア病院にあったグループの名は、〈性犯罪者グループ〉や〈自立者グループ〉やら、どれも創造性に欠け、ここも〈殺人者グループ〉になった。その後、参加者が増え、週に二回セラピーをおこなうことになってから、〈木曜日グループ〉と〈金曜日グループ〉になった。これらのグループと一緒に過ごした一〇年ほどは、セラピストとしていろいろと考えさせられ、壁にぶつかっては悩み、心を動かされ、それでいてユーモアに満ちた、じつに実り多き日々だった。

グループセラピーは普通一〇人から一五人でおこなわれるが、私たちの場合は、多くても四、五人に限定したほうがうまくいくということが当初から見て取れた。〝ファミリー・サイズ〟にすることに重要な意味があるようだった。セラピストは、少なくとも三人が交代で加わることに決めた。そうすれば、病欠したり休暇をとったりしても無理なく続けられる。安全管理のためにも、室内にはつねにセラピストが二人いる必要があったが、まもなく身の危険はなさそうだとわかった。面倒を起こす者は一人もいなかったからだ。

以前から言っていることだが、私とともにセラピーをする患者たちは、自分自身が引き起こした災害の生存者のようなものであり、一般的な災害生存者と同じように、言葉にできない記憶を言葉にしようともがく。トラウマ・サバイバーとは違い、私たちは、事件の経過を一つひとつ余さずすくい上げてつらい記憶をたどらせるようなことはしない。それより、グループメンバーの前で話をし、またメンバーの話を聞くことで、自分がしたことをより深く理解するように促す。

警察や検察の事情聴取や弁護士との接見などを別にすれば、そんなふうに話を聞かれる場なんてなかった、という人もいる。グループのメンバーになれば疎外感が減り、〝殺人者〟という立場とどう折り合いをつけるか、おたがいに学ぶことができる。そんな過去はなかった、とうそぶく者などいない。イギリス人精神分析医キャロライン・ガーランドは、「それを克服するのではなく、それと仲良くやっていく」回復プロセスだ、とあっさり言う（ガーランド著『トラウマを理解する：対象関係論に基づく臨床アプローチ』岩崎学術出版社、参照）。

グループセラピーが終わると、セラピストたちはいつもコーヒーを手に一息入れながら、話し合われたことについてメモを取り、考えたことや感じたことを話し合う。サムが初めて親のことに触れた日、同僚の一人が、彼が今までに母親について話したことがあるか、彼が有罪になったあとも母親は彼とコンタクトを取っているのか、誰か知らないかと尋ねた。「じつは以前たまたま司法精神科医としての仕事で、サムの母親のジュディスと会ったことがあるの」と私は打ち明けた。母親は今もサムと連絡を取っていて、定期的に面会に来ていることも伝えた。こういうケースでは、家族が加害者と接触を断つのも充分理解できるのに、それでも家族を思い、寄り添い続ける人にはいつも胸を打たれる。それはたいてい母親で、問題を抱えた〝子ども〟の年齢がいくつにせよ、どんな事件だったにせよ、その子の味方でい続ける。

ジュディスはサムの刑事裁判が終わったあと、事件当時サムのケアをしていた精神保健サービスの委託団体メンタルヘルス・トラスト［各地域の精神医療や精神福祉サービスを担うイギリス独自の組織］に対し、これはケアの怠慢の結果だとして民事訴訟を起こした。そこから、ジュディスが精神的に参っている可能性はないか、私に鑑定してほしいと彼女の弁護士から依頼されたのだ。ジュディスは、サムが閉鎖病棟からの外出を認められたことを、委託団体が自分に事前に伝えなかったのが事件のきっかけだと考えて、気に病んでいるという。これは、私がブロードムア病院に復帰してサムに会うずっと前のことだ。サムは刑務所で数年過ごしたのち、精神障がいが悪化して、治療のために現在の閉鎖病棟に移された。

サムは、とくに男性に多い、若年性の慢性精神疾患患者の一人だった。彼らはたいてい、地元の精神保健サービスに来ては去りをずっとくり返す。サイクルが始まるのは思春期の初期で、幻覚や妄想といった現実歪曲の精神症状が起きるのが典型的なパターンだ。投薬で治まる場合もあるが、効果がない場合もある。精神科の専門看護師で作家でもあるネイサン・ファイラーの「幻覚は消えても悲しみや恐怖は消えない」という言葉には胸を揺さぶられる。

とくにティーンエイジャーは、不快な副作用がいやで投薬を避けたり、そもそも自分に問題があることを認めたがらなかったりする者も多い。精神症状をやわらげ、つらさをやり過ごすために、酒やドラッグに手を伸ばす者もいて、サムもその一人だった。マリファナやコカインのように比較的手に入りやすい薬物は、精神状態をますます悪化させ、パラノイアを誘発して発作を起こし、強制入院を余儀なくさせることもある。そういう患者は医療従事者に暴行をはたらくことがあり、精神科の看護師は最もそのリスクにさらされている。司法精神科医としての長いキャリアの中で、私が攻撃を受けた経験は数回しかないが、いずれも刑務所や重警備病棟ではなく、一般の精神科病棟だったのは皮肉な話だ。サムも自分のケアをする人を何度か攻撃しようとしたことがあるが、彼の場合、標的は家族だった。驚くことではない。すでに見てきたように、そもそも暴力の対象となるのは身近な人がほとんどなのだから。

姉や同級生たちが大学に行ったり、仕事を見つけたり、恋人を持ったりする一方、サムは置いてきぼりだった。もしサムの歩みを地図で追っている人がいたとすれば、不安定な気圧配置さながらに、彼が海上で力を蓄えては陸地にたどり着いたとたん爆発する様子（標的となるのはたいてい家族）がはっきり見て取れただろう。この〝たいてい〟という言葉が重要で、方向が変わったり勢力が弱まったりすれば大きな被害が出ずにすむハリケーンのように、精神障がいの発作も、なんらかの医学的介入があれば惨事を避けることができる。ところがサムは必要なケアを受けられなかったか、受けようとしなかったか、いずれかが原因で、暴力傾向はエスカレートし、父親の殺害という〝ピーク〟を迎えた。

私がジュディスと会ったのは、事件から三年も経ってからのことだ（このタイプの民事訴訟は、刑事訴訟と比べて手続きにはるかに時間がかかるのだ）。彼女との面談を依頼されたのは、私にトラウマクリニックで仕事をしていた経験があり、家族間の殺人が人に与える影響に関心があったからだ。ジュディスの弁護士チームは、彼女の長年のトラウマにとくに注目していた。殺人の被害者家族は、長期にわたってPTSDの症状に似た強烈で不規則な悲嘆反応を示す可能性がある。これはアメリカ人精神科医たちの最近の研究でも示唆されている。私の仕事はジュディスの話を聞き、彼女の医療記録を調べ、診断し、治療の必要があるならその旨を知らせることだった。サムと会うことはなかったし、会うべき理由もなかった。一般的なセラピーでは一時間（あるいは五〇分間）という縛りがあるが、このときは必要なだけ時間をかけられた。今振り返るといろいろと考えさせられる面談だったし、ジュディスはとても毅然とした、気品のある女性だった。

記憶では、六〇代のほっそりした老婦人で、青白い肌は短くした髪とほとんど同じ色だった。初めのうちはイギリス人らしく自分を抑えていたが、面談が進むにつれてつらそうに涙を流し始めた。長年、会計事務所の人事部に勤務していたという。しかし夫が殺害されると、その精神状態では無理だからと、医師から仕事を辞めるように通告された。そうして収入を失ったことも、サムのケアをしていた委託団体メンタルヘルス・トラストに損害賠償請求をした事由の一つだった。夫のラルフとは一〇代の終わりに出会い、恋に落ちた。子どもは二人欲しいと最初から話していて、二人目のサムは、姉のキャロラインより三歳年下だった。サムはとても育てやすい赤ん坊で、幼児時代はいつも機嫌よく過ごしていた、とジュディスは話した。

ところが思春期に入るとしだいに変化し、笑顔が消えていった。最初はラルフもジュディスも、思春期の男の子にありがちな〝反抗〟だと思っていたが、一〇代も後半に向かうにつれ、どんどん不機嫌になり、激しいいらだちを見せ、両親に対して乱暴にふるまい始めた。若者は誰でも、親に頼りたいのに離れたいという心の綱引きに翻弄《ほんろう》されて、両親とある程度はぶつかるものだ。でもサムは特殊な兆候を見せ始め、そうした症状がやがて統合失調症と診断される根拠となった。

その可能性にすぐには気づかなかった両親は、サムがマリファナを吸って学校を停学になると、問題はそれだと決めつけた。サムはしだいに混乱し、怯え、何かの〝声〟を聞き、それと話をしているように見えた。幻聴は、精神疾患と結びつけられる症状として最もよく知られているものの一つだが、じつはなかなか興味深い現象で、まだ解明されていない部分が多い。慢性的な精神疾患の指標だとは必ずしも言いきれず、たとえば宗教的な文脈や、愛する故人の声のような場合は、心を救うポジティブな意味を持つ(これについては〈ヒアリング・ヴォイシズ・ネットワーク〉という団体がおこなった興味深い調査もある)。

あるとき、ジュディスはサムに、どんなふうに声が聞こえるのかと尋ねた。それぞれ性別も違い、喋り方も違うのではないかと想像していたという。「多重人格者」が登場する不気味な映画からそう連想したらしい。これはよくある誤解だ。「俺自身だと思うよ、母さん」サムは、当然だろうと言わんばかりにこちらを見て言ったという。私の患者の一人は、一つひとつ識別しづらいつぶやきや囁きが、まとまりなく次々に聞こえてくると話していた。幻聴がある人がなんとか聞き分けようとじっと集中しているように見えるのは、そのせいかもしれない。深刻な精神疾患を持つ患者の多くは、声はたいてい否定的なことを言い、「何をすべきかわかっているはずだ」のようなわかりにくい命令を下したりする、と訴える。声はまた、「サムはまもなく死ぬ」とか「誰もがサムを嫌っている」のように三人称で話すことも多い。あれをしろ、これをしろと命令する〝悪魔の（あるいは神の）声〟が聞こえたと話すいくつかの有名なケースを除けば、「自殺しろ」とか「やつらを殺せ」といった具体的な命令が聞こえてくることは比較的珍しく、当然ながら、幻聴に命じられてもその人がそのとおりにするとは限らない。

ジュディスとラルフはサムをかかりつけ医に連れていって症状を話し、サムはやがて児童青年精神保健サービス（CAMHS）を通じて、精神症状を持つ若者の専門家チームの支援を受けられることになった。ところが彼は処方薬をあまり飲みたがらず、飲むとむかむかするし、無気力になると訴えた。副作用には性欲の消失も含まれ、それはその年頃の若者にとってはひどく違和感のある、いやなことだった。

一八歳になると、成人向けの精神保健サービスに担当が変わり、息子がどんな治療を受けているのか、両親に情報が入ってこなくなった。未成年ではなくなったため、親に知らせれば守秘義務の侵害に当たるからだ。それでもサムはまだ自宅で暮らしており、家族はいつも不安にさらされていた。被害妄想がひどく、家族が何か陰謀を企てていると非難することさえあった。あるときなど、姉のキャロラインが何かを盗んだか隠していると訴えて彼女の部屋をめちゃくちゃにした。恐ろしくなったキャロラインは、家を出て友人と暮らすことに決めた。両親もそれに賛成した。ジュディスの言葉を借りれば、サムは「かっとなった」あと自分がしたことを激しく後悔し、自分でもなぜそんなことをしてしまったかわからず、それで余計に鬱憤が溜まった。どれも典型的な〝精神錯乱〟であり、患者は妄想のせいで現実から乖離している。

サムは希望をなくし、すがるように泣くこともあった。自分の人生には何もない、同級生たちみたいに「ノーマル」になって、彼女を作ったり、将来の計画を立てたりしたい――そうすすり泣く息子の姿を思い出し、ジュディスは目に涙を浮かべた。両親の励ましで、地域のリハビリ施設で何度か働こうとしたが、必ずまた症状がぶり返した。強めのマリファナを吸っているときはとくに、被害妄想にとらわれていらだちを見せた。精神的な症状が消えては戻るパターンが定着し、本人はしだいに耐えがたくなっていった。

たとえサムが二人に暴力を振るうようになっても、ジュディスとラルフの息子への愛情は揺らがなかった。サムがラルフを殴り、腕をへし折りかけたときには、さすがのジュディスも警察を呼んだが、息子を訴えはしなかった。そうこうするうちにサムがリハビリ施設で専門家に面倒を見てもらえるようになった。二人の期待は高まった。そこでなら作業療法やその他の支援が可能だ。実際、しばらくは状態がよくなっているように見えた。だが、ときどきふらっと自宅に現れては両親に金をせびったり、施設での暮らしの愚痴をこぼしたりするようになり、緊張感に満ちた一触即発の膠着《こうちゃく》状態が続いた。結局、ラルフとジュディスはまわりから説得され、息子に対する接近禁止命令を裁判所に請求した。

しばらくは穏やかな日々が続いたものの、サムから連絡が来なくなったので、息子が今どうしているのかほとんどわからなかった。入退院をくり返し、病院にいられなくなるとホームレス状態になることは二人も知っていたから、罪悪感を覚えたし、息子が心配だった。入院中は、病院でケース・カンファレンスがあれば二人も招かれたが、サムに拒絶されたら立ち去らなければならなかった。医師たちには、できる限り息子の支援を続けるつもりだが、暴力を振るうため自宅には引き取れないと知らせてあった。当時の二人は、自分たちには何もできないというあきらめと、すでに何年も離れ離れになっているとはいえ、息子との関係を完全には断つ気になれないという気持ちとのあいだで板挟みになっていたようだ。

事件の少し前、二人は息子の相談窓口担当者に、サムが家でどんな暴力を振るってきたかを打ち明け、自分たちには何の決定権もないとわかってはいるが、息子を精神科病棟に長期入院させることはできないかと頼んでいた。その可能性は皆無に等しかった。イギリスでは(いや、世界中のどこでも)、精神病院《アサイラム》や精神疾患の長期的ケアというかつてのシステムは消え去って久しい。この事実はあまり知られていないが、NHSでは、精神科の平均入院期間は三週間だ。一九七〇年代の反精神医学運動に加え、当時広まっていた反政府的な風潮が追い風となり、さらにその後の緊縮財政も相まって、イギリスや大部分の社会民主主義国は、精神疾患患者や学習障がい者たちを社会統合するという考え方を採用し、〝地域でのケア〟システムに移行した。つまりは、地域サービスの大幅なコストカットを背景に、ケアの重圧が家族の両肩にずっしりとかかるようになったということだ。これもまた、社会が精神の健康より体の健康をアンバランスに重視するよう仕向けている例、それも最悪の例と言っていいかもしれない。

私の親友は、夫が深刻な癌の宣告を受けたのと同時に、ティーンエイジャーの息子がサムと同じような統合失調症の症状を示し悪化していくという状況に置かれたことがある。二人が患者として受けた対応があまりにも異なっていて、そこからも、〝地域でのケア〟という言葉が実際にはいかに空っぽかがわかる。夫に対しては、さまざまな保健サービスやありとあらゆる治療の可能性が示されただけでなく、患者さんの命ある限りできるだけのことをしますと請け合ってもらい、家族としてはとてもありがたかった。ところが息子は、たちまち精神状態が崩壊していったというのに治療の選択肢はほとんどなく、提示されたものも限定的で効果が薄かった。

ジュディスも似たような経験をした。息子が成人してからというもの、詳しい診断や治療についてほとんど知らされず、蚊帳《かや》の外に置かれたように感じ、憤慨していた。事件の前にサムと顔を合わせたわずかな機会のことに話が向かうと、彼女の口は自然と重くなった。たぶん最後の年には二、三度しか会っていないと思われた。サムはもう三〇歳になっていたが、いつもながら年齢の割に若く見えたという。体が激しく震え、必要以上に汗もかいていて心配だったが、薬のせいだと彼は言った。いつも悲しげに見え、会うたびに胸がつぶれそうになった、とジュディスは話した。だが、事件そのものに話が及ぶと、すぐに冷静さを取り戻した。たぶん、これまでにさまざまな専門家に対して何度も話さなければならなかったことだからだろう。

ある晩、まだ入院中だとばかり思っていたサムが、突然家に現れたときの様子を彼女は話し始めた。鍵をかけていなかった裏口から、彼は家に勝手に入ってきた。ラルフは夕食後の片づけの最中だったという。突然、キッチンのすぐ横にあるユーティリティルームにいたジュディスの耳に、わめき声が飛び込んできた。ラルフが大声を出し、サムは金を出せと悪態まじりに脅していた。急いで声のほうに向かうと、二人が取っ組み合いの喧嘩をしていた。すぐに警察を呼ぼうとしたそのとき、サムがガス台脇の台所用具の入った瓶から麺棒をつかみ、ラルフの頭に振り下ろそうとしているのが目に入って、ぎょっとした。ジュディスは電話を取り落として、二人のあいだに割って入ろうとしたが、サムに乱暴に振り払われ、壁に叩きつけられて床に倒れた。ボキッと音がして、腕の骨が折れたのがわかった。頭も強く打ち、滴り落ちてきた血が目に入った。それでも、サムがすでに意識をなくしていたラルフを一心不乱に蹴り続ける様子が見え、音も聞こえてきた。「そのあと気絶したんだと思います」と彼女は平板な声で言った。

サムはその場から逃走したがすぐに警察に捕えられ、何もかも白状した。そしてその場で逮捕され、勾留されたのち、謀殺で有罪となり、仮釈放なしを意味する強制的終身刑を言い渡された。

この結果には、少々驚きを禁じ得ない。彼の病歴を考えれば、罪状はもう少し軽い故殺になってもよかったと思うが、裁判でサムの精神鑑定をした二人の精神科医は、事件当時の彼に症状が出ていたとは考えられないとした。陪審はこの精神科医の証言を支持して、サムを謀殺の罪で有罪とした。そうなると、裁判官が与えられる量刑は強制的終身刑以外に選択の余地はなくなる。

ジュディスの証言も、この評決につながったと言える。彼女は、サムが父親に金をせびっていたのを確かに聞いており、検察側は、ドラッグを買う金が必要になるたびに、サムが両親に暴力をはたらいていたことを強調した。サムの精神疾患が陪審の評議でまったく無視されたわけではないが、こういうケースで被疑者が正気だったか否か判別するのは簡単なことではなく、陪審がどう判断するかは蓋を開けてみなければわからない。とにかく、もし受刑中にサムの精神に不調が出ればなんらかの治療はおこなわれるし、病状がかなり悪ければ重警備病院へ移される。事件から一〇年が経過した今、それが現実になったのだ。そして治療の一環として、彼は私たちの〈殺人者グループ〉に加わった。

ジュディスが委託団体の過失を訴えた訴訟は、書面で見ればシンプルだった。NHSの医療委託団体メンタルヘルス・トラストは、サムのケアをする義務があるのに、彼のリスクを適切に評価せず、義務を履行しなかった。危険な行動をとるとわかっていながら、外出許可を与えたのがその根拠だ。彼らは、サムが外出したことも、そのまま行方がわからなくなったことも家族に警告しなかった。この義務の不履行によってサムにも家族にも危害が及んだため、損害賠償を要求する、とあった。団体側は、当方の法的義務は患者に対してのみ発生し、家族への法的義務はないと主張した。刑事裁判所も、事件当時サムには精神疾患症状はなかったと結論づけている。彼らの言い分は次のようなものだった。サムが他者を傷つけないようにすることに当方の法的義務はない。当方としては精神保健法のもと、「最小限の行動制限」で彼をケアしなければならない。事件当時、サムの危険度はごく低いと評価されていた。開放病棟に入院中だったため、外出許可を与えることは治療計画として普通であり、むしろ不可欠だった。サムが逃亡したのは事実だが、それはほかの病院に入院していたときもしばしば起きていて、その際、必ずしも両親に会いに行ったり、人に危害を加えたりすることはなかった。医療チームとしては、彼が帰宅することも、両親を傷つけようとすることも事前に知るすべはなく、彼が病院にいないことがわかった時点で両親に知らせる法的義務はない。実際、もし連絡すれば、それはサムの個人情報を無断で漏洩《ろうえい》することと等しく、いわゆる〝医師と患者間の守秘義務〟に反することになる。

だが医療従事者のあいだでは、たとえば重大な危害が生じる危険性があるような特定の状況では、守秘義務を破ってもかまわないという暗黙の了解がある。問題は、サムのケースがその特定の状況に当てはまるのか、情報開示しなかった場合の危険性や危害の可能性を予見する正しい方法があったのか、という点だろう。私の考えでは、彼のケア担当者たちは、サムが外出したことを両親に知らせても非難はされなかったはずだし、その根拠は数えきれないほどある。それに私は、患者の個人情報を尊重することは、すなわちそれをいっさい秘密にすることだとは思えない。

それがよくわかる有名な例が、タラソフ対カリフォルニア大学評議員の裁判で、「山のように令状が出されることになった裁判」として悪名高い。カリフォルニア大学バークレー校の学生だったタチアナ・タラソフは、彼女と付き合おうとしたがふられ、それが原因で鬱病になったと主張した同級生のプロセンジット・ポッダーに殺害された。ストーキング行為が殺人につながった、記録にある最初のケースの一つでもある。ポッダーは鬱病治療のためにセラピーを受けた際、大学所属のセラピストにタチアナを殺したいと打ち明けた。当局は心配になり、大学警察に一報した。ポッダーは短い尋問を受けて勾留されたが、正気を失っているようには見えず、タチアナには近づかないと約束したので釈放された。その直後に、彼はセラピーを取りやめ、二度とセラピストのもとに戻らなかった。そして三か月後にタチアナの自宅に行き、彼女に発砲したうえ刃物で刺して殺害したのだ。

タチアナの両親は大学とその職員に対して訴訟を起こし、大学側はタチアナを守る義務を怠ったと訴えた。ポッダー担当のセラピストは、守秘義務を破ってでも娘に警告すべきだった、と。その訴訟は「根拠不充分」として棄却されたが、タラソフ夫妻はあきらめず、州最高裁判所まで訴えを持ち込んだ。結局、州最高裁は大学に法的責任はないとしたが、セラピスト個人は「警告の義務」を怠ったとして、タラソフ夫妻側の主張を認めた。これに大反発したのが精神医学および心理学界だ。患者の信頼は精神医療に欠かせないものであり、個人情報が第三者の手に渡る可能性があると知れれば患者に敬遠されてしまうと訴えた。そこで、異例ながら州最高裁判所は判決を再審理したが、第二判決も当初の考え方を支持し、一部修正するに留まった。

判決は以下のように始まる。患者が第三者に対して危害を加えるような言動をおこなった場合、セラピストには「被害者になると予見される相手をその危害から守るために、合理的な注意を喚起する義務があり」、「患者保護の特権は公共の危難が開始する時点で終了する」。その後、アメリカ中で同様の裁判が次々に起き、アメリカの判決がイギリスで効力を持つわけではないとはいえ、一般医療審議会（GMC）はすぐさま、「公共の利益にもとづく」情報開示についてガイドラインを作った。現在でもタラソフ判決は国際的に、情報開示に関する重要な基準となっている。

私はジュディスの訴訟についての意見書で、サムの世話をしていたチームは既定の患者情報の開示ガイドラインに従っていなかったし、家族に危害が及ぶ危険性を適切に考慮しなかったと述べた。彼らが悪い人間だとかダメな医者だと非難しているわけではなく、人間なら誰でもするようなミスをしただけだ。彼らはまた、守秘義務を破るとすればどういう場合かを事前に考慮していなかったうえ、サムのような患者に外出許可を出す際にとても大事なリスク評価を誤り、両親に知らせなかった。それが、被害者だけでなくサム自身にも悲劇を引き起こしたのだ。

報告書を提出したあと、私は弁護側の医療顧問と会わなければならなかった。B医師と私は基本的な事実については同意した。すなわち、サムはずっと精神面に問題を抱えていたが、事件前は、開放棟に移されて外出も許可されたことからもわかるように調子がよかった。だがそのあとで逃亡した。意見が一致しなかったのは、サムが家族にとって危険な存在だったかどうか、という点だ。事前に危険を示す兆候はなかったとB医師は言うが、私は両親が相談窓口に提出した手紙のことを指摘した。過去の事例を挙げながら、息子が長年彼らに暴力を振るっていたことをおおまかに述べ、長期入院を要請した手紙だ。たしかに、事件に先立つ数か月間は両親に手出しをした形跡がない。それは私も認めたが、サムが精神疾患を患ってきた長年の記録ではなく、その期間だけにもとづいてリスク評価をするのは乱暴すぎると思えた。両親は、サムの周囲にいる人々の中で「危険な状況になりうる」はっきりした可能性があったのだから、それだけでも、両親に警告するかどうか、せめて話し合いをする根拠にはなっただろう。その場合、GMCのガイドラインやそれと似たNHSのガイドラインが利用できたはずだ。

だがB医師の考えは違っていた。情報開示を正当化できるという私の主張の根拠は不充分で、もし団体側が両親に警告していたとすれば、サムの側から苦情を申し立てられ、法的措置さえ取られていたおそれがあると主張したのだ。私はそれに対し、サムのケアをしていた医療チームは、事件前にはケース・カンファレンスにジュディスとラルフを呼んで情報開示していた事実がある、と反論した。サムが約束の時間に外出から戻ってこなかったとき、両親に知らせておけば事態は避けられた、あるいは危険を軽減できたのではないか。そのとき私が考えていたのは、裏口の鍵が開いていたことだ。もし鍵さえかかっていれば……。

結局私たちは、外出許可を与えるときには近親者に知らせることが常例ではあるということで合意したが、B医師としては、そうしなかったとしても間違いではないという意見を添えた。私たちは共同見解としてこの意見を提出し、その後の成り行きを見守った。一般的なのは、訴訟当事者が非公開で示談によって解決するケースだが、この件はより重大な意味を持つ可能性があるので法廷に持ち込まれるだろう、と推察したジュディスの弁護士は先見の明があった。法廷の外で解決してしまったら、今後のよき先例になり得ない。これから似たような訴訟がどれくらい起こされるかわからないではないか。

証人として召喚された日、私は法廷用のスーツを身につけた。法廷弁護士が好むような、隙のないぱりっとした黒のスーツだ。専門家の証人たちは、法廷での〝見かけ〟を演出するために時間をかけ、努力を惜しまない。いかに専門家らしい専門家に見せるか指導する、高額な講座さえ存在するくらいだ。見かけなんて関係ない、なんてうそぶくのは馬鹿げている。法廷独特のドレスコードを守ることが、「私はこの場での自分の役割を理解している」とまわりに伝える一つの手段だと、私は身に染みている。つまり、法的質問にふさわしい意見を述べて、法廷に協力する人間であると示すのだ。私はジュディス側の証人ではあるが、〝大義〟ではなく、法廷のために仕事をする。この場を仕切るのは裁判官であり、裁判官を味方につけることが何より重要だ。

法廷ではいつも長時間待たされる。この日も、ずいぶん経ってから私の番が来た。私は証言台に立ち、宣誓した。最近はもっと世俗的なバージョンもあるが、私は「神に誓います」という伝統的な言葉を選んだ。団体側の弁護士の仕事は、私の出した結論にできるだけ感じよく反論し、論拠を崩すことだ。優秀な弁護士は激昂《げっこう》したり、ドラマチックなしぐさや言い回しを使ったりはしない。穏やかに、しかしばっさりと相手を論破する。気をつけないと、本来の意見と矛盾する証言をさせられたり、言うつもりがなかったことを言わされたりする。

団体側の弁護士はこんなふうに切り出した。「アズヘッド先生、患者の個人情報は外に漏らしてほしくない、というのが一般の人々の考えではないでしょうか？　だとすれば、今回は情報開示すべきだったとする理由は何ですか？」　彼女はずっとこの調子だった。「原告は息子の外出許可について知らされるべきだったとあなたは言っていますが、その根拠は？」、「事件の日、患者が両親に危害を加える危険性があったという根拠はない、とあなたは認めた、そういうことですね？」、「そして、医療チームは、適切な医療行為の範囲と言える考え方をしていた、その点もあなたは認めるんですね？」、「あなたのようなかなり極端な考え方が受け入れられれば、精神科の患者は医療者に対して守秘義務を求められなくなります。これは差別的ですし、患者側も医療者側も必要な医療介助を避けるようになりかねない。違いますか？」　これが数時間続いたが、まあ許容範囲だろう。この調子で何日間にもわたって尋問され続けた専門家を何人か知っている。

さらに、弁護士の最後の一矢によって、私は司法精神科医であり、この仕事を始めてからほぼずっとブロードムア病院で勤務してきたという事実に意識が向けられた。「アズヘッド先生、あなたはこれまでも一般的な精神科医として仕事をしてきたわけではない、そうですよね？　実際、かなり危険な性向を持つ精神障がい者があなたの診療対象であり、その多くは恐ろしい暴力犯罪をおこなった人たちだった、違いますか？　それがあなたの〝リスク〟――ここで彼女は裁判官に対して強調するように、引用符のジェスチャーを軽くして見せた――を予見する感覚に影響を与えていた」こうした物言いは、反対尋問ではごく当たり前のことだ。こちらとしては、とにかく自分の考えをしっかり持ち、そこから逸《そ》れずに、たとえ弁護士の質問がどんなに興味深くても、それで私の意見が崩されるわけではないと説明するしかない。私は独りよがりに見えないように気をつけ、挑発的な質問にもつねに冷静さを保とうとした。だが実際のところ、法廷では何が飛び出すかわからない。結果は、その日裁判官がどう感じたか、案件の注目度や裁判官がそれをどこまで気にしているかに左右される。

私は、サムに外出許可を与えた精神科医に同情した。もちろん、家族に警告する義務をもっと重視すべきだったとは思うが。どんな精神科医も患者のリスク評価をしなければならないし、そこにはつねに、まずいことが起きて自分が世間の注目を浴び、医師として非難の的になる可能性が伴う。さいわい私自身はそういう経験はないが、知り合いがその手の災難に遭い、不幸に見舞われるのを目の当たりにしたことがある。そういう出来事は、初めはごく普通の、とくに落ち度もない日常として始まる。

何年か前、私が勤めていた総合病院の患者の一人が、サムと同じように外出中に行方不明になった。彼は精神疾患で治療を受けていて、暴力沙汰を起こしたことがあったが、当時は快方に向かっているように見えた。だから私は外出許可を出すことにした。臨床チームも賛成したのだが、「患者が時間になっても帰ってこないので警察に連絡する」と看護師から報告されたときは本当に不安になった。こんなふうに始まるんだ、と思い、胃がよじれかけたことを覚えている。最悪のニュースが飛び込んでくるのをびくびくしながら待った。それに続く、石つぶてのような非難も。たまたまその患者は発見され、無事に病棟に戻ってきた。でも、あのときの不安は今でも鮮明に思い出せる。もし彼がドラッグでも摂取して誰かと喧嘩になり、運悪く拳がまずい場所に当たってしまったりしたら、翌日の新聞は彼をしきりに〝怪物〟呼ばわりし、被害者とその家族とともに私の名前も、その悲劇と永遠に結びつけられただろう。私は立場を失い、恥辱にまみれたはずだ。担当医として外出許可を与えたことについて審査を受け、マスコミは私の資質を問い、いや、それ以上にひどいことを書きたてたに違いない。もし審査で私のミスと判断されれば、GMCに報告され、医師免許を剝奪《はくだつ》されると同時に、私生活さえ脅かされたかもしれない。私の知るあるケースでは、被害者の家族が精神科医に殺害予告をし、本人と家族はすさまじい恐怖を味わった。別のケースでは、事件に関係した精神科医の写真が〈最悪の大失態〉という見出しとともに全国紙にあふれ返り、「殺人鬼を病院から解放した医者」、「市民の安全より殺人鬼の権利を守った」とレッテルを貼られた。

最終的に、委託団体を相手取ったジュディスの訴訟は敗訴に終わった。法廷は、サムの医療チームには、彼女や夫への危害を食い止める義務はなかったとし、サムのリスク判定が誤っていた可能性はあるものの、サムをケアする義務は果たされていたと裁定した。そう聞いても私は驚かなかった。法律はつねに、確実さや検証可能な明確な証拠を好む。そういう白黒はっきりつけたがる法律の枠組みの中に、近親者間の（つねに感情的な要素で曖昧になり、倫理感の境界線も動きやすい）義務という問題を考える余地はあまりない。結局のところ法廷には、第三者によるケアの義務という難問に触れる用意などないのだろう。それでも私は、両親を襲ったことがサム自身の精神面にも長年深い影響を及ぼす可能性を法廷が認識しなかった点に、疑問を呈したい。実際、彼がようやく自分と事件の関わりに目を向け始めたのは、この裁定のずっとあと、私が病院でサムと出会ったときだったのだ。

この本で書き続けているように、セラピストは、精神的に問題を抱えている人々のリスクを減らすため、自分の過去のことや、〝ダイヤル錠〞がカチリと開いたときに何が起きたのかについて、本人が話すのを手助けする必要がある。〈殺人者グループ〉で言えば、この錠が開いたときとは、人の命を奪うような暴力が起きた瞬間を意味する。それをみずから語ることで初めて、メンバーは自分の行動を自分のものとして引き受けることができる。そしてそれはたいてい、語りが受動から能動に変わることではっきりと示される。

こうした推移について最初に知ったのは、師匠であるマレー・コックスのもとで研修していたときだった。彼は〝ダイヤル錠〞ではなく暗室用のセーフライトのたとえ（「はじめに」で引き合いに出した）を好んだが、そんなふうに言葉にとても敏感だった。患者の話は「あなたが何の話をしているのかわからない」から「それは私ではない」になり、次に「それは私だが、そのときは病気だった」になり、さらに「私はそれをやったとき病気だった」に変わり、最後に「私がやった」に着地する、とコックスは描写した。彼はまた、こうして人が行動を受け入れていく過程を〝統合の梯子《スカラ・インテグラタ》〟と呼んだが、私が研修生に教えるときには、同じプロセスを〝苦難の道《ビア・ドロロサ》〟と呼んでいる。心の歩みは一歩一歩がつらく困難で、セラピストはときにその歩みに寄り添うことしかできないからだ。

サムは、グループで両親の結婚生活に触れたあとしだいに打ち解けて、グループの力学に刺激されながら、もっと自由に喋れるようになった。あるとき、テレビのリアリティショー『ビッグ・ブラザー』の話題になると、人が失敗して脱落するのを視聴者が期待して眺めているのは不愉快だと話した。そこから、刑務所や病院にはプライバシーがないが、それについてどう思うかという面白い議論に進んだ。カズは冗談めかして「女性セラピストたちは〝ビッグ・シスター〟みたいだ。だって四六時中俺たちを監視してるし、口に出す一言ひとことについて調べてる」と言った。私たちと〝ビッグ・ブラザー〟を重ねたのは、どこか威張っていて、人に罰を与えるような印象があるからだろうか、そう考えだしたとき、サムが口を挟んだ。

一〇代の頃、まるで「ガラスケースの中にいる」みたいな感じがしていたと彼は言った。異常なほど心配性だった両親につねに監視され、いつも赤ん坊扱いだった、と。その口調は、両親のことでも自分が危害を与えた相手のことでもなく、見ず知らずの観客のことを話しているかのようだった。でも時とともに、彼がマレー・コックスの〝統合の梯子〟をのぼり始めたのが私にもわかった。だんだん責任を引き受け始めたのだ。

一年近く経ったときにはもう、サムはあの事件を「俺のインデックス」などとは呼ばず、「俺が親父を殺したとき……」と話せるようになっていた。人がそうして変身する瞬間には、いつもはっとさせられる。私はその日のことをよく覚えている。サムはまず、事件の日の朝のことを話しだした。その時点から一〇年前の、一〇月のある涼しい日のことだ。

角の雑貨屋に行くため、病院の敷地を出たところで付き添いの看護師と別れたとき、心底ほっとした。最初は早歩きしながら肩越しに後ろを振り返っていたが、ふいに駆けだし、病院からできる限り離れようとした。ふと気づくと、両親が住んでいる地域に近づいていた。実家に行く心の準備はまだできていなかったので、川沿いにある、彼の知っている仲間数人が不法占拠して住んでいる空き家に向かった。汗をかき、喉がからからだった。するとビールと何かの錠剤を渡された。その錠剤が何か、サムにはわからなかった。そのあと少し記憶が飛んでいるという。たぶん気を失っていたのだろう。パトカーのサイレンの音やまぶしいライトで目覚めたが、ほかの連中はさっさと逃げてしまっていた。サムは気づいたときそこがどこかわからず、不安だったが、捕まらずに逃走できた。そして両親の家に向かった。サムはそこで口をつぐみ、私の胸でずっとわだかまっていた質問に、尋ねる前に答えてくれた。「なぜかはわからない……そこがわが家だと思ったんだろう」その頃にはすでに時間も遅くなっていて、彼は家の裏手にまわった。窓越しに父がキッチンでお茶を淹《い》れ、母がユーティリティルームでアイロンがけをしているのが見えた。

彼はしばらくそうして中を覗いていたという。「まるで映画か何かみたいだった」私の目には、寒い夜、家庭の風景の一コマを外から眺めているサムの姿が浮かんだ。パントマイムでお喋りしているようなジュディスとラルフ。たとえば彼女が夫にシーツを畳むのを手伝ってと頼んでいたりする。二人がそうしてなごやかに寄り添う姿が、サムにはまるでハリウッド製の作り物みたいに現実離れした、自分をのけ者にする光景に見えたのだろう。窓越しに見たその活人画の何が癪にさわったのか具体的に話してくれたわけではなかった。でも、そのときサムは寒くて、だんだん腹が立ってきたと言った。裏口に行って植木鉢の下に合鍵はないか探そうとしたが、ドアノブを回してみると鍵がかかっていないことに気づいた。そこまで話したとき、サムは言葉を切って大きく深呼吸した。私たちは全員無言で息を呑み、彼が先を続けるのを待った。次のパートがサムにとっても私たちにとってもつらいものになると気づいていた。そのグループにいるとしばしば起きることだが、恐怖の瞬間の証人になる恐ろしいほどの責任を自覚していた。さらに数分間の沈黙が続き、今日のところはこれで充分とサムも感じたのだろうと私は思った。それでもいちおう尋ねた。「サム、今日はもう話したくない?」

「何か飲みたい」唐突に彼が言った。最初は、今のことかと思ったのだが、そうではなかった。サムはまた自宅の庭に戻り、現在形で昔語りをしているのだった。目の焦点が合わず、私の頭の背後の白い壁のほうを見つめている。「金が必要だ。ヤクが欲しい。眠い。寒い……怖い」彼は眉をひそめ、両腕で体を抱いた。声は低く、強《こわ》ばっている。「誰かに追われているみたいだ。警察が追ってきてる。中に入って顔を隠さなきゃ。お袋も親父も姿が見えない……すると、ああ、親父だ」サムはごくりと唾を呑み込み、そして続けた。「親父は俺を人生最悪の何かみたいに見てる……喜んでいないようだ。いや、死ぬほど怖がってるみたいに見える。俺は思う。『なんでだよ、怖がるなんてさ、喜べよ、あんたの息子だぞ』」

彼はどんどん早口になっていった。グループの誰もが身じろぎ一つせず、私たちのあいだの空間に物語が流れていくにまかせている。こうして聞き手同士が無言のうちに協力し合うさまは、オーボエのソロのあとにオーケストラ全体が弓や楽器を宙で構えたまましんと静まり返る光景に似て、ほかではできない鳥肌が立つような体験だ。長年の経験から、こういうときには指揮棒を脇に置き、状況の進行に身をゆだねるべきだと、私は心得ていた。「親父が言う。『サム、ここで何してるんだ？　病院にいるはずだろう』それで俺は思う。『たいした歓迎ぶりじゃないか。元気か、の一言もないんだな』俺はかっとなり、『警察を呼んだのはたぶん親父だ』と思う。すると親父が『サミー』って呼びかけてくる。まるで俺がまだティーンエイジャーみたいに、その赤んぼみたいな馬鹿っぽいあだ名で。『サミー、戻ったほうがいいと思う』それで俺は思う。『くそ、やっぱりな、今じゃ親父まで俺を憎んでる』」

私はサムをじっと見つめていたが、誰かがはっと息を呑むような声を漏らしたのが聞こえ、たぶんそこにいる全員が感じていたはずの緊張感を少しだけ緩めた。サムは座ったまま身をかがめ、膝に肘をついて、目鼻をこすり落とそうとでもするように顔を両手で強くこすった。それが先を続ける勇気を振り絞っているように見え、悲しみと不安で胸がいっぱいになった。ちょうど、劇場で『王女メディア』や『マクベス』を観ていて、今から悲劇が始まるとわかっていながら、心の中で「ああ、やめて、そんなことしないで……」と囁く、あの感覚。

少しして、カズが身をかがめて言った。「大丈夫か？　水を飲むか？」サムがうなずき、もう一人のセラピストがウォータークーラーに近づいて、コップを彼に渡した。サムは一気に飲み干した。それから天井を見上げ、壁の時計を見た。それは、ここにいるある一人に対しては、正しい時間を示していなかった。「今はこれ以上話せそうにない」サムがかすれ声で言った。ティムが声をかける。「話せるときに話せばいいんだ。俺たちはいつもそばにいる」もう一人の患者ベニーも付け加えた。「俺なんか、何年もかかったぞ。心配するな。その瞬間はリアルすぎるって、俺たちみんな知っている」私はみんなの思いやりに胸を打たれた。たぶんサムもそうだったのだろう。なぜなら先を続けたからだ。その時点で、彼の語りが過去形に移行したのに気づいた。最後までたどり着くには少し距離が必要だったのかもしれない。私は、彼の話を覚えておこうと必死に努めたが、彼が胸を鷲づかみにするようなシンプルな言葉で滔々と話すので、聞き落としそうで怖かった。

「そうやって起きたんだ。俺が親父を殺したのはそのときだ。全部は思い出せないけど、自分が親父を殴り始めたのは覚えてる。何かをつかんで、めちゃくちゃ殴った。するとお袋がそこにいて、俺に何かわめいてた。それで押しのけると、お袋は壁にぶつかって何かゴツンって音がして……するとそこにはもう、親父を殴っている自分以外、何もなくなった。それから音が消えた。親父はまるで世界が崩れ落ちたみたいだった。俺は凍りついて、親父の前に立ち尽くしていた。親父は血の海の中で倒れていた。まわりを見まわして、思ったのを覚えてる。『これがそうだ。世界の終わりだ』って」サムは両手で頭を抱え、私は沈黙が続くなか、彼がもっと先を続けるかどうかただ待っていた。でも彼は無言だった。やがて私はグループを見まわし、サムに何か言いたいことがある人はいるかと尋ねた。誰も何も言わなかった。「たぶんそのあとは静寂しかなかったのね」私はつぶやいた。告白には必ずしも反応は必要ない。そしておそらく、自分の世界が崩壊したときの話をした人にとっては、どんな言葉も無意味なのだろう。

その後、セラピーを終えたあと、私は同僚たちに、子どものときのわが家があれですべて消え去ってしまったことが、サムをさらに苦しめたのかもしれないと話した。過去は彼にとってたった一つの拠り所だったのに、それさえなくしてしまったのだから。あの晩、すべてのリスク要因が組み合わさり、〝ダイヤル錠〟がカチリと開いてしまったのだ、と私たちは話し合った。最後の〝数字〟は父親の目に浮かんだ恐怖だったのか、あるいは自分は招かれざる客だったという耐えがたい疎外感だったのか。

あれ以来、私はよくサムとジュディスのことを考える。父親の命を奪った彼のあの暴力はなんらかの方法で避けることはできなかったのか、と。精神医療関係者たちや裁判所が、患者のプライバシーを守らなければと考えるのには同感だが、それでも守秘義務の問題には新しい取り組みが必要だと思う。精神疾患は家族問題だ。影響を受ける人が全員で協力することが、いちばんのリスクマネージメントではないか？　サムのケースを見ると、精神障がい者を地域でケアすることのすばらしさを口先で訴える人はいても、患者をケアする人や家族に対するケアを本気で考える者はどこにもいないように思える。ソーシャルメディアやマーケティングにおいて個人情報やプライバシーがこれだけ利益を生んでいる昨今、医療や危機管理という場ではその対抗勢力を築くべきなのかもしれない。プライバシーを、『指輪物語』のゴラムの〝愛しいしと〟みたいに後生大事にする必要はないし、今回のようなケースではとくにそうだろう。サムや両親のあいだで、彼の医療情報を手に入れるか否かでいざこざなんて起きるはずもない。

関係者間でそういう協力がおこなわれなかったせいで、サムの両親は、息子の暴力の被害者という望んでもいない立場を押しつけられ、サム自身は、精神障がい者という診断と殺人犯というレッテルの両方を持つ、ごく少数派に振り分けられた。聞くだにつらい複雑なアイデンティティだ。この先、サムはどうやって生きていけばいいのか？

最近、〈殺人者グループ〉のメンバーの一人が、いつものテレビ番組をひやかして現実逃避する代わりに、患者仲間からもらったとてもいい本を読んでいると話した。彼は私ににっこり微笑んで言った。「グウェン先生、これあんたの好みにぴったりだと思うよ。強制収容所に入ってたヴィクトール・フランクルっていう男が書いた本で、ああいう場所、あるいはこういう場所にいる意味を見つけるって内容なんだ」「『夜と霧』（みすず書房）のこと」彼はそう言いながら腕を大きく振って、その冴えない会議室や、そこにいるメンバーやスタッフ、そして施設全体を示した。私がフランクルの名前をそのグループで口にしたことは一度もなかったというのに、その患者の指摘はドンピシャだった。どんな苦しみにも意味があるという命題は、それがどの場所のことであろうと、私の好みにぴったりだった。人が生と死の物語を自分事として引き受け、自分だけでなくまわりまで照らす希望の光を共有し、悲劇から生まれる意味や目的を認めるとき、私はいつも畏敬の念に打たれる。こうして、〈殺人者グループ〉の患者の一人が指摘したように、人を殺した人間でも、たとえこれから長年刑務所暮らしをしなければならないとしても、その人なりに成長できる。「さもなければ命が一つではなく、二つも奪われるところだった」のだ。

私は、夫を失ったあともずっと誠実に息子の面会に来ているジュディスのことを思い、サムがこのグループで取り組んでいるつらい作業が、彼女の重荷を少しでも軽くしてくれることを願った。なぜならこのグループセラピーこそ、どんな薬より彼の傷を癒すことができたからだ。

ここまで私は、新しい考え方によって希望が生まれ、心に今までなかった扉が開くという話をしてきたが、これはけっして私だけの特別な意見ではない。希望が幸福に、あらゆる癒しに欠かせない要素だということは広く知られている。グループセラピーでは、この希望こそが回復をもたらすと考える。一歩その扉から足を中に踏み入れれば、自分は一人じゃないと気づける。

希望は、人と人とのつながりから生まれる。それを理解することは、患者や彼らと作業をともにする者にとって必要不可欠なだけでなく、誰にとってもとても重要なのだ。

デヴィッド

David

私は、自分の個人カウンセリングルームをほかのセラピストと交代で使っている。そこは刑務所や病院とは打って変わって、明るくて温かい、居心地のいい場所で、とても気に入っている。家具も柔らかくて座り心地がよく、代わり映えのしない薄汚れた白い壁でもないし、何よりロックも警報装置もなく、危険はないかとつねにびくびくする必要がない。

最近は仕事量を減らしているが、NHS所属医師として刑務所や重警備病院で週に数日はセラピーを続け、ほかに書き物をしたり、教える仕事や法医学関係の仕事もしている。個人の患者を私が診るのはごく稀だ。NHSの医師はたいていそうで、個人で開業したり、病院その他の施設に所属しながらプライベートでもセラピーをしたりするのが普通の、アメリカの精神科医やセラピストとは対照的だ。NHSの医師も個人診療が禁止されているわけではないが、そもそも一日の仕事量が多すぎる。それに、個人診療に頼れるほど経済的に余裕のない、国の保険システムの範囲内で病院に来る人を診るほうを好んでいることもある。

そんな私の新しい患者は、同僚の紹介で来た、近くの町の一般医だった。彼と会うことにしたのは、もし私が個人診療をするとしたら、同じ医療関係者にしようと考えていたからだ。医師はつらいときも意外に助けを求めづらい。理由はいろいろあるが、それは追々書いていく。とはいえ長期セラピーをするつもりはなかったので、それは事前にはっきり伝えた。評価をして、限られた回数のみ面談をし、そのあと必要なら別の誰かに引き継ぐ。私がこういう仕事のやり方をしてきたのは、司法精神科医の仕事と私生活をいつもきっちりと分けているからだ。すでに話したように、私が重警備施設の高い塀をいつもありがたく思っているのも、それが仕事と私生活を容赦なく分断し、毎日仕事が終わればその塀の向こうに置いて帰れるからだ。

短期間のセラピーでかまわないという人は、そもそもそれで充分というケースが多い。私のところに来ていたある外科医は、なんとなく「頭がごちゃごちゃして」しまい、何時間か面談をしてもらえれば、頭を整理するには充分だと言った。

その朝、私はデヴィッドと会うより先に、声を聞いた。私の部屋の窓は駐車場を見下ろす位置にある。彼の到着を待ちながら静かに座っていると、突然外で車のドアがバタンと閉まる音がしたので、少しぎくりとした。続いて、急いで砂利を踏む靴の音とともに、彼が携帯電話越しに何か喋ったあと通話を切る音がした。声の様子からして、あまり気持ちのいい内容ではなかったようだ。その直後、受付からくぐもった同じ声が響いてきた。歌手か兵士を髣髴とさせるよく響くバリトンだ。さらに近くで、「その必要はない。彼女は私が来ることを知っている」とぴしゃりと言い返す声が聞こえ、すぐにドアを三回ノックする音が続いた。私が立ち上がる前に、彼は部屋に入ってきた。

「デヴィッド・Xです」彼は自己紹介し、手を差し出して私の手を握った。それほど大柄でもないのに、その存在感で狭い部屋が窮屈に見える。握手は力強く、医師らしい笑みを浮かべてはいるが、目は笑っていない。服装を見れば、外見に気を使っているのがわかる。白いシャツにはぱりっと糊が利き、スマートな紺のブレザーの胸ポケットには模様入りのシルクのチーフが覗いている。額が高く、白髪まじりの巻き毛はふさふさしており、体の割に頭が大きい。〝頭でっかち《ビッグヘッド》〟にはそういえば「うぬぼれ屋」という意味もあったな、とあとで思ったのだが、そんなふうに連想したのは、この最初の面談で彼の態度になんとなく〝押しの強さ〟を感じたせいかもしれない。

「それで、今日ここにお越しになった理由は何でしょう？」私は尋ね、メモ帳とペンを手に取りながら付け加えた。「大事な点を忘れないようにメモを取るつもりですが、かまいませんか？」彼は手をさっと振って同意を表すと同時に、そんな質問は見当違いだと伝えてきた。彼も医者なのだから、手順は当然わかっている。「ジャイルズからの紹介状には、具体的にどう書いてあったんですか？」そう言う彼の口調には、いらだちのようなものが感じられた。自分が患者側になる居心地の悪さのせいか、あるいは純粋にかかりつけ医が何と言っているのか気になるだけなのか。

新しい患者との最初の数分間のやり取りにはたくさんのヒントが隠されているが、その瞬間にきちんと検討する時間がないのがいつももどかしい。鬱病とありますよ、と彼に伝えると、デヴィッドは首を横に振った。「いや、正直、私は鬱病だとは思えませんね。問題は気分ではなく、睡眠なんです。単純な話ですよ。夜眠れなくて、かかりつけ医にSSRI（一種の抗鬱剤）を処方してもらったが、ちっとも効かない」眠れなくなってどれくらいなんですか？「数か月かな。いや、一年ぐらいは経つかも」私は内心眉をひそめた。そんなに長く不眠が続くのは珍しい。デヴィッドの抱える問題はかなり複雑なのかもしれない。「紹介状には、仕事上のトラブルについても触れてあります。これも不眠が原因ですか？」デヴィッドは一瞬ぽかんとしたが、思いがけず笑いだした。刺々しい乾いた笑いだ。「彼、何か付け加えずにいられなかったんだな」

デヴィッドは、そのとき初めて私に目を留めたかのように、こちらを見据えた。「ジャイルズには、ぜひあなたを紹介してほしいと特別に頼んだんですよ、アズヘッド先生。あるとき、町に向かう車の中で、ラジオ番組に出演しているあなたの話を聞いたものでね。あなたはなかなかの有名人だ。そうですよね？」ここ数年、私はおもに殺人犯との取り組みをテーマにした講演をすることがあり、それに気づいた一部のメディアからの依頼でときどき討論会に加わって、司法精神医学について話す機会が増えつつあった。メディアに露出することはかまわないのだが、それは私の仕事の思いがけない副作用のようなもので、こちらから求めているわけではない。今のデヴィッドみたいなことを言われても、べつに嬉しくもなんともないが、あえて彼がそれに触れたのは神経質になっているせいもあるだろう。あるいは、打ち解けるために軽いお世辞でも使おうとしたのか。それとも、自分の担当精神科医を務めるからには、多少は世に知られている人か、世間的に評判の高い人でなければ、と思っているのか。

デヴィッドは続ける。「……それに、仕事でトラブルを抱えていない人がいますか？ 今の医療界の現状、われわれにかかる圧力。NHSはどんどん劣化して、われわれがその尻拭いをさせられている。さいわい、私は引退間近ではありますがね。この仕事には特殊な神経を使う、違いますか？ われわれは優秀なんです。そうでなきゃならない」ここで脚を組み、勝ち誇ったようににっこり微笑んだ。彼の考えるとっておきの笑みに違いない。またしても彼は、〝私たち〟を特別なカテゴリーに入れることで、私におべっかを使っている、あるいは魅了しようとしている、と感じた。

デヴィッドがこの場をコントロールしようとしているのがわかり、私は彼と距離を置こうとしている自分に気づいた。もちろん、そこには臨床的な意味がある。彼の心が私の心の何かを刺激しているのだ。私が個人診療を限定しているのは、こういうさまざまな反応について経験豊富な同僚たちに相談し、話し合うことができないのも理由の一つだった。同僚たちがそばにいる環境なら、患者とのやり取りについて打ち明け、どう対応したらいいか助言してもらえる。ブロードムア病院や刑務所といった施設、あるいは保護観察サービスや裁判所関係での仕事でさえ、まわりの人たちとつながれる。でも個人クリニックでは、一人で解決しなければならない。私は当たり障りのない表情を浮かべつつ、それでもボディランゲージやアイコンタクト、じっくりと相手の話を聞き質問するといった態度で、あなたを心配していますよ、という思いやりを伝え続けた。それなのに、自分が終始デヴィッドから離れたいと感じていることがわかり、なぜだろうと考えた。

彼自身も、じつはここにいたくないと思っているからだろうか。表面的には自信満々に見せているが、彼も本当は私と同じように感じているのかもしれない。なぜ二人とも、早くこの部屋から出たいとこんなにも願っているのか？　たぶんどこかの時点で、おたがいを不快にするような感情や考えに触れたのだろう。あとで思い返してみると、彼がNHSについて言ったことが気になっていた可能性がある。イギリスの保険制度が予算カットやリストラによって年々劣悪になっているのは事実で、将来どうなるか不透明だったし、医療従事者は誰もが憤っていた。彼と私は同じ医者だというだけでなく、同年輩だ。その彼の言葉で、私自身、未来に抱えている不安を刺激されたのかもしれない。過去と比べて未来に残された時間がどんなに少ないか、いやでも気づかされたということだろうか。

医者の不養生とはよく言ったもので、精神衛生にはとくにこれが当てはまる。ほかの専門家グループに比べて医師は鬱病や薬物乱用の割合が高く、それが自殺リスクにもつながる。これまでにも、私はデヴィッドのような一般医の診察に当たってきた。あらゆる患者を対象にあらゆることをしなければならない彼らの重圧は相当なものだ。とても〝頭がごちゃごちゃして〟いる暇などない。混乱状態こそ、医師が最も忌み嫌うものだ。研修では、科学的厳密さが強調され、つねに状況をコントロールすることが求められる。強さと信頼性こそが何より重要であり、船長のようにしっかりと船の舵をとり、仕事がすむまでデッキをあとにしてはならない、と教わる。実際、医師として働き始めるやいなや、病欠など絶対にできないと思い知った。休めばチームに迷惑をかけるし、ダメなやつという烙印を押される。アメリカ人の詩人アン・セクストンは、医師のことをこんなふうに描いている。「彼らは人間を治そうとする／ただの人間である」

私は長年、医師への心理的援助の必要性に関心を持っていた。自分自身、頭の中の〝ごちゃごちゃ〟と格闘し続けてきた医師であり、助けを求めたり、セルフケアに時間を割いたりするのがどんなに難しいかわかっているからだ。それに、少なくとも一〇年間セラピーを受けた経験がある。最初の研修期間にその必要があったのは確かだが、自分という人間について、あるいは人生で直面した壁について、理解するのに役立ったからでもある。鬱病も患い、二〇一〇年に慢性の鬱病治療によく用いられるマインドフルネス認知療法を学んだ。マインドフルネスは仏教にもとづいた瞑想法で、個人的にも仕事のうえでもとてもプラスになったので、もっと早く知っていればと思ったくらいだ。ほかの医師たちにも有用だと判断し、それ以来、似たような考えの数人の同僚たち（一人は精神科医でありながら仏僧でもある）と協力して、年に一度〈医師のためのマインドフルネス〉という研修会を開催している。

その後、関心はさらに広がり、心の葛藤が高じて追いつめられ、ついには法や規範を破ってしまった医師たちに寄り添う仕事にも関わるようになった。医師とは本来、向社会的で、人助けに前向きで、他者の命を救おうとする人間であるはずなのに、なぜ〝ワルになろう〟と考えるのか、興味があった。さまざまなストレスが影響し、役者がそうであるように、仕事上の自分と私生活での自分の境界が消えてしまう医者たちを、私は長年のあいだに目の当たりにしてきた。

この仕事を始めてまだ間もない頃、一部の同僚たちが医者として歩むうちに悩み始め、どんな結果を迎えたかを目撃する機会があった。一九九〇年代半ばに司法精神科医の資格を取った直後、イギリスの医師の資格管理機関であるGMCで医師の評価をおこなう、〈実務適正協議会〉に加わったのだ。GMCには、医師に業務停止命令をする、あるいは医師名簿から〝抹消する〟（言い換えれば免許取り消し）権限がある。この間に、私は幸運にも奨学金を得てアメリカに渡り、医師を手助けするセラピーの実践をじかに学ぶことができた。

私が見学したグループセラピーのおもな対象は、医師免許を失い、治療プログラムを終了することでこれを取り戻そうとしている臨床医たちだった。医療実務に戻るためのそうしたプログラムに加わるのに何千ドルもの費用が必要だと聞き、驚いたものだった。今もそうだが当時も、NHSでは臨床医のための精神面のサポートは無料でおこなわれていた。ただし、基本的には短期セラピーだけで、その必要がある人にも長期セラピーは提供されていない。あの体験で何より記憶しているのは、参加している医師は履歴も専門もさまざまながら、一つだけ共通点があったことだ。彼らはみな誰にも助けを求めようとせず、気づいたときにはもう遅すぎだった。中には（たぶん以前は私もその一人だったかもしれない）そもそも医学を学んだのは弱さを断ち切るためだったという人もいた。まるで、医者なら患者にはなり得ないとでもいうように。

医師がメンタルヘルスの問題を隠したがるのには、実務的な理由もある。もし精神に問題があるとわかれば、第一線から身を引かなければならないおそれがあるからだ。近年、ＧＭＣは市民を守ることが最大の使命となり、〝安全な両手〟の持ち主ではない医師への警戒心が異様に強くなっている。その原因の一つは、二〇〇〇年に一五人もの高齢患者を殺害したとして有罪になったハロルド・シップマン医師だろう。この事件は広く国内外の関心を呼び、マイケル・スワンゴという医師が関わった、当時アメリカで起きた同様の事件との類似性も話題になった。二人はそれぞれの国で〝死神先生《ドクター・デス》〟とメディアに書き立てられた。イギリスではその後も派手に騒いで細かく調べ上げ、シップマンが二〇〇件以上の殺人に関わった可能性があることを明らかにした。これまでも歴史がくり返し証明しているように、異様な出来事は不釣り合いに過剰な恐怖をかきたてるものだが、シップマン事件以降、明らかに医師への反発が強まった。

そんな数々の障害物に阻まれては、不調を抱えていても手を上げる医師が多くないのは仕方がないだろう。ところが今回デヴィッドはかかりつけ医のところにみずから出向き、セラピストを紹介してほしいと頼んだのだ。しかも、理由が何にしろ、自分にふさわしいと選んだ特定のセラピストを。そこまでしたというのに、今、彼は鬱病ではなく疲れているだけだと訴えている。雰囲気も明るく、態度も落ち着いている。病気だということをそこまで否定するなら、症状にまつわる話をやめて、これまで何があったかという話に移る必要がある。そこで私はお気に入りの質問に頼った。「では、ここまでに至る話を最初からうかがいましょうか」

デヴィッドはため息をつき、時計を見た。そんな時間があるかな、と心配するかのように。つかの間の中断が長い沈黙になった。ここは本人にそれを破らせることが大切だ。静寂が一、二分続いたのち、彼はついに、二年前、長かった結婚生活が終焉《しゅうえん》を迎えたことから説明を始めた。妻が彼のもとを去ると恐ろしい悪夢を見るようになり、それはしだいにひどくなって、一晩にせいぜい数時間しか眠れなくなった。「全然休めない」彼は首を振り振り言った。「もう、まったく」そのせいで仕事中、「少々気が短くなった」という。「わかってもらえますよね、とにかく何もかもが癇に障るんです。そのうえ、総務を担当してるヘレンっていう困った女性が私に書類を次から次へと持ってきて、あれこれせっつくんですよ……」彼は、私が同じ職場の同僚でもあるかのように文句を言った。「ほんと、そういうの頭に来るでしょう？」たしかに私も人一倍書類仕事が嫌いだけれど、同意するのは控えた。「そうして、一つ何か起きると次が起きて」デヴィッドはここを詳しく説明しなかったので、私はその〝何か〟とはなんだろうと考えた。彼の仕事上のトラブルとはその総務の女性のことだけだろうか、とも。

それに、彼女やほかのスタッフが、デヴィッドに文句を言う前にかなり我慢をしていた可能性がある。医療従事者は〝チームスピリット〟を共有しているので、好意や善意はそう簡単にすり減ったりしない。それでふと思ったのだが、もしかすると彼の患者たちからも苦情が持ち上がっていたのではないか。つまり、デヴィッドがセラピーを受けることになったのは、必ずしも彼の意志ではなく、まわりからの要請だったのでは？　そこで直接彼にそう訊いてみたが、デヴィッドは違うと主張した。「ここに来たのは離婚したトラウマを乗り越え、いやな悪夢を消したいからです。その二つにはきっとつながりがあるはずですから」「あら、どんな夢か話してもらえますか？」と言うと、彼ははぐらかした。「はっきり覚えていないんです。ちょっと話せません。期待に応えられず、申し訳ありません、先生」

トニーの章で書いたように、伝統的な精神分析につながるような夢の解釈は私の専門ではない。それより気になったのは、デヴィッドが〝話せない〟という事実だった。何が彼を黙らせるのだろう？　私はメモをしてから、眠れないとき、悪夢を見て目が覚めてしまったとき、どうするのかと尋ねた。「誰もがするように、いやな記憶を振り払います。起き上がって酒を注ぎ、パソコンに向かう。それから朝が来るのを待つ」

そろそろ終了時間なので、今後どうするのか確認しておきたいとデヴィッドが言った。私は、六週間のうちに六回面談をし、そのあと振り返りをすることになると告げた。週に一度面談をする曜日と時間を決めると彼が立ち上がり、今日は時間を取ってもらってありがとうございました、と礼を言った。「専門家のあなたにまかせれば、きっとみるみる回復するでしょう」私が答えもしないうちに、デヴィッドは立ち去った。今の言葉、うっすら皮肉がこもっていなかった？　壁の時計を見ると、彼は終了時間より数分早く引き上げていた。私は、上官に退出を許可された士官候補生になったような気分だった。

翌週、デヴィッドは約束の時間に現れなかった。オフィスの窓辺に近づいて彼が到着するのをじっと待ったりもしたが、気配もなかった。そこへ受付の女性から報告があった。「今電話が来て、急用とのことです」なるほど、と思った。紹介状によれば彼は今、休業中のはずだ。急患のはずはない。いざセラピーを始めてみたらなんとなく面倒になったとか、まあそんなところだろう。

ところがその翌週は時間どおりに、むしろ数分早めににこにこしながら颯爽と現れて、先週はすみませんでしたと謝罪し、なぜ来られなかったのか言い訳を始めた。じつは大のゴルフ好きで、先週セラピーに行くためにゴルフ場を出ようとしたら、知り合いでもある地元の下院議員とばったり出会って、こっちに来ないかとテーブルに誘われたんです。議員はそこでコーヒーを飲んでいたのだが、同席していたのは――ここでデヴィッドは声を潜め、ほとんど口の動きだけで名前を告げた。それはなんと当時の副首相だった。ここはびっくりしてみせるところだと私は思った。「さすがに断れないでしょう？　『大変申し訳ありませんが、セラピストに会う予定がありまして』なんて。いずれにしても、今日はこうしてうかがいました。それで先生、今日は何を？」一杯引っかけてきたかのように少々はしゃぎすぎでは、と一瞬思ったものの、ずいぶんご機嫌だったので追及はしなかった。

今回はあなたのこれまでの人生について話してください、と私は提案した。彼の子ども時代や成長の過程について知りたかったのだが、デヴィッドはごく最近の過去、銀婚式の話を始めた。ゴルフクラブのしゃれたレストランで贅沢なパーティを開き（「言っておきますが、目の玉が飛び出るほど高くつきました」）、ディナーを食べ、ダンスをし、「ブラックタイ姿で、とにかく何から何まで派手にやりました」。すでに成人した二人の子どもにも触れ、孫たちを連れてパーティに現れたと言った。娘はウェールズに、息子はコーンウォールに住んでいると話したが、子どものことも孫のこともそれ以上は何も言わず、名前さえ教えなかった。ただ、話のついでに、子どもたちは「妻のコニーにべったりでね」と言った。私はその言葉に、うっすらと寂しさのようなものを感じ取れた気がした。シェイクスピアの『十二夜』で、「私もかつては愛されていた」と物欲しげに言ったサー・アンドルー・エーギュチークを思わせる。

続いてデヴィッドは、パーティの準備にどれほど細かく気を使ったかを描写していった。スピーチ、わざわざ自分で注文した上等なフランスワイン、招待客の前で妻に贈ったティファニーのネックレス。「何もかもすばらしかった。幸せな家族の光景でした。それが……ボカン！」数週間後、コニーが荷物をまとめて家を出ていった。彼はパチンと指を鳴らした。「まさに魔法みたいに」「お気の毒です。つまり、奥様はなんの説明もなく出ていったと？」デヴィッドは目をそらし、それから肩をすくめて、ある日突然、妻はカーディフにいる娘や孫たちと暮らすと宣言したんです、と話した。「それはべつにかまわなかった」「かまわない？」私はおうむ返しにした。感情表現を上手に遮断するその当たり障りのない一言に、今一つ納得がいかなかった。

「いや、愛人とかそういうのはいなかった、あなたが考えているのがそのことならば。彼女にも私にも。そういうのではない。たぶん、私たちのあいだには少しずつ距離ができていたんでしょう」私はただうなずき、彼の言葉を待った。デヴィッドがこちらをじっと見据えるまなざしには怒りが感じられたが、私は反応しなかった。やがて彼は体勢を変え、頭の後ろで両手を組んで脚を伸ばすと、天井を見た。「ほかに何を話せばいいかな」飽き飽きという感じの口調だった。私は、お子さんについてもう少し話してもらえませんかと頼んだ。たとえば、両親の離婚についてどう感じているのか。「私には言えない」またその言葉だ。何が彼を阻んでいるのか？　本人はそのことに気づいているのだろうか？

デヴィッドと話をするうちに浮かび上がってきた風景に、私は少し不安を感じていた。定年が近づいている五〇代後半の男性はそれだけでも、たとえ本人が鬱病だと認めていなくても、統計上自殺のリスクが高い。加えて、医師であることがアイデンティティになっている人には、仕事からの引退は大きな問題となる。それはキャリアの終焉であるだけでなく、自分自身の一部が死ぬも同然で、だからこそ引退年齢を過ぎても仕事を続ける医師が多いのかもしれない。精神の健康を維持するには、前もって覚悟し、アイデンティティを失うとどう感じるかつねに意識したほうがいい。地域とのつながりも大事だが、デヴィッドは離婚によってそういう交流もなくなってしまったように見える。ゴルフクラブで会員同士の懇親はできるかもしれないが、そもそもゴルフはチームスポーツではない。子どもや家族とも疎遠に見えるし、職場でも、少なくとも一部の職員からは反感を買っているようだ。

コニーが出ていった自宅での彼を想像する。プレッシャーのかかる仕事のあと、遅くに帰宅した孤独な男は、それで眠りが訪れることを期待して強い酒を何杯かぐいっと空けると、がらんとした部屋を歩きまわり、失ってしまった人生を写し取った額入りの写真を眺める。それからのろのろと階段をのぼって寝室に向かい、わずかなりとも休息を得ようとするが、眠りは言葉にできない悪夢に浸食されている。毎夜目の前でループとなってくり返される、暗く惨めな物語……。私はときどき、こんなふうに患者の話の空白部分を埋めようとする自分を食い止めなければならないことがある。でも、ごく自然にイメージが湧いてくるのだ。他人の人生を想像することは感情移入のための重要な要素だとはいえ、それが高じると現実の声を聞いたり、現実を認識したりできなくなると経験上わかっていた。でもそれをまったくしないのも、やはり困りものだ。他人の立場に立ってみなければ、その人が今どんな状態なのか想像できない。

私はデヴィッドに、もしその必要を感じたら私が話を聞けるような、誰か親しい人の名前を教えてもらえないかと頼んだ。たとえば信頼できる友人とか。これは、鬱病のケースなどではべつに珍しいことではなく、患者の許可を取ったうえで関係者と接触することがある。デヴィッドはその必要はないと一蹴したが、私のセラピストとしての義務は理解しているので、私が穏やかに食い下がると、しぶしぶかかりつけ医と医院の実務マネージャーの名前を挙げ、「もしもの場合などないとは思いますが」と付け加えた。彼の口からは親友の名前すら出てこなかった。荒涼とした心象風景が想像され、表には見えない深い苦しみが感じられた。それでも本人は面談の終わりに、自分は「すこぶる元気」で「心配ご無用です」と請け合った。明るく「ではまた来週」と言って部屋を去り、こちらにウィンクさえしたように見えた。

次に会ったとき、彼はカジュアルな服装だった。顔がほてり、ポロシャツの襟を立て、今朝のゴルフの成績にご満悦の様子だ。しかしそのほとばしる元気も、今日はもう少し過去を遡り、子ども時代のことを話してもらえませんかと頼むと、たちまちしぼんだ。

「ああ、いよいよフロイトのテリトリーに突入か」彼は大げさに引用符のジェスチャーをすると、彼（そしてほかの大勢のイギリス人）が英国作家フィリップ・ラーキンの詩の中で暗唱できるのはそこだけだろうと想像できる一節を口にした。「連中はおまえをめちゃくちゃにする、おまえのママとパパは……」［*Thie be the Verse* の一節］そこで口をつぐみ、先生が花丸をくれるのを期待するかのようににっこり笑う。私は何も言わなかった。「フロイト、ユング……本物の科学ではないのでは、アズヘッド先生？」彼はどうして精神科医を貶《おとし》めようとするのだろう、と私は思った。今でも精神医学を劣った専門分野と見なす医師がいるのはわかっているが、一般医には珍しい。なぜなら彼らの仕事にもメンタルヘルスが深く関わっているからだ。私は彼の言葉を冗談と見なすことにして、全精神科医の代表としてコケにされたとばかりに、うんざりした表情を浮かべた。「ご両親のことを話してください」再び促すと、デヴィッドは降参というように両手を上げ、口を開いた。

彼の語りは短く、要点のみで、メモワールというより履歴書や新聞の著者プロフィールのようだった。デヴィッドという名は、やはり一般医だった父から受け継いだものだという。母親は看護師だった。「よくある話です。家族経営の医院。あなたのところもそうですか?」話をそらしたくなったのか、彼は医師と患者の会話ではなく、普通の対等な対話を始めようとした。でも私はやんわりと、今は私ではなくあなたの話をしているんですよ、と釘を刺した。一瞬、私は彼のファーストネームを使いたい衝動に駆られた。その衝動には、どこか母親のような気持ちが含まれていることにも気づいた。セラピストと患者がファーストネームを使うようになる瞬間には、いつも興味深いものがある。ただ、私とデヴィッドはまだそこまでの関係ではない。実際、彼は最後まで私を「先生」と呼んだ。もっともそこにはつねに、精神医学に対する揶揄《やゆ》のようなものが感じられたのだが。

デヴィッドは、自宅の一階で開業していた父の様子を話した。子どもたちは、診療時間のあいだはいつも忍び足で歩き、静かにしていなければならなかったという。「姿は見えても聞こえなかった。父は事実上、いつも在宅していたが……」デヴィッドはそこで口をつぐみ、言葉が出てこなくなった。「父は……そこにいるのにいなかった。わかるかな?」それは、彼が初めて自分自身の真実を漏らした瞬間だったと思う。私はそこに複雑な心境が隠れている気がして、その言葉をメモした。それが事実だとわかったのはもっとあとのことだ。デヴィッドは私がメモを取るのを見て眉を吊り上げたが、何も言わなかった。

続いて母親の話をした。近くの病院で夜勤もしていたため、子どもたちの面倒は入れ代わり立ち代わり来るシッターが見ていた。シッターさんはどんな感じでしたか？　「優秀でしたよ。あんなに若くてきれいな女性たちに面倒を見てもらえて、ラッキーだった」私は顔をしかめそうになってなんとかこらえた。四人きょうだいの中では彼がいちばん上で、それぞれ一歳そこそこしか離れていなかったという。「年は近いが、人生はそうでもない、というところかな」またしても彼の本心が漏れ聞こえた。以前耳に留まったあのエーギュチークの寂しげな口調だ。

彼は一一歳のときに父と同じカトリックの寄宿学校に送られた。勉強で優秀な成績を収め、テニスでも活躍して、チームのキャプテンを務めたという。まさに若かりし頃の父の足跡をたどっていた。あなたの子ども時代にはお父さんとお母さんの姿があまり見えないですね、と私が言うと、デヴィッドは一瞬たじろいだが、二人はすばらしい親で「一流でした」と強調した。それに父親は、学校の休暇には彼にテニスやゴルフを教え（どちらもチームスポーツではない、と私は気づいた）、夏休みには毎年一家でセント・アイヴスに行った。

絵に描いたような休暇。私は幼い頃のデヴィッドを想像した。学校の長期休暇に帰省すると、下のきょうだいたちの世話で忙しくしているシッターを横目に、キッチンを漁《あさ》って冷たい夕食を食べ、階下の両親の邪魔をしないように抜き足差し足で歩き、夜遅くまで「本物の科学」の勉強をする。そう、父親の本物のレプリカとなるために。そうするほかに、幼いきょうだいや階下で助けを求める患者たちの中で、両親の関心を引く方法はないではないか。

彼のような話はよく耳にする。一九七〇年代にアメリカでおこなわれた、精神に不調を抱える医師に関する調査では、その大部分が両親との関係に問題がある長男／長女だった。私のところに相談に来たほかの医師たちにもそうした傾向はあり、やはりみな自分の強さやノーマルさ、成果や行動力を強調した。私はデヴィッドの話し方を見て、フェイスブックやインスタグラムに投稿するのには理想的な、注意深く企画演出された、いわば二一世紀らしい傾向を感じた。学校の制服を着たデヴィッド、自慢の父親に肩を抱かれている、テニス大会のトロフィーを持ったデヴィッド、かわいい弟妹たちに囲まれ、階段に整列して、コーンウォールの浜辺で目を細めているデヴィッド。〝幸せ家族〟。べつに彼が嘘をついているとは思わないが、残念なとき、つらかったとき、好ましくないときを間引いた、一種の作り話ではある。

ロンドンでの医学校時代についても、同じような楽しい思い出話が続けられ、普通なら学生時代は混乱したり不安だったりするはずなのに、いっさいそういう気配はなかった。やがてデヴィッドは、看護師の勉強をしていたコニーと出会って結婚する。「あの頃は美人だった」と彼は言い、「素直ないい子で」「なんでも言うことを聞いた」と続けた。それがどんなに彼女を軽んじているように聞こえるか、本人にはわかっていないようだった。私はメモを取りながら、彼が息子のトムと娘のルーシーが生まれた話をするのを聞いた。そのあと「二人はどんなふうに成長しましたか？」と尋ねると、二人とも「いい子」だし、「まあまあ立派に育った」と曖昧な答え方をした。

人間のような集団性の動物にはたがいの気持ちを読む力が必要で、このプロセスをメンタライゼーションと呼ぶ。デヴィッドには他者の気持ちがほとんど読めていないように見え、その彼が一般医という、とりわけ人と人との関係を気にかける必要がある職業に就いていることに改めて驚いた。結婚生活や家族について視野の狭い、ぞんざいとも言える見方をする彼を目の当たりにして、そういえば職場の（女性の）同僚をずいぶん邪険にしていたし、会ったときから私の職業についてもちくちく皮肉を言い続けていることに思い至った。そんなふうに他者の気持ちや信念、体験をたやすく軽視するのなら、自分自身のこともやはり同じように扱うだろう。彼にはほかにも自殺のリスク要因がある。私はいよいよ心配になった。そのうえ彼は自分の弱さを認めようとせず、医師から患者へ立場を変えることを拒んでいる。これでは私にも助けようがない。

私たちがさらに面談を続けることに決めたのは、六週間目の振り返りのときだった。普通ならこういうことはしない。前にも述べたように、私は個人セラピーは限られた範囲でしかおこなわないからだ。でも、これまでのところデヴィッドにはほとんど進歩がなく、私たちはまだスタート地点にも立っていないように思えた。睡眠はどうですかと尋ねると、彼は首を振り、最初と同じ「全然休めない」という言葉を、まるで動かしがたい評決か何かのようにくり返した。眠れない理由を聞き出したくて悪夢について尋ねたが、彼は話題を変え、仕事のことに話をそらして、「ちょっとしたお休み期間」を終えたらすぐに業務に戻り、「最後まで務め上げる」つもりだと言った。ここで刑期を表す表現を何気なく使ったことが気になったが、本人はそれ以上何も言わなかった。

週一度の面談は、その後もデヴィッドが自分の考えを滔々と話す（ただし気持ちはあまり明かさない）ことに終始し、必ずそこここで〝セラピーあるある〟を愚弄《ぐろう》したり、「あなたがた頭の医者は人の過去ばかりほじくり返す」と侮辱的なコメントをしたりした。とはいえ、デヴィッドがこれほどセラピーに抵抗するのは、私への個人攻撃だけが原因とはけっして思えなかった。かといって、こちらへの愛着や執着のようなものもまるで感じられない。その意味では、彼は誰に対してもそれがないように思えた。ときに彼が不機嫌で疲れているように見えると、私はそれをメモし、話を先に進めた。

私はインタビューで、患者に反感を覚えたときはどう対処するんですかと訊かれることがある。この質問は、感情には必ず行動が伴うという考えが根拠になっているが、じつはそれは間違いだ。私が研修生にくり返し話すように、「気持ちは事実ではない」し、一時的なものにすぎない。だから相手と簡単に衝突したりはしない。ニュートラルな表情と態度を保つために、マインドフルネスを心掛けるくらいだ。じつのところ、私には自分の中に強い感情が生まれるのをむしろ歓迎しているふしがある。これまで紹介してきたケースで何度も明らかにしてきたように、そこには相手の心境が反映されている可能性があるからだ。個人診療のクライアントは短期セラピーのみ、というルールを破った理由の一つも、自分がデヴィッドにこんなにも反感を持っていることにあった。彼はとび抜けて意地が悪いわけではないし、抑鬱状態にあるようにも見えないが、ここでの〝パフォーマンス〟の陰にはもっと暗い原因があるような気がしてならなかった。そして、彼が何か重要なことを隠している感じがするのが心配だった。ときどき何の連絡もなく面談に来なかったり、遅れてきたのにあまり言い訳もしないことがあったが、それも反発の表れのように思えた。

あるとき、彼は時間どおりに現れはしたものの、ものすごい剣幕で（たぶん長年彼に苦労していると思われる）総務のヘレンと言い争いをしたと訴えた。すでに仕事に復帰していたデヴィッドは、その日何があったかは知らないが、とにかくそれはヘレンのせいで、彼女は未婚で中年で「盛りを過ぎた」「つまらない」女だと吐き捨てた。あなたもそうなのでは、と思ったが、口には出さなかった。私は自分がヘレンに仲間意識を持ってしまっていることに気づき、彼女に成り代わってかっとしないよう自分を抑えるので必死だった。

そのせいで、今日は自分の誕生日なのに、子どもたちは電話の一つもよこさないという、彼がうっかり漏らした大事な一言を危うく聞き逃しそうになった。私は思わず「でしょうね」と言い返したくなるのを抑え、それについてどう感じるのかとだけ尋ねた。「べつに動揺はしていない。あなたがそういう意味で言ってるのだとしたら」「動揺？」と私が訊き返すと、デヴィッドは大声を出した。そんなことをするのはこれが初めてだった。「やめてくれよ、先生。わかってるくせに。今夜泣きながらベッドに入ったりはしない。べつに悲しくなんかない、、、、」彼は、馬鹿げていると言わんばかりに、〝悲しくない〟というところを強調した。

「悲しくないとすれば、どう感じますか？」腹が立つ、とデヴィッドは言った。「あれだけのことをしてやったのに、あの子たちは私に電話して誕生日おめでとうの一言を言う労さえ惜しむ」

「それはつらいですね」すると彼は冷静さをかなぐり捨て、わめきだした。「私はせっせと働いて、私のすべてを与えた。いやそれ以上だ。最高の学校やらテニスのレッスンやら、どっさりと。ルーシーは学校の成績はもう一つだったが、トムには医学部に行ってほしかったし、それだけの頭があった。それがどうだ？　よりによって演劇とメディア研究ときた。今あいつはパブやクラブでピアノを弾き、副業で教師をしている。金をどぶに捨てたようなものだ。何もかも与えたのに。まったく信じられん」そこで息をついた。興奮して顔が紅潮している。

痛切な思いが目に見える形で現れ、今まで彼の口から出たことのないような強い言葉で表現されていた。それに、彼にしては長広舌《ちょうこうぜつ》でもあった。いつもながら相手に期待しすぎだし、自分にはその資格があるという思い込みばかりだったが、息子には自分のようになってほしかったという強い願いが伝わってきた。私は慎重に反応した。「デヴィッド、息子さんが医者にならなかったことに腹を立てているのかしら。あなたはお父さんと同じ道に進んだのに」彼は肩をすくめて「私には言えない」と言った。おなじみの一言についいらっとして、そのとき私は少々踏み込みすぎた。「自分のお父さんともう少し近づきたかった？」でもそう口にした瞬間に、的はずれだったと気づいた。「あなたたち精神科医は、自分にはお見通しだといつも得意になっている。言っておくがね、アズヘッド先生、私は父と完璧に近しい関係だったし、父は私を誇りにしていた。それも当然だろう。父は一介の田舎の一般医で、今の私の医院ほど繁盛していたとは言えないし、論文だって一つも発表していない」せっかく糸口をつかんだように思えたのに、会話は別方向に向かってしまった。デヴィッドがそこからずっと『ブリティッシュ・メディカル・ジャーナル』に最近掲載された論文や、過去の業績を長々と振り返るあいだ、私はとにかくがっかりしていた。

彼はもう私が何をしても受け入れられない、あるいは受け入れる気がないのかもしれないと思い始めていた。ほかのケースでも見てきたように、セラピーがうまくいくには、その人が考え方や信念を何がしか変えようとしなければならない。なのに、デヴィッドの私への態度には自惚《うぬぼ》ればかりが目立つ。人との関わりの中で相手を見下し、尊大な態度を取りがちなので、余計に自分の弱さを認めづらい。こういう態度は、現代のような競争の激しい資本主義社会でリーダー的役割を務める、とくに男性に共通する。彼らは、人に弱さを見せないのが強い男、という社会通念をも体現しなければならないからだ。しかし、ここまで見てきたように、セラピーのプロセスには弱さをさらけだすことが欠かせない。人は、心を開けば開くほど自分を受け入れられるようになり、よりよく変化していける。デヴィッドにそれができるかどうか、私には疑問だった。

彼は身近な人に対しても、本当の自分を見せているようには思えなかった。子ども時代の孤独感や感情的ネグレクトの経験から、つらい感情を避けようとするあまり、普通の人が感じるような悲しみや苦しみを心の視界(ヴィクトリア朝時代の詩人ジェラード・マンリー・ホプキンスは、これを〝本質《インスケープ》〟という言葉で饒舌に表現した）に入れないよう、自分を躾けたのだろう。今後さらに我慢強くセラピーを続けても、デヴィッドの心の壁を壊せるかどうかわからなかった。

ここまでの面談を振り返ってみてほしい、と私はデヴィッドに振ってみた。どうも面談そのものに居心地の悪さを感じているように見えるのに、彼はまたしても「まあまあだ」とか「私には言えない」というういい加減な言葉を並べる。そこで、反応を引き出すためにもう一押ししてみた。「あなたはまだ悪夢を見ているらしいし、仕事も思うようにいかず、引退する日を指折り数えているみたいに見える。私たちの面談が多少でもプラスになっているのかしら？」

これにはカチンと来たらしい。まるで私を追っ払おうとしているみたいだとこちらを非難した。思った以上に、私やこの面談に愛着を感じているようだ。私はノートを手に取ると、セラピーを始めたばかりの頃に、父親が「そこにいるのにいないみたいだった」と彼が話したときのページを開いた。そして、もしかすると私たちもそういう感じなのかしら、と尋ねた。「あなたはここに来て話をするけれど、じつは話せずにいることがたくさんあるような気がする。あなたが『ここにいるのにいない』みたいに感じるの。あなたはどうなのか、私としてはもう少し理解したいと思っているのだけれど」

ときには、「セラピーには終わりがある」とほのめかすだけで相手は自分を見直し、新しい考えが出てくることがあり、それが変化の転換点になる。デヴィッドは私の質問にすぐには答えなかった。手を膝に置いて黙り込んだまま、自分を落ち着かせようとするようにゆっくり何度か深呼吸している。やがて低い声で、それはどういう意味かと尋ねてきた。「何をもって、私が話さずにいることがあると思うんです?」その言葉には、相変わらず人をからかうような、どこか挑むような感じがあった。根拠はないわ、と私は言った。デヴィッドはにっこりした。「それならべつに、ね」それで一件落着と言わんばかりだった。それでも私は待った。時計の針が残り時間をチクタクと刻んでいく。すると、別の質問が頭に浮かんだ。少し前、彼は妻がなぜ突然家を出ていったのかわからないと言った。話はそれで終わりなのだろうか。長年の経験から、セラピーでは何が起きるかわからないと知っていた。もしその質問をすればデヴィッドは怒るかもしれない、それが心配だったが、思いきって飛び込んでみた。

デヴィッドは両膝をパンと叩き、何かしら決心したように見えた。そのまま立ち上がり、部屋を出ていきそうな勢いだ。重警備病院や刑務所などでセラピーをするときには、患者が自分から面談を切り上げることはめったにない。あるとしても、それはしばしば前進の兆しで、トニーやザーラのときのように、やっと健全に〝動揺〟を表すことができた証拠だった。

デヴィッドは身を乗り出し、彼の息の温もりが感じられるほど私に近づいて、こちらの目をじっと見据えた。「わかりましたよ、アズヘッド先生。お話ししましょう」彼は少し緊張を解き、また体を引いて椅子に背中をもたせかけ、一瞬の間のあと説明を始めた。妻のコニーは昔から「堅苦しい」ところがあって、彼に言わせれば「淑女ぶった古風なイギリス婦人」だという。わかるでしょう? 私はうなずかなかったが、わかったものとして彼は先を続けた。ある日コニーは、彼がパソコンでポルノを観ていたと知り、大騒ぎを始めた。自宅のパソコンで何かを検索しようとした「とか何とか妻は言い」、たまたま彼が開きっぱなしにしていたサイトを見てしまったのだ。

〝たまたま〟という言葉には、どんな精神科医も耳をそばだてる。カール・ユングは、この種の原因のない「意味のある偶然の一致」を「シンクロニシティ」と呼んだ。私はあとで検討するためにメモを取った。「それで妻はかっとなったんです」デヴィッドはそう言って、うんざりしたように天を仰いだ。コニーは泣きだし、続いて大喧嘩になり、スーツケースに荷物を詰め込んで、車で娘の家に行ってしまった。「なんでもないことで大騒ぎですよ」彼は胸で腕を組み、私こそが大げさな妻その人であるかのように、こちらを睨みつけた。彼のボディランゲージは「おしまい」と告げていた。

「いつからポルノを観ていたんですか?」私は尋ねた。彼は手を振って、「数年前」からだと言った。私は待った。「それってつまり……?」彼はとうとう、子どもがまだ小さくて、妻が子育てに「取り憑かれた」頃からですかね、と打ち明けた。まるで妻が母親としてせっせと子どもの世話をするのは病的であり、それで自分をほっぽらかしにするなんて不当だと言わんばかりだった。頭の中で計算する限り、少なくとも二〇年前からということだ。「習慣になっていたと言っていいでしょうか」デヴィッドは鼻を鳴らした。「趣味ですよ、ただの。誰だってやってることだ。昔とは違う。ニューススタンドのいちばん上の棚に隠すようにして置かれていた頃とは……

今はどこにでもあるでしょう？　無料で、インターネット中に転がってる。『お熱い一〇代』やら『濡れた女学生』やら、そういうのが四六時中、受信箱に放り込まれる」彼は言葉を切った。空気が少し変わり、私たちのあいだに緊張が生じたことに気づいたのかもしれない。それでぎこちなく付け加えた。「べつに違法じゃない。誰でもやってる」

困ったことになった。デヴィッドは違法かもしれない行動について話しており、私としては、尋問みたいにならないようにしながらもっと詳しく話を聞き出さなければならない。彼にこう尋ねた。「あなたの今の話には重大な意味があるとわかっていますか？」事実、医師登録を抹消されるか、最悪の場合、逮捕さえされるかもしれないのだ。

「誰に知られるっていうんです？」デヴィッドは言い返してきた。「私だって馬鹿じゃない。よくよく注意を払っているし、自宅のパソコンしか使っていない。だからよそには漏れない」やはり違法なポルノを利用しているのかもしれない。デヴィッドだってベテランの医療従事者だから、児童ポルノをダウンロードしていると打ち明けられれば、私は通報しないわけにはいかないと知っているはずだ。サムとその両親のケースで見たように、医師と患者のあいだの守秘義務には、たとえ重警備施設の外であっても限度がある。最優先されるのは子どもの保護だ。

アメリカでは、少しでも子どもに危険が及ぶ可能性がある場合、医師は通報するよう法律で義務付けられている。イギリスは義務でこそないが、子どもが危険にさらされていれば、医師はやはり躊躇なく行動することが求められる。児童ポルノのダウンロードであれば通報は問答無用、相手が医師ならなおさらだった。こういう状況になったのは私も初めてで、今後どうすべきか、信頼できる同僚に助言を求める必要があった。ただ、何もしないというのだけはありえない。デヴィッドは、いらだっているかのように膝を指で叩きながら私を見つめ、反応を待っていた。こんなことになって、彼も戸惑っているようだった。

私はまず、自分には医師としての義務があることを伝えた。そのうえで、これからどうするか一緒に考えたいと言った。デヴィッドは顔をしかめた。「アズヘッド先生、つまり私がもし未成年が関わる暴力的でサディスティックなポルノをダウンロードしているとあなたに話したら――ちなみに、実際にそうしたとはいっさい言ってないが――通報する、そういうことですか？」今では私も、わざと煽ってこちらの反応をうかがう彼のゲームに慣れていた。だから、質問にじかに答えるようなことはせず、こう尋ねた。「あなたとしては、これからどうなると思いますか？」せっかく議論したかったのにうまくいかなかったからか、デヴィッドはがっかりした様子だった。黙り込み、その沈黙は少なくとも数分は続いた。途中、頭を抱えて、考えを梳《す》き出そうとでもするように、髪を指で梳いた。二人でセラピーを始めてから、これほど沈黙が続くのは初めてだった。

とうとうデヴィッドが顔を上げた。厳しい表情をしている。咳払いをして彼は言った。「ええそうです。それが私がしてきたことです。コニーが出ていったのもそれが理由だ」私は先を続けるよう促した。彼はのろのろと、ときどき言葉に詰まりながら、話すのが憚られることを話した。

私は途中でいっさい口を挟まなかった。

最初、彼のポルノの「趣味」は、自分を放っておく妻へのしっぺ返しのつもりだった。だがやがて、ひそかなストレス発散の手段となった。妻や子どもたちが寝るのを待ち、それから書斎に行った。「もちろん」鍵はかけた。そうして子どもたちを守る姿勢を見ても、よき父親である証拠だと言わんばかりに。私からすれば、後ろめたさの証拠のように思えたが。

彼はオンラインで展開する別世界を知り、何年ものあいだ「まったく正常な」ポルノを観続けた。胸のやたらと大きな女性、ありとあらゆる体位でセックスする人々など、「何もおかしなところはない」。ところがある段階になって、それがいつかははっきりしないのだが、学生服を着た女の子や似たたぐいの内容を扱うサイトに心惹かれている自分に気づいた。若いが、子どもというわけではない彼女たちは、自分と同じくらいの年の教師や父親に扮した俳優とセックスをした。デヴィッドは、そういうか弱い少女が彼とよく似た男たちとのセックスを楽しんだり、辱《はずかし》められたりするのを見て、自尊心を保とうとしていたのではないか、私にはそう思えた。

話はどんどんまずい方向へ向かっていった。もっとハイになりたい、もっと忘我の境地を楽しみたいと執拗に求める続ける彼の姿には、しだいに行動がエスカレートしていく依存症の様相がうかがえた。ある「階級」のサイトから別の「階級」のサイトへと移動するうちに、デヴィッドは同じようにネットサーフィンする仲間に招待され、子どもや、ときには乳幼児さえ登場する、もっと残酷に性的搾取をするようなサイトに足を踏み入れた。聞くのもつらかったが、話すのはもっとつらかっただろう。彼は膝の上の両手を見据えたまま、自分が何を観たか話し、その習慣がしだいに余暇のすべてを占めるようになっていった経過を語った。結婚生活の最後の一〇年間、彼と妻のあいだにはどんどん距離ができて、まったく別々に暮らしているようなものだった。家を出る数年前、コニーは彼に、あなたの「趣味」には気づいているとほのめかしたが、デヴィッドは否定した。

彼女がとうとう彼のパソコンでその証拠をつかんだのは、銀婚式の直前だった。計画していたパーティは取りやめにしてほしい、とコニーは彼に告げた。離婚したいというのだ。しかし、二人は取引をした。デヴィッドが、社交イベントは自分にとっては一種のお披露目であり、立場上重要なことだと訴えると、そのあと離婚してもらえるなら嘘っぱちの行事に参加してもいい、とコニーは言った。もしその条件を呑まないなら、彼のパソコンの中身のことを警察と子どもたちに話す。デヴィッドは条件を受け入れたが、それでもまだ妻は大げさすぎると思っていた。

重苦しい空気が部屋にたち込めた。私はしばらく考える時間を取った。面談の終了時間を意識しながらも、今の話を受けてこれからどうするか方針を決めなければならなかった。デヴィッドは私の心を読んだかのように、時計に目をやった。「GMCに話をするつもりなのか」いつもの高飛車な口調は鳴りを潜め、疲れたような口調だった。私はすぐには答えなかった。「答えは出すつもりだけれど、まずは、なぜそんな質問をするのか訊いてもいいかしら」デヴィッドは混乱した表情を浮かべた。「私のキャリアは終わりだ……みんなに知れ渡ってしまう」そこで急にいつもの攻撃的な態度が舞い戻ってきた。「いいかね、先生、私の抱えている問題は不眠だ。ちなみにあなたはそれを解決できなかった。それが、今はどうだ？」いよいよ激昂して、肘掛け椅子からすっくと立ち上がると、私を見下ろして非難がましく睨みつけた。いつもの指揮統制モードだ。「私を小児性愛者か何かに見せかけるつもりなのか？」彼は私が答えるのも待たない。「医師と患者の守秘義務がある範囲で話したことをよそで話したりすれば、国中の法廷で訴えてやる。私には有力な友人も大勢いる。せいぜい追いつめてやるからな」

「座ってもらえますか、デヴィッド」思いがけず不穏な展開になりつつあったが、私は極力冷静な声を保とうとした。皮肉にも、またブロードムア病院が懐かしくなった。あそこは、同僚たちのサポートやはっきりした境界線が存在するだけでなく、どこにいても警備がしっかりしていて、安心感が持てた。なのに、ここには手の届く範囲に警報装置のボタンもない。デヴィッドはコートをひったくり、ドアへ向かった。「失礼する。こんなケツの穴みたいな場所、二度と来るつもりはない。あんたは役立たずの……」彼はこの場にぴったりの罵り文句を探した。「……頭の医《シュリ》者《ンク》だ。冗談にもならん。こんなの無意味だと最初からわかっていた」デヴィッドはすたすたと部屋を出ていき、少しして車のドアがバタンと閉まる音、続いてタイヤが砂利をこする音が聞こえて、車は走り去った。

　私は交通事故に遭ったか、それをかろうじて免れたかしたように、体ががたがた震えていた。デヴィッドが暴力を振るうとは思えなかったが、脅されたことは紛れもない事実だった。こみ上げる吐き気を、意識的に深呼吸をして抑えようとする。そのままそこで気持ちが落ち着くのを待つあいだ、自分が今聞いたことを理解し、今後の方針を立てようとした。誰もわざわざ他人を困らせたいとは思わないが、もし私がこの件を通報すれば、デヴィッドは間違いなく困ったことになる。だが、選択の余地はなかった。セラピーの中で犯罪を告白したことで、デヴィッドは私に犯罪の捜査役と目撃者の両方の役割を負わせたのだ。

ようやく不安症状が収まると、今度はデヴィッド自身のことが心配になってきた。自分がしたことを自覚すれば、希死念慮が襲ってくるかもしれない。一度開けてしまったパンドラの箱は元には戻らないのだから。彼は今私の目の前で医師としての自分を殺してしまったのだし、自分でもそうわかっていたに違いない。最初から彼はそれを望んでいたのだろうか。ここにたどり着くまでに、これほどの時間がかかったということ？　それとも、自分の犯罪をもう胸に収めておけなくなり、それをただ吐き出したかっただけ？　守秘義務が自分を守ってくれる、あるいは法律にはグレーゾーンというものがある、と単純に思っていたのかも。いや、彼ほど知性も経験もある人が、そんなふうに軽率に考えるとはとても思えなかった。

かつての精神科医は、この種の秘密を打ち明けられても口をつぐんでおくのが普通だったかもしれないが、現代社会では（もちろんGMCや司法システムも）、弱者を守ることに重点を置く。当然ながら、児童虐待の事実あるいは可能性があるケースは犯罪と見なされるだけでなく、緊急保護が要請される。デヴィッドが実際に子どもを危険な目に遭わせるとは思わなかったが、一般の人々の目にはそうは映らない。生身の子どもと接触したわけではないから自分は悪くない、という考えをデヴィッドが拠り所にしているのだとすれば、とんだ間違いだったと思い知らされるだろう。児童ポルノのダウンロードは、そういう映像制作を奨励して児童虐待に加担していると見て、容赦なく罪に問われる。この一〇年、バーチャルの児童ポルノ（アダルトポルノの制作者も使っているきわめてリアルなCGによる映像。VCP）が増加しており、利用者の中には、現実の〝役者〟が使われているわけではないのだから誰にも危害は加えていないと主張する者もいる。どうかと思うが、さいわい多くの刑法で取り締まる方向になり、今ではアニメや漫画にもたいてい適用される。VCPは、たとえ実写でなくても、増えれば児童虐待を常態化し、被害を広げるものであることに変わりはない。

デヴィッドのような利用者はすぐに、「だからといって自分が小児性愛者ということにはならない」と主張するが、イアンの章でこの言葉を定義したように、その主張は的はずれだ。児童ポルノをダウンロードする成人男女は、必ずしも子どもだけに（あるいはおもに子どもに）性的魅力を感じているわけではない。彼／彼女らの大部分は、イアンのように成人と結婚し、子どもも持っている（わが子に性的虐待をする場合もあれば、しない場合もある）。この種の正確なデータはなかなか手に入らないものなのだが、国際的な法執行機関が児童ポルノ産業とその利益を調べていて、全世界で数千万人のユーザーがいると推測している。認めたくはなくても、視聴者の中にはかなりの割合であなたや私のような普通の人々がいて、友人や家族、隣人、教育者、そしてもちろん医療従事者もひそかに利用しているのだ。

オンラインでポルノを観る行為と実際の〝接触型犯罪〟との関係についても、近年研究が進んでいる。それによると、バーチャルから現実に移行する人々は、すでに過去にも犯罪行動や反社会的行動を起こしていたケースが多い（絶対ではない）。

デヴィッドが出ていったあと一人残された私は、彼が自分をどう印象づけようとしたかを改めて思い出していた。フェイスブック受けしそうな子ども時代、すばらしい両親、成功した医師。たしかにいつも大げさで、なんとも偉そうだったが、自分がいかに〝普通〟かを、使い古された言葉を使って何度も強調していた。郊外によくいるようなゴルフ好きで、家族思いの医者。どこにも特別なところはないし、危険そうにも見えない。まさに、アメリカに帰化したイギリス人詩人W・H・オーデンが、第二次世界大戦直前に書いた一節「悪とは凡庸でつねに人間的であり／われわれと寝床と食卓をともにする」を凝縮したような人物だった。

続いて、表面からは見えない奥に隠れたものを見つけそびれた過去のケースも思い返した。とても上手に自分を演出していた、たとえばリディアのような人々である。リディアもデヴィッドも、セラピーをしたときだいたい私と同じくらいの年齢で、人種も学歴も社会的背景も似ていた。そして、デヴィッドも私も医者であり、職業上の経験をある程度共有し、どちらも定年を目前にしていた。さんざん学び、経験も積んできたというのに、私はそういうバイアスに影響を受けていた。〝普通〟とはあくまで自分を基準とする「私のような人」ということなのだ。でも、少なくともデヴィッドについては、初めから何か不安材料を隠していると勘がはたらき、ただそれだけを根拠に普段より長くセラピーを続けた。彼がオフィスに入ってきたその瞬間から、頭の中の警報がうるさく鳴り響いていたのだ。

あとから考えてみると、私が長年セラピーで大勢の暴力犯罪者から話を聞いてきた経験も、やはりバイアスになっていたのかもしれない。彼らの多くはぞっとするような子ども時代を送っており（たとえばシャーロット、シャロン、ガブリエル）、デヴィッドが経験したような、比較すればはるかにささいな困難は軽視しがちだった。両親が仕事で忙しかったせいでシッターに育てられ、孤独だった幼年時代、プレッシャーの厳しい寄宿学校生活ぐらい、たいしたことはないように見える。そういう家庭はイギリスのどこにでもあるし、似たような経験をしたイギリス人は無数にいるはずだが、たいていは暴力犯罪に手を染めるどころか、法を破ることだってしない。

でも私は、キャリアをかなり積んだあとになって、デヴィッドのような子ども時代の話をいつも聞いた経験から、幼い頃のトラウマの重要性とそれが精神的な成長に及ぼす影響、暴力的傾向につながる可能性について、考えを新たにした。明らかな虐待でなくても、どんなにささいなトラウマでも、影響が現れることはある、と。〝やさしいネグレクト〟と表現されるような経験でも、ほかのリスク要因と組み合わさることで、暴力や自傷行為あるいはその両方に結びつくおそれがあるのだ。

私はいつものように、自転車のダイヤル錠を思い描き、デヴィッドにとってのリスク〝ナンバー〟を並べてみた。男性性、社会的な孤立。アルコールや薬物乱用もあったのかもしれない。それについては、面談をしながら疑ってはいた。医療従事者のあいだでは、アンバランスにその利用率が高いからだ。では、彼の錠が開いた〝最後のナンバー〟は何だったのか？　マーカスにとってのガールフレンドの何気ない笑い声や、ケズィアにとっての「ソー・ロング」の一言に当たるものは、デヴィッドの場合、何だったのだろう？　小さな子どもがひどい性虐待を受ける最初の映像をクリックしようと決めたその瞬間、彼は何を見、何を思ったのか？　それは次の、そのまた次の映像へとつながり、しまいに彼を抗いがたい嵐の渦へと引きずり込んだ。問いの答えは知りようがない。なぜなら彼には「言えない」のだから。悪夢の内容を話せないのと同じように。

私は今も、この仕事を始めたばかりの頃に出会った患者トニーのことを思い出す。彼は被害者の青年の青い瞳を最後に覗き込んだあと命を奪い、夢の中にその青年が禍々《まがまが》しいメドゥーサの首となって現れたと話した。もしデヴィッドがトニーと会ったらたぶん軽蔑するだろうし、一見すると二人のあいだには何の共通点もないように思える。でも、私には共通点が見える。紆余曲折はあれ、どちらも自分の気持ちと向き合うのを避けるために若くて弱い者を利用し、悪夢に眠りを奪われてしまった男だ。ただし、少なくともトニーは悪夢の内容を私に話してくれた。

セラピーを始めて間もない頃、悪夢にうなされて目覚めてしまったら何をするのかとデヴィッドに訊いたことがある。彼はベッドから出て、「パソコンに向かう」と言った。アルコールでストレスを解消する人がいるように、彼の場合はネットを見て、弱い者が痛めつけられるのを眺めたのだ。悪夢のせいで恐怖に苛まれた弱い自分に、そうやって強さの感覚を取り戻そうとしたのかもしれない。それは、イアンがか弱い子どもたちを性的に虐待したことや、サムが父親に子どもっぽいあだ名で呼ばれ、男として力ずくで父を超えなければならなかったことと、機能としてはそう違わない。

　もしデヴィッドがセラピーを続け、ポルノ利用について治療を受けるとしたら、薬物依存症とやり方は同じだ。彼の〝ドラッグ〟がどんな役割を果たしていたのか理解し、もっと健康的な代替品を見つけるため、使用を控えるように指導されるだろう。数年前、ザーラも、周囲や自分に火をつけずに怒りや悲しみを表現する方法を学ばなければならなかった。デヴィッドも、回復の意志さえあれば、つらい気持ちを表現する安全な方法を見つける努力をすることになるだろう。

　私は再び何度か深呼吸して自分を落ち着かせながら、デヴィッドが父親について語った独特な表現「そこにいるのにいない」を思い出していた。セラピーを進めるうちに、私はこの一節が彼自身をも言い表すうってつけの表現だと気づいたが、今考えると、彼自身、犯罪者としての自分をそういう目で見ていたのではないだろうか。薬漬けにされたり拘束されたりした子どもがひどいことをされている部屋に実際にいるわけではないのだから。〝そこにいない〟と言えるとすれば、その〝趣味〟を続けるのはべつに自由だと、ずっと自分に言い聞かせていたのかもしれない。でもある時点でその論理に自信が持てなくなり、私のオフィスに来た……。そのとき、ふと気づいた。もしデヴィッドが私の出演したラジオ番組を聞いたのだとしたら、性犯罪者のセラピー経験があるからこそ、私を選んだのかもしれない。たとえ無意識だったとしても、彼は犯罪者としての自分をセラピーの中で引き出してほしかった——その可能性はある。

その後、私は弁護士に相談し、同僚たちの意見も聞いてから、ＧＭＣに連絡した。彼らは私の気づかいに感謝し、詳しく話を聞き取り、それで終了した。デヴィッドの紹介状を書いてくれたかかりつけ医にも手紙を書き、彼の問題は解決しないまま、セラピーは途中で唐突に終了することになったと伝えた。その医師から返事はなかった。デヴィッドから連絡が来ることは期待していなかったし、実際になかった。ＧＭＣが警察に通報した可能性はあるが、もし本人がすべてを否定し、証拠を隠滅していれば、捜査は行き詰まるだろう。あるいは逮捕されて、最大で五年の拘禁刑を科され、刑務所に送られた可能性もある。もし有罪となれば医師免許を剥奪されたり、自由を奪われたりするだけでなく、これまで歩んできた道のりすべてが消去された気持ちになるはずだ。彼の医師としてのアイデンティティは子ども時代にさかのぼる。いや、一般医だった父親の名前をもらったことを思えば、誕生時からそう刷り込まれていたのかもしれない。

私はデヴィッドのその後について、意識的に知ろうとしなかったのだと思う。知るのが恐ろしかったからだ。理論上では、彼にはいくらでも回復の可能性はあったが、まずは本人が回復したいと望み、いや、そもそも自分が何を望んでいるのかはっきりさせることが重要だった。私が尋ねても、デヴィッドはよく、台詞のない役者、あるいは舞台の上で台詞が飛んでしまった役者みたいに、「私には言えない」とか「考えられない」といった表現を使った。それがヒントになって、彼には何か口に出せない悩みがあると勘づいたのだった。もし彼が、「自分の心を表現できる」新しい語彙を見つけられたら、変わるチャンスがあるかもしれない。そして、心安らかに隠居生活に入り、幸せな人生の第三幕を送ることさえできるかもしれない。彼が私に明かしたのは彼自身のほんの一部にすぎないが、それでも、人にそこまで打ち明けたのは初めてだったのではないか。これは出発点だ。ここから本物の対話が始まる。

デヴィッドがまた誰かに助けを求める日が来ることを、私は切に願っている。願いや希望は、非現実的なおとぎ話でも、無邪気で愚かな夢物語でもない。それは悲しみや喪失から身を守るための成熟した手段だ。私は彼のセラピーを楽しんだわけではないが、万が一彼がまた私を頼ってきたとしたらいつでも歓迎するし、セラピーにも再挑戦しようと思う。そのときこそ、彼は弱い自分をさらけ出すことができるだろう。

私は彼をがっかりさせたのかもしれない。まわりに同業者のサポートチームがいなかったせいで、彼へのネガティブな反応に対処しきれず、ついいらいらして、本来できたはずの支援ができなかった可能性がある。どんなに長くこの仕事をしていても、結局のところ私はただの一人の人間で、好きなものも嫌いなものもあるのだ。ありとあらゆる研修と経験を積んでも、それを消し去ることはできないし、私自身、消し去りたいとは思っていない。

おわりに

長年この仕事をするあいだに、私は数々の人生の物語を耳にし、そのたびに心というものの複雑さに底知れぬ敬意を抱いてきた。大海原や宇宙そのものと同じように、深く潜れば潜るほど、自分の無知を思い知らされる。本書を読み終わったとき、読者のみなさんが海面に浮かび上がり、新鮮な空気と解放感を喜びながらも、私たちが〝悪〟と呼ぶものについての見方が変わったと気づいてくださったら嬉しい。

美という言葉と同様、悪という言葉も、対象物そのものよりそれを見る人のことが投影される言葉だと言える。ここに書き連ねた苦しみと暴力の物語には、次にあなたが〝邪悪な怪物〟のニュースや映画を目にしたとき、新たな意識でそれらを眺められるようになってほしいという希望が込められている。そう、私たちは、じつはみな似通っている。時間を割いて本書を読み、しばし立ち止まって考えようと思ってくれたみなさんに感謝する。そしてまた、面談を通じて私と考えや気持ちを分かち合ってくれた患者たちの勇気にも感謝している。

世界を見渡しても、人口に見合う充分な予算をメンタルヘルス対策に費やしている国はほとんどない。どの政府もそこに高い優先順位をつけようとしないからだ。遠い将来、精神医学のひ孫世代が中世を再訪するかのようにこの時代を振り返って、首を振り振り、この社会も医学界も、心臓病やレーザー手術、移植手術の量産やらには金も人もどっさり注ぎ込んでいたのに、心の治療や再発見にはほとんど目もくれなかった事実に呆れ返る、そんな時代が来ることを願っている。

処罰をするより、誰もが持つ人間性を認めるほうが、人の心ははるかによいほうに変化する。私たちは法整備や公共財の配分を見直し、人々の気持ちを向社会的な方向へ向け、不幸な環境にいる子どもを減らさなければならない。

私たち精神科医ももっと、依存症に苦しむ人、社会的に疎外された人を手助けし、精神的な問題を抱えた親たちを支えなければならない。複雑な状況に対処できる専門性の高いセラピストの育成にも、もっと予算を投入する必要があるだろう。自転車のダイヤル錠のたとえは、何がリスク要因になるのかを教えてくれる。そうした要因の影響を抑え、可能なら消してしまうためには、政治的社会的対策も不可欠だ。そう、つまり何をするにも時間と予算がかかるが、その効果はコストをはるかに超えるに違いない。

アメリカ人人権運動家のブライアン・スティーヴンソンや、教師、哲学者、神父であるリチャード・ロア、ローマ教皇フランシスコを含む一部の宗教界のリーダーたちの仕事ぶりを見ていると、平和や回復、共感を求める闘いにけっして終わりはなく、団結と希望が欠かせないのだとわかる。心を開き、意志を持って進めば、できることはたくさんあるはずだ。

悪魔という言葉でこの本に登場した人々の記憶が甦るなら、心に刻んでおいたほうがいい。「運に恵まれなければ」私たちだってその一人になっていたかもしれないのだ、と。

謝辞

人の心はとても複雑で、一つの考え方や技法に頼っていては到底理解できない。子育てには地域全体の力が必要だとよく言われるが、それと同じように、一人の心に変化を起こすにはたくさんの人がさまざまな方法で関わる必要がある。

罪を犯した人が心を動かし、何がどうやって起きたかについて話す気になるよう手を貸すあいだ、私を指導し、監督し、協力してくれた方たちには言葉にならないほど感謝している。ここで一人ひとりに触れるにはあまりにも数が多すぎるので、本書の内容に照らし合わせ、ソフィ・ランバート、ローラ・ハッサン、キャシー・ベルデンの名前をとくに挙げたい。

犯罪者の大多数は男性だが、すべての男性が犯罪者というわけではない。アイリーンと私は本書を大好きな男性たちに捧げたい。私は愛する二人の息子、ダンとジャックに感謝する。長年の（おおむね）やさしいネグレクトにもかかわらず、彼らは寛大でユーモアにあふれ、毎日気持ちよく接してくれる。また、この本を、今は亡き大好きな父サム・アズヘッドに捧げる。父はいつも私に「おまえならもちろん本が書けるさ」と言い続けた。アイリーンからは、夫のグレッグに感謝する。限りないその忍耐力、賢者の知恵、心の広さ。彼はまさに、愛とは「相手のためを思うこと」というトマス・アクィナスの考えを体現している。

そして、「悪魔《あくま》」が語《かた》りだす
司法精神科医《しほうせいしんかい》が出会《であ》った
狂気《きょうき》と共感《きょうかん》の物語《ものがたり》

2024年 6 月 6 日　初版第 1 刷発行

著者
グウェン・アズヘッド
アイリーン・ホーン
訳者
宮崎真紀《みやざきまき》
編集協力
藤井久美子
装幀
Y&y
印刷
萩原印刷株式会社
発行所
有限会社 海と月社
〒180-0003　東京都武蔵野市吉祥寺南町2-25-14-105
電話0422-26-9031　FAX0422-26-9032
http://www.umitotsuki.co.jp

定価はカバーに表示してあります。
乱丁本・落丁本はお取り替えいたします。

ISBN978-4-903212-85-2

弊社刊行物等の最新情報は以下で随時お知らせしています。
ツイッター　@umitotsuki
フェイスブック　www.facebook.com/umitotsuki
インスタグラム　@umitotsukisha